神经语言学既有理论语言学终极目标的追求，又有应用语言学经世致用的效能；既是当代脑科学研究的核心内容，也处在当今人工智能探索的科技前沿和产业风口。

——摘自"中国神经语言学前沿丛书"总序

"十四五"时期国家重点出版物出版专项规划项目

中国神经语言学前沿丛书

杨亦鸣 | 主编

A Study on Pragmatic Deficits in Mandarin-Speaking
Children with High-Functioning Autism

汉语高功能孤独症儿童的语用障碍研究

梁丹丹 宋宜琪 著

科学出版社

北 京

内 容 简 介

高功能孤独症为孤独症谱系障碍亚类，该群体在智力无损甚至超出常人的情况下，依然无法与人成功交流，其社会交往缺陷的核心表现为语用障碍，难以利用语境因素推导说话人的意图。本书聚焦高功能孤独症儿童语言障碍的核心——语用障碍，在排除智力落后等其他因素的影响下，更直接地考察了单纯由"孤独"引起的障碍表现，进而更好地归因。本书研究是学科交叉的成果：在心理学研究方法的指导下，采集并分析了500余名高功能孤独症儿童和500余名典型发展儿童语用加工的行为或电生理数据。在语言学理论的指导下，全书分别从语音、词义、非字面义、代词和语篇等层面，系统考察了语言各层面的异常或加工困难对高功能孤独症儿童语用加工的影响，构建了高功能孤独症儿童语用障碍的语言解释观，可为揭示孤独症谱系障碍的社会交往缺陷、探究有效的干预策略提供科学依据。

本书适合语言障碍、语言学、心理学等领域的学者和研究人员使用。

图书在版编目（CIP）数据

汉语高功能孤独症儿童的语用障碍研究 / 梁丹丹，宋宜琪著. -- 北京：龙门书局，2025. 6. -- (中国神经语言学前沿丛书 / 杨亦鸣主编).
ISBN 978-7-5088-6543-0

Ⅰ. R749.940.9；H19

中国国家版本馆 CIP 数据核字第 20253ZC798 号

责任编辑：杨　英　乔艳茹 / 责任校对：贾伟娟
责任印制：徐晓晨 / 封面设计：有道文化

科 学 出 版 社 出版
北京东黄城根北街 16 号
邮政编码：100717
http://www.sciencep.com
北京建宏印刷有限公司印刷
科学出版社发行　各地新华书店经销
*

2025 年 6 月第 一 版　开本：720×1000　1/16
2025 年 6 月第一次印刷　印张：19 3/4　插页：1
字数：400 000
定价：158.00 元
（如有印装质量问题，我社负责调换）

"中国神经语言学前沿丛书"编委会

主　编　杨亦鸣

编　委（按姓氏拼音排序）

白学军　陈宏俊　陈忠敏　丁　鼐　丁红卫
杜　忆　范　琳　韩在柱　胡杰辉　江　新
李　平　李晓庆　梁丹丹　廖巧云　卢　植
王穗苹　翁旭初　吴燕京　杨玉芳　张　辉
张积家　张清芳　周统权　周晓林　朱祖德

"中国神经语言学前沿丛书"编辑部

编辑部主任　张　强
副　主　任　刘　涛　耿立波

总 序

一

大约 30 年前，我在做汉语史和理论语言学研究的同时，开始做神经语言学的研究，因为要指导学生，首先要梳理有关神经语言学的一些理论问题，包括神经语言学的历史、性质、任务及方法等。其中，神经语言学的性质是这么定义的："神经语言学是现代语言学的一门新兴交叉学科，集语言学、神经科学、心理学和认知科学为一体，专门研究语言习得、生成和理解的生理机制和心理机制，研究大脑如何产生、接收、存储和提取信息，从而探讨脑与语言的关系，充分体现了当代科学各学科门类交叉综合的发展态势，是当代学术研究的前沿，具有广阔的发展前景。"这个观点当时在多次会议和一些文章中都说过。

其实这段话最后两句虽说也算是对神经语言学性质的一种描述，但更有广告词的意味。因为当时作为当代语言学学术研究的前沿，神经语言学在中国的发展却较为滞后，从 1990 年到 2000 年十年间，中国（包括台湾省在内）语言学、心理学、神经科学、特殊教育、语言障碍和语言康复领域的学者有关语言与脑的相关论文一共只有 200 余篇，其中符合神经语言学研究范式的论文更是少得可怜，只有几十篇；而与此同时，在国际上，神经语言学以其前沿性，吸引了不同学派的语言学家和诸多学科顶级科学家参与，改变了当代语言学甚至当代科学的格局，仅《科学》和《自然》这两个综合性国际顶级刊物主刊就刊发与语言机制相关的学术论文 60 余篇（涉及语言的论文和短论共有 200 多篇），更不要说其他众多的专业杂志。所以当时的想法就是要把神经语言学发展前景说透，克服走出所谓语言本体研究的舒适区和迈入陌生的跨学科研究领域的恐惧心理，鼓励更多的学人参与到这项研究中来。

30 年弹指一挥间，今天科学出版社组织的"中国神经语言学前沿丛书"问世，充分说明了神经语言学已经成为显学，无论是中文学科、外语学科还是心理学、神经科学、临床医学等都有很多学者探讨语言的神经机制，因为语言学界乃至科学界已经认识到人脑的高级功能有语言、记忆、情绪、注意、运动、各种感觉知觉等，其中只有语言是人类特有的。在很大程度上可以说，对语言神经基础和语言本质的研究是人脑的高级功能研究中难度最大，也是最有意义的，神经语言学已成为交叉学科和新文科建设的典范学科。

二

从上述神经语言学性质的描述可以看出，神经语言学研究对象其实也可以用一个词来概括，即语言的神经机制或语言脑机制。不过严格说来，神经语言学研究与语言的脑机制或曰神经机制研究并不完全相同。

从性质来看，神经语言学属于语言学范畴，是现代语言学的一门分支学科，对语言神经机制的探索要以当代语言学理论为背景，并最终能够解释人类的语言能力和语言本身的性质和规律，推动语言学的发展。而语言的神经机制研究是从神经科学、生物学的角度探求语言在大脑中的神经基础和加工机制，其研究手段和研究成果可以为多个学科服务，如临床医学、脑科学、心理学、认知科学和语言学等。

从源头来看，语言脑机制的科学研究发端于19世纪60年代和70年代，两位著名外科医生、解剖学家、神经科学家，法国的布罗卡（Paul Broca）和德国的韦尼克（Carl Wernicke），揭开了语言与脑的关系的科学研究序幕，其后在临床上发展为失语症学。而差不多同时，19世纪70年代以后，诞生于19世纪初的历史比较语言学进入了新语法学派时期，一位19岁的后生从瑞士日内瓦大学转学到德国历史比较语言学大本营莱比锡大学，加入了新语法学派。1878年他在柏林大学发表了著名的《论印欧系语言元音的原始系统》，从整体结构观出发构拟了原始印欧语的元音系统，一举改变了历史比较语言学辅音演变研究强、元音演变研究弱的格局。这位初出茅庐就在历史比较语言学中占有重要地位的年轻学者，就是30年后的结构主义语言学创始人、现代语言学理论的奠基者索绪尔（Ferdinand de Saussure）。在他逝世三年之后的1916年，其讲稿《普通语言学教程》由他的学生整理出版，该书成为20世纪现代语言学及结构主义语言学的开山之作。其后结构主义语言学在美国形成了影响力最强的流派之一——描写语言学派，期间又一位年轻学者复现了索绪尔式的爆发，即在结构主义阵营中成长却要终结结构主义的转换生成语言学奠基人乔姆斯基（Noam Chomsky）。乔姆斯基跟随后布龙菲尔德（Leonard Bloomfield）时代结构主义语言学代表学者宾夕法尼亚大学的哈里斯（Zellig Sabbettai Harris）学习语言学，他吸纳了哈里斯的高度形式化理论和数学方法的运用，却摒弃了结构主义特别是描写语言学本身。1951年，23岁时的乔姆斯基所著的《现代希伯来语语素音位学》还有一些结构主义的观点，到1957年转换生成语言学的奠基之作《句法结构》的出版，则与结构主义语言学一刀两断，并迅即在欧美语言学界掀起了一场"语言学革命"。在乔姆斯基看来，索绪尔所说的语言和言语都只是语言行为，而人类的语言行为是描写不尽的，语言学合适的研究对象应该是语言能力。乔姆斯基区分了语言能力（language competence）和语言行为（language performance）。乔姆斯基的语言能力，有时用language competence表示，强调是人的一种能力、本领；有时用language faculty表示，强调是人的一种官能、天赋，即天生存在的能力；有时干脆用language organ来替代，即人脑内在的语言器官。所有这些语言能力都是指存在于人脑中的语言知识系统——普遍语法（universal grammar，UG）。从索绪尔到乔姆斯基核心观点的演变是由描写语言行为到解释语言能力。当然，乔姆斯基的语言能力观受到一些质疑和批评，但无论如何，当研究目的从描写语言行为发展到解释人类语言能力时，语言学就必然要走上认知科学的道路，语言神经机制或曰语言脑机制将必然成为其重要的研究内容。

显然，神经科学和语言学两个不同来源的语言神经机制研究在20世纪60年代以后，最终走到了一起，而且冥冥之中那些目光深邃的语言学家都曾关注过语言机制问题。现代语言学奠基人索绪尔就非常关注语言与脑的关系的研究进展，《普通语言学教程》第三章专门介绍和讨论了布罗卡的工作。他说："布罗卡发现说话的机能位于左脑第三额回，人们也就根据这一点认为言语活动有天赋的性质。但是大家知道，这个定位已经被证明是跟言语活动的一切——其中包括文字——有关的。这些证明，加上人们对于因为这一部位的神经中枢受损而引起的各种形式的失语症所作的观察，似乎可以表明：①口头言语活动的各种错乱跟书写言语活动有千丝万缕的联系；②在任何失语症或失写症的病例中，受影响的，与其说是发出某些声音或写出某些符号的机能，不如说是使用某种工具——不管什么工具——来唤起正常的言语活动中的符号的机能。这一切使我们相信，在各种器官的运用上面有一种更一般的机能，指挥各种符号的机能，它恰恰就是语言的机能。"

（译文根据高名凯译本，略有改动）这段精彩的论述，说明索绪尔敏锐地意识到，相比一般人所认为的布罗卡区反映了说话的机能，更为科学的观察是脑作为物质结构所提供的"语言（语言是一个系统，存在于说话之中，但不等同于说话）机能"。

不过时代赋予索绪尔的或天将降大任于索绪尔的，是要建立"为语言而研究语言"的语言学，首要问题就是把语言从言语活动中分离出来，区分语言和言语，这是现代语言学最为基础性的工作。虽然乔姆斯基以反结构主义为其学术大旗，但是正是得益于"语言"这一基础概念的厘定，其转换生成语言学才能升级换代，将语言学研究目标聚焦在人天生具有习得"语言"的那个"语言能力"上，使得"语言能力""普遍语法"这些概念成为当代理论语言学的四梁八柱。这有点像朱熹提到的"天不生仲尼，万古如长夜"，如果没有索绪尔等结构主义语言学家所做的工作，那么后世的语言能力，也许还是传统的听说读写译。所以乔姆斯基研究人脑内在的"语言能力""普遍语法"，不仅开创了新的语言学理论，也接续并加快了索绪尔关注但没有来得及深入探讨的"语言机能"的研究。每一次新的语言学说的诞生都要与当下流行的学说进行"血雨腥风"的战斗，其实它们同时也都有着学术传承的关系。

索绪尔之后，在结构主义框架下关注和研究语言与神经机制相关的学者既有语言学家也有神经科学家，雅柯布逊（Roman Jakobson）、鲁利亚（Alexander R. Luria）是其中的代表性学者。定居美国的著名俄国学者、布拉格学派创始人之一雅柯布逊1941年用德文写的《儿童语言、失语症和语音普遍现象》（英文版1968年出版），从音位学入手研究了语言习得和语言病理问题。雅柯布逊认为，决定语言音位系统的层级关系与语言的获得和缺损有密切的联系，先获得的具有普遍性，后获得的具有独特性；而失语症患者语言能力的丧失正好与此相反。苏联教育科学院院士、美国国家科学院院士鲁利亚利用第二次世界大战时苏军大量脑部外伤造成各类失语症的病例，描写并建立了不同失语现象与脑构造之间有合理细节的语言加工过程的模型，他于1975年用俄文写的《神经语言学基本问题》（汉译本1987年出版），在研究方法上超越了定位派和整体派，综合了二者的长处，甚至完全以结构主义语言学的组合和聚合的框架来分析失语症的现象和类型。至于转换生成语言学诞生之后参考普遍语法理论来做语言神经机制研究的学者更是比比皆是，早年的情况在1987年加拿大学者卡普兰（David Caplan）所著的《神经语言学和语言失语症学导论》中有所介绍；近期成就突出的学者很多，比如德国学者弗里德里希（Angela D. Friederici）2017年所著的《人类语言的大脑之源》

（汉译本 2022 年出版），基本上确定了 BA44 区和连接 BA44 区与颞上皮层后部的弓状束对人类内在的语言能力具有特别作用，差不多就是乔姆斯基所说的人类大脑中生来就具有的一种语言器官（language organ）。其至连乔姆斯基本人在回答德国临床神经心理学会会长斯特梅尔（Brigitte Stemmer）在线采访时也说过，现在已经没有任何原则性的方法可以将语言学和神经语言学区别开来。虽然神经语言学的一些发现目前还存在异议，但神经语言学对语言脑机制的研究指向，已经与当代语言学理论对语言终极目标的探索合二为一了。

三

话虽如此，但神经语言学因其新锐性和交叉性，仍然难辨其庐山真面目，有许多问题须加以厘清。首先就是神经语言学到底是理论语言学还是应用语言学、实验语言学，是基础学科还是交叉学科、应用学科？这一系列问题其实还是神经语言学学科性质问题讨论的延伸。要解决这些问题，有必要先将神经语言学分为狭义的神经语言学和广义的神经语言学两类。

狭义的神经语言学是指由语言学本身的研究旨趣发展而来的神经语言学。从索绪尔发现"语言"，进而希望研究"语言机能"，到乔姆斯基要研究人脑内在的天生的"语言能力"，进而探索存在于人脑中的语言知识系统"普遍语法"，这些都是理论语言学自身的发展和追求，只是它需要用跨学科的方法，特别是脑科学和神经科学的方法来研究才能完成自己的目标，所以理论语言学相当一部分最终发展成专门研究语言神经机制的语言学分支学科——神经语言学。这样的神经语言学自然是属于理论语言学。就研究目的而言，都是为了探究语言的本质、语言的结构和功能、语言能力的生物基础，符合当代语言学理论的目标追求。就研究内容而言，都可以从共时态的语音、语义、词汇、语法、语用、语篇和文字等层面展开；每个层面还可再细分，如语音既可以从语音学的角度来研究大脑如何从听觉信号中提取语音，大脑如何将语音和噪音分离开来，也可以从音系学的角度研究大脑如何辨别有意义的语音和无意义的语音，语言的音位系统在大脑中是如何表征和加工的；当然也可以将各个层面综合起来研究，如人脑中音和义如何结合成语素，构成词，如何储存和提取这些词，如何组织词语构成句子、形成语篇等等。还可以开展以生命周期为视角的语言发展整个历程的神经语言学研究，包括婴幼儿到青少年时期语言神经系统的发展和老年时期语言神经系统衰退和老化的研究，还包括母语和二语的习得机制以及双语转换机制的研究等。

广义的神经语言学不仅包括狭义的神经语言学，还包括源自布罗卡、韦尼克等人的对失语症患者临床诊断和神经解剖所发现的脑与语言关系的研究以及其后蓬勃发展的失语症学研究和临床语言学研究，各种语言障碍机制研究和诊疗康复研究，与许多脑和基因疾病比如自闭症、唐氏综合征、阿尔茨海默病、帕金森病、亨廷顿病、弱智等相关的语言问题的研究，听力障碍者和聋人手语的神经机制、盲人有关盲文使用的神经机制以及口吃者语言加工和言语运动神经机制的研究等。这些研究并非由理论语言学引发或以理论语言学为目的，而是由继发或原发的语言障碍诊疗和康复、残障人群特殊语言服务和机制探索乃至脑疾病的诊疗和康复的需求引发并以其为研究目的的。但这些研究又确实属于语言神经机制的研究，或与语言神经机制研究相关，是神经语言学有效的研究内容，甚至在狭义的神经语言学初始阶段因其各种各样的脑伤可以作为天然变量而成为考察脑与语言关系的主要研究对象和研究手段，所以这些研究可以看作广义的神经语言学的一部分。

分清了狭义神经语言学和广义神经语言学这两类，就可以说清楚我们的问题。很明显，狭义的神经语言学是理论语言学的一部分，其学科性质是理论语言学，属于基础学科，由于使用跨学科的研究方法，也属于交叉学科，但不属于应用语言学，也不是属于应用学科。

广义的神经语言学则不能说是理论语言学了，也不是基础学科，而是应用语言学的一种，属于应用学科。应用语言学这一概念最早是在19世纪末由波兰语言学家、喀山语言学派创始人博杜恩·德·库尔德内（Jan Niecisław Baudouin de Courtenay）提出的。随着语言学的发展，在传统的语言本体的理论研究之外，语言应用研究的范围不断扩大，所以有必要在以往"就语言而研究语言"的理论语言学之外，设立运用语言学的知识来解决其他学科领域与语言相关问题的学科——应用语言学。但是应用语言学形成影响和规模则已是20世纪40年代之后了，且首先是在语言教学领域，特别是在外语教学中最先"出圈"。这得益于两位曾担任过美国语言学会会长的重量级理论语言学家布龙菲尔德和赵元任的工作。第二次世界大战后期，盟军为开辟太平洋战场，在军队内部培养熟悉敌方语言日语和友方语言汉语的语言人才，布龙菲尔德作为负责人为美国"部队语言培训规划"（Army Language Training Program）的设计和实施做出了巨大的贡献，而赵元任则亲自负责美军的汉语教学；后来外语教学中流行的听说领先等教学方法就是他们两位共同的教学思想，赵元任著名的《中国话的文法》（丁邦新译本的译名，吕叔湘译本为《汉语口语语法》）也是教学成果之一。可以想见，由布龙菲尔德和赵元任两位出山负责第二语言教学工作，在语言学理论转化为语言教学效益上具有很强的示范作用，因此最初的应用语言学是专指语言教学的。之后语言学在其他领域的应用研究，比如社会语言学（包括语言规划与政策等）、心理语言学、人类语言学、地理语言学、病理语言学、语言风格学、对比语言学、词典学等蓬勃发展，形成了各个领域的应用语言学。为了与广泛应用于其他各领域的应用语言学相区别，学术界把语言教学称为狭义的应用语言学，其他的称为广义的应用语言学。因此，严格地说，广义的神经语言学属于应用语言学中的广义应用语言学。

那么神经语言学与实验语言学是什么关系呢？其实实验语言学本身还不是语言学的一个分支学科，将之与社会语言学、文化语言学、人类语言学、心理语言学、神经语言学等相比较，就可以看出来。比如，"社会语言学"里的"社会"其实是"社会学"的意思，"社会语言学"是社会学和语言学交叉而形成的学科，也可以说使用社会学的方法来研究语言现象,或曰研究语言和社会结构的共变等。因此，社会语言学与其他几个例子同样，都是由两门学科构成一门边缘学科或曰交叉学科的新的学科名称，属于语言学的分支学科，至少可以说是与语言学相关联的一个学科。"实验语言学"中的"实验"不是"实验学"的意思，因此也不是"实验学"和"语言学"形成的交叉学科，"实验语言学"意即"用实验（的方法）来研究语言学"，但严格地说其本身并非一门学科。所以，我们可以说神经语言学是实验语言学或曰属于实验语言学，意即神经语言学是用神经科学的实验方法来研究语言学的，或曰是用实验的方法来研究语言的神经机制或语言的脑机制的。

总的说来，狭义的神经语言学是理论语言学，也是基础学科，但不是应用学科；狭义神经语言学之外的广义的神经语言学是应用语言学（严格地说是广义的应用语言学），也是应用学科，而不是基础学科。它们都是用实验的方法来研究语言的实验语言学，也都是交叉学科，但实验语言学本身并非语言学分支学科，与社会语言学等学科地位不一样。交叉学科并不一定就是应用学科，有些在跨学科基础上形成的新兴交叉学科也可以是基础学科，狭义的神经语言学就是这样的交叉学科。通常说神经语言学是应用语言学，是应用学科，只是笼而统之的说法；严格地说，只有广义的神经语言学是应用语言学，属于应用学科。

四

　　将神经语言学细分为狭义的和广义神经语言学，有助于认识神经语言学学科性质，但是神经语言学与相近、相邻学科扑朔迷离的关系如果不加以厘清，神经语言学的庐山真面目终归还是雾里看花，朦朦胧胧。所以有必要将神经语言学与失语症学、失语症语言学、病理语言学、语言障碍与语言康复学、临床语言学、心理语言学、分子语言学乃至脑机接口、人工智能、脑科学等——比较，在相互比较中才能更清晰地阐明神经语言学的学科属性。

　　前面已经说过，科学的失语症学肇始于布罗卡发现的运动性失语。1861年4月18日法国人类学学会会议记录里，作为第一届人类学学会的创始人和秘书的布罗卡提到前一天刚刚去世的一位51岁失语症患者，完整的报告《通过对一例失语症患者的观察看言语产生的部位》于8月发表，该患者只能说出音节"Tan"，其大脑前部有病变；1863年，在收集了更多病例后，布罗卡观察到左半球第三额回的病变会导致"失语症"，即单词发音障碍；1865年，布罗卡发表了《论言语产生的部位》，确定人脑左半球的额回负责言语，该文还正式引入了左半球偏侧化的概念。这一成果揭示了人类左脑前额叶与言语产出之间的关系。1874年韦尼克又发现了感觉性失语，并预言存在着传导性失语症。1884年利希特海姆（Ludwig Lichtheim）从临床上证明了韦尼克预言的听觉言语中枢与言语运动中枢之间通路损伤导致的传导性失语症的存在，并用德文撰写了《关于失语症》发表于《德国临床医学档案》，该文1885年英译为《失语症》发表于《脑》，正式提出了利希特海姆-韦尼克（Lichtheim-Wernicke）失语症模型和分类（即布罗卡失语症、韦尼克失语症、传导性失语症、皮质下运动性失语症、皮质下感觉性失语症、构音障碍、纯词聋等7类）。这个模型和分类的优点是诊疗的简洁性和可操作性，但总体上说，这种将失语症类型与脑区定位建立联系的联通主义模型，在后起的系统性和理论性都很强的结构主义语言学和转换生成语言学背景下，被一些学者诟病为忽视了语言作为一个复杂的层级结构以及各种语言功能之间有相互联系，因而简化了语言加工过程的复杂性。因此，20世纪20~60年代联通主义进入了式微时代，一些学者开始强调整体性观念，认为症状定位与功能定位不同，甚至抛弃从语言症状探寻大脑受损部位的方法，而是以结构主义语言学的观点出发以对语言功能受损进行分类。此时陆续出现了一些改进的模型，如层级模型（hierarchical models）、综合模型（global models）、过程模型（process models）等，前面提到的雅柯布逊的工作即属于层级模型，鲁利亚的工作则属于过程模型。到了 20 世纪 60～70 年代，格施温德（Norman Geschwind）等学者的一系列杰出工作使得联通主义复活，与早期的联通主义相对，韦尼克-利希特海姆-格施温德模型（Wernicke-Lichtheim-Geschwind model）被称作经典联通主义，整合了语言处理的神经解剖机制，以布罗卡区、韦尼克区、角回三节点为基础，并强调白质纤维束的关键作用。1971 年，班森（D. Frank Benson）和格施温德在利希特海姆-韦尼克失语症类型基础上又增加了三种失语症类型，分别是分离性失语症、完全性失语症、失用症。

至此，失语症学基本确定了自己的面貌，但继续向着两条分叉口各自发展。一条是临床失语症学，相当于临床医学的一部分，主要是由医院神经内科（若重度脑血管堵塞或破裂需要手术治疗的也涉及神经外科）或脑血管疾病和失语症专科门诊开展对失语症的诊断、治疗和康复；一条是失语症语言学（语言失语症学），相当于基础医学的一部分，除了临床医生，还有神经科学家、心理学家和语言学家共同参与这个领域的研究，不仅利用失语症非正常语言来探索相关病变脑区的功能和机制，同时也可以反推正常情况下该脑区所支撑的正常语言的神经机制，因为对失语症语言加工过程特性的了解有助于构建正常语言加工过程的理论，反之对正常语言加工过程的研究也有助于对失语症特性的理解。

由此可见，临床失语症学的应用性、实用性非常明显，失语症语言学则更倾向于理论性、探索性。而正是因为后者的探索，人们逐渐认识到失语症语言行为和相关联脑区功能会不会只反映了脑损伤后才出现的适应性和补偿性，因此依据失语症对语言输入和输出机制以及相应脑区功能研究得出的结果与正常人的语言脑机制不能轻易画等号。但过去苦于无法对正常人脑开展无创研究，只有利用脑部损伤的失语症患者作为观察对象或实验被试这一种路径，而正巧 20 世纪七八十年代以后的脑电和功能性脑神经成像等新的无创技术手段的使用，以及普遍语法理论对人脑天生的语言能力的探索，使人们认识到经典的韦尼克-利希特海姆-格施温德模型和相关术语及研究方法，已经不再适合当代对语言失语症学的研究。比如以神经解剖所得的位置命名的皮层中不同脑区，包括额叶、顶叶、枕叶和颞叶（内部还可以再分如额中回、颞上回等）的大脑解剖结构已经过时。21 世纪以来，已使用考虑给定区域中神经递质的类型和密度的受体构筑划分和考虑白质纤维与大脑其他区域连接的基于连接的划分，这些方法使得划分的脑区进一步优化和细化，如布罗卡区可细分为 BA44 区和 BA45 区，它们之间存在整体差异，总之建构了既考虑灰质又考虑白质的与语言相关的大脑结构网络和功能网络。再如，原有模型不能充分代表与语言相关的分布式连接，单一纤维通路支持人类大脑语言功能的观点已过时，现代关于语言连接的观点应该考虑多组关联通路，如额颞连接、颞顶连接、枕颞连接等，要真正具有全脑的观念和大脑可塑性的观念。

综上可知，以应用为主的广义的神经语言学研究范围与失语症学、临床失语症学、失语症语言学的研究范围相交叉，都涉及脑与语言的研究，后者可以算作神经语言学一部分。狭义的神经语言学与失语症学等的关系要复杂些，以 20 世纪六七十年代乔姆斯基语言学理论形成广泛影响以及能够使用无创技术手段直接研究正常人的语言和其脑功能作为分水岭，在此之前失语症现象是狭义的神经语言学的主要研究对象和研究内容，借助失语症才能发现语言与脑区的病变关系，神经语言学得以逐步建立；在此之后狭义的神经语言学借助研究手段的现代化，可以观察和研究语言与正常人的脑机制和全脑神经基础的关系，脑部缺损的失语症学成为验证、比较的辅助研究，此时神经语言学研究水平大为提高，研究目标也与当代理论语言学探讨语言能力脑机制合二为一了。

从失语症学角度来看，失语症学特别是临床失语症学已经成为临床医学的一部分，很多医院神经内科都有失语症的专家门诊；有的在失语症基础上扩展为各类语言障碍诊疗和康复的科室和门诊，可以看作是广义的失语症学了，广义的失语症学在经典的失语症之外还包括皮质下病变引发的各种语言障碍、原发性进行性失语、各种痴呆症和自闭症失语和语言障碍，还有发展性阅读障碍（非获得性阅读障碍）、语言退化和老化、基因性和遗传性语言障碍，还有由语音效应器本身病变而非神经系统伤病造成的构音障碍、嗓音障碍、听觉障碍、言语不能等。这些包含各类失语症和各种语言障碍的评估、干预、治疗和康复也就构成了通常所说的语言障碍与语言康复学，也可称之为广义的言语病理学（语言病理学或病理语言学）。狭义的病理语言学就是排除了脑神经病变造成的语言障碍疾病，即主要研究非大脑神经损伤和病变而形成的发展性和获得性交流和吞咽障碍，包括语言发育迟缓、言语和听力障碍、口吃、构音和/或吞咽障碍等；广义的言语病理学则不仅包括狭义的言语病理学，也包括（脑损伤造成的）失语症学和失语症语言学、基因和遗传病造成的语言障碍，这使得广义的言语病理学与神经语言学研究（特别是广义的神经语言学）内容重合了。

至于临床语言学,目前的内涵和外延与病理语言学和广义失语症语言学类同，但另有来源。1981 年克里斯特尔（David Crystal）出版了《临床语言学》一书，该书的临床语言学是指在临床情境下医患互动时对患者语言行为的分析研究，所以早期的临床语言学本质上指某类（临床医学）场景下的话篇分析研究，这类研究尤其对患者交流时出现的障碍感兴趣，并发展为对语言障碍的疾病也感兴趣。2008年卡明斯（Louise Cummings）认为临床语言学有必要将语言障碍的病因研究和诊治加进来，提出临床语言学是"研究人类语言产生、传输和接收过程中发生的全部缺陷的科学"（《临床语言学》，爱丁堡大学出版社），扩大了临床语言学的研究范围。经过40多年的发展，临床语言学已经从注重对障碍语言进行理论分析的狭义临床语言学，迈向了包含语言障碍机制、语言评估和干预研究的广义临床语言学，大体上同病理语言学相当，也属于神经语言学（广义神经语言学）之一部分了。当然，对医患门诊会话进行描写分析的狭义的临床语言学也仍然在发展中。

但不容否定的是，神经语言学（特别是狭义的神经语言学）与临床失语症学（特别是广义的临床语言学）有渐行渐远的趋势。神经语言学由于研究手段的进步，各种失语症的研究已不再是主要研究内容，而是辅助研究手段，神经语言学进一步向语言的本质和健康个体的分子-细胞-神经系统-语言行为等多层次语言脑机制的方向迈进，并成为下一代人工智能模仿人类智能的关键突破口；而失语症和各种语言障碍诊治由于面临巨大的门诊压力，同时由于相关人才培养上的困难，为便于分类诊疗、干预和评估，在一般的医院中，临床上更多以各种具体症状来分类，联系全脑从语言内各部门及功能上来分类和研究的逐渐减少。在这方面，我国老一辈失语症研究者，比如北京大学第一医院的高素荣教授是表率。她早在2006年出版的《失语症》（第二版）（该书1993年初版）中，不仅总结出失语症症状和不同类型汉语失语症临床症状，便于临床应用，还强调，21世纪是脑科学的世纪，研究大脑神经网络是当前生命科学中的一个重要课题。她特别指出，"至今，汉语失语症的研究大多局限于临床症状的描述、分类及其与病灶部位的关系上，但从语言学角度研究失语症已经引起语言学和心理学者的关注"，并号召更多的临床工作者"关注和投入到汉语神经语言学的研究中来"。我们认为，"语言障碍既是疾病，又与人脑机能和语言机制有关，对其研究已经超越了单一的生理疾病属性，迈入了跨学科交叉的前沿阶段"，要加强学科理论研究、学科体系研究和现代技术手段研究，必须保持和深化与神经语言学的互动。

心理语言学与神经语言学的关系是谜一般的存在，需用较多的篇幅来叙述，我们的话题可以从其发展的学术背景的分析入手。心理学研究人类心理现象及其行为活动，人们自古就对心理问题感兴趣，西方古希腊时期和中国战国时期就有许多先哲探索这一问题，但直到1879年，德国心理学家冯特（Wilhelm Wundt）

在莱比锡大学建立了世界上第一个心理学实验室才标志着科学心理学的开端。所以心理学界有一句意味隽永的名言，就是德国心理学家艾宾浩斯（Hermann Ebbinghaus）所说的"心理学有一个悠久的过去，但只有一个短暂的历史"。尽管冯特在创立心理学时就对语言非常关注，并深有研究，但与其他数十种心理学分支学科相比，心理语言学作为一门学科却产生较晚。比如社会心理学，早在1908年就有美国社会学家罗斯（Edward Alsworth Ross）的同名著作出版，1924年美国心理学家奥尔波特（Floyd Henry Allport）以实验为基础出版了同名著作；又如民族心理学融合文化、语言、神话、风俗等群体心理研究，是冯特在从事心理学体系构建和开创个体实验心理学之外非常关注的一个学科领域，其十卷本《民族心理学》巨著在1920年问世；再如犯罪心理学，更是早在冯特实验室建立之前的1872年，德国精神病学家冯·克拉夫特-埃宾（Richard von Krafft-Ebing）就出版了《犯罪心理学纲要》一书。而心理语言学则要到结构主义盛行的20世纪50年代才建立起来，其标志是1953年美国印第安纳大学跨学科语言学研讨会的召开和隔年其论文集《心理语言学：理论与问题概观》的出版。因此，心理语言学是将语言作为心理现象和行为之一种来研究的心理学，强调语言作为心理现象的加工过程的研究，是心理学和语言学相结合而形成的一门交叉学科。

自索绪尔结构主义语言学盛行之后，语言学对西方人文社会科学的影响与日俱增，对心理学也不例外，瑞士心理学家皮亚杰（Jean Piaget）曾说："语言学，无论就其理论结构而言，还是就其任务的确切性而言，都是人文科学中最先进而且对其他各种学科有重大作用的带头学科。"（《结构主义》，法国大学出版社，1968年）所以心理语言学的发展与语言学的发展是同频共振的，早期深受结构主义语言学的影响，把语言看作人类高级的复杂的心理和行为来研究，集大成者是美国心理学家斯金纳（Burrhus Frederic Skinner）1957年出版的《言语行为》。斯金纳的言语行为理论一方面继承了华生（John B. Watson）的理论，一方面也深受美国描写主义语言学家布龙菲尔德的影响。美国心理学家华生的传统的行为主义，可称作经典性条件反射，用公式表示为：刺激⇒反应（即S—R）。斯金纳的行为主义是升级版的行为主义，称作操作性条件反射，可用公式表示为：操作⇒强化（即R—S）。布龙菲尔德也是行为主义者，他上承华生下启斯金纳，他在《语言论》中以杰克和琪儿为例阐释了语言交际过程中的刺激反应理论，其公式为S→r……s→R（S指外部的实际刺激，r指语言的替代性反应，s指语言的替代性刺激，R指外部的实际反应，……表示一系列的语言行为），意思是外部的实际刺激通过言语的中介达到外部的实际反应。当然，所有这些刺激反应理论都来自巴甫洛夫（Иван Петрович Павлов）的诺贝尔奖成果——著名的动物条件反射的实验和理论。

以斯金纳为代表的心理语言学升华了华生的刺激反应理论，又接受了布龙菲尔德描写语言学的发现程序理论，成为新行为主义的创始人。但是随着语言学本身的发展，行为主义渐趋式微。因为1957年既是《言语行为》出版，行为主义心理学和心理语言学达到巅峰的时期；也是乔姆斯基《句法结构》出版，转换生成语言学横空出世的时期。乔姆斯基开创了心智主义语言观，"它所探究的对象既不是行为也不是行为的成品，而是内部的参与活动与解释的认知系统，以及这些内部系统生成与发展的固有生物本质的基础"（乔姆斯基《语言与心智》第三版序言）。乔姆斯基认为当时的结构主义语言学存在一种幻觉，以为"现代'行为科学'在一些重要方面已由'猜测'转向了'科学'阶段"，但他觉得"行为科学只是模仿自然科学的表面特征"而已（《语言与心智》第一版序言）。乔姆斯基认为布龙菲尔德的"S→r……s→R"只是语言行为的表现，人类语言的根本在于天生的语言能力（language capacity）。1959年他在《语言》上发表了长篇书评《评斯金纳著〈言语行为〉》，认为只强调环境因素对语言行为的影响，而无视语言知识的获得很大程度上是人类先天的器官预先决定的，那么这样的研究无论如何都注定是无足轻重且无关紧要的。虽然他认为新行为主义的斯金纳的论证过程相对来说是最谨慎和仔细的，但本质上，"各种流行的行为科学的方法基本上差异不大"（《语言与心智》第三版序言）。乔姆斯基的观点不仅在欧美语言学界掀起了一场语言学革命，还扩展到哲学、心理学等领域，这篇书评被公认为是打响认知革命的"第一枪"。

此后，语言学研究由描写的充分性向解释的充分性方向发展，与之相应，心理语言学也由主要受行为主义心理学和描写主义语言学的影响，发展到主要受认知心理学和转换生成语言学的影响。美国心理学家米勒（George Miller）可以说是心理语言学转型的关键人物之一，1960年他与布鲁纳（Jerome Seymour Bruner）共同成立了哈佛大学认知研究中心，1986年又与哈曼（Gilbert Harman）共同组建了普林斯顿大学认知科学实验室。此后心理语言学研究内容由人类语言的各种结构及其掌握，发展为存在于各种语言底层的普遍规则及这些普遍规则如何转化为某一种特殊的语言；由于言语活动不是对刺激的反应，而是由规则产生和控制的行为，人们实际上掌握的不是语言的个别成分，如音素、词和句子，而是一套规则系统。这就与转换生成语言学的语言观相一致了，也就与神经语言学走到同一条路径上来了。以近年来我国心理语言学概论性著述较为周详和深刻的杨玉芳研究员《心理语言学》为例，全书90多万字，共分为四个部分，分别是"语言、认知与神经基础""语言理解""语言产生""语言获得与发展"，可见与当代神经语言学研究内容基本上是一致的。

所以心理语言学与神经语言学在早期还是有着各自的传统的，心理语言学行为主义的烙印很明显，神经语言学失语症语言学的传统很明显。后期则如上所述，在研究内容甚至方法上都渐趋一致了，两个领域的学者也互有交流，对心理语言学和神经语言学的分野也没有那么严格了。但因起点和学科基础不同，两者在性质和方法论上还是有些不同的。首先，心理语言学基本上属于应用学科范畴，着重对语言理解、产出和习得的心理加工过程的研究，与认知心理学和临床心理学等形成学科群；神经语言学既有基础学科属性又有应用学科属性，因而研究目的最终也有所不同，狭义的神经语言学主要探讨语言的本质及相关脑机制，是理论语言学的一部分，广义的神经语言学与失语症学、失语症语言学、病理语言学、临床语言学等形成学科群。其次，心理语言学更多地继承了心理学实验传统，擅长对各种量表的研制和统计方法的使用，在语言行为加工方面看重频率和反应时，在实验设计方面对变量操控很严格等；神经语言学在此基础上更看重理论和实验互证的方法论，即语言学理论与神经机制和生物基础关系的研究，且对语言脑机制的研究由传统的语言障碍与相关脑区定位观发展到基于正常人全脑的结构和功能网络观，并且随着语言基因的发现和基因技术的发展，语言脑机制的研究将从行为、神经系统层面跨越式地提升到细胞和分子层面。至于分子层面的语言神经机制的研究，心理语言学是否同时跟进还有待于观察。

关于神经语言学与分子语言学的关系，其实还是与乔姆斯基语言学核心内容相关。乔姆斯基语言学研究人类天生具有的内在的语言能力，这种与生俱来的知识体系在乔姆斯基语言学理论中通常被称作普遍语法理论。这里的"天生"一词实际上规定了普遍语法理论必然要走上语言遗传机制的研究。我在2007年就感受到因神经语言学的发展和 Foxp2 基因的发现，自然使得"我们下一步要做的不仅是要在大脑皮层组织这样的网络系统深入探讨，还要开展细胞水平、分子水平上语言的神经机制的研究"（杨亦鸣《语言的理论假设与神经基础》）；2012年进一步提出，"神经语言学的发展走向已呈现出：语言行为研究——语言与脑功能和结构之间关系的研究——语言的脑功能结构与细胞分子生物学之间关系的研究"，"因此我们必须关注并准备下一场语言学革命：基因语言学或分子语言学"（杨亦鸣《神经语言学与当代语言学的学术创新》）。经过一段时间的筹备，2018年初我们成立了国内首家细胞分子语言学与类脑智能研究中心，现更名为分子语言学实验室（Laboratory for Molecular Linguistics），贯通"分子细胞-神经环路-语言行为"的"语言脑"机制研究，目前所做的工作是利用综合诱导多能干细胞、基因编辑及脑类器官（brain organoid）技术，建立一系列语言基因敲除的人脑发育模型，开创以脑类器官并联系模式动物来研究人类语言机制的新路径。当前分子语言学的研究已成为神经语言学研究的一部分，未来也有可能发展为一门独立的新的跨学科前沿学科。

　　脑机接口作为神经工程领域方向之一与神经语言学也有内在关系。脑机接口指在脑（或脑细胞培养物）与外部设备（比如计算机、机械臂等）之间直接连接以实现脑与外部设备信息通达的一种人机交互技术。其中，感觉型脑机接口，是将外界信息输入到人体传感器转换为电信号，传递给神经系统，从而实现神经功能增强、修复或重建；运动型脑机接口，是将脑内神经信号通过传感器等外部设备直接读取，绕过外周神经和肌肉系统，在脑与外部设备之间建立通信与控制通道直接驱动机器，以改善语言、肢体等功能丧失者的信息交流和生活质量。这两种脑机接口以传感器是在颅内植入，还是穿戴在头皮外，分为侵入式和非侵入式两类。前者可以获得更丰富、纯净的信号，但需要开颅，受限较多，探索性强；后者接收到的信号可能会有更多的噪音，分辨率和控制精度相对较低，但无须开颅，便于患者日常佩戴，实用性强。其中与语言相关的脑机接口大量运用了神经语言学和人工智能的技术。以言语想象脑机接口为例，其过程不用说话也不伴随任何发音动作，运用神经语言学通常所用的脑电图（EEG）、脑磁图（MEG）、功能性磁共振成像（fMRI）和功能性近红外光谱成像（fNIRS）等技术定位采集言语想象时产生的大脑信号。采集过程首先根据在线或离线不同方式或语音还是语义不同层面进行实验设计，采集得来的信号需要按照人工智能机器学习或大语言模型微调、预训练等方法进行预处理、特征提取和分类结果输出等，可以帮助丧失说话能力的患者实现与外界的沟通，在军事和娱乐消费领域也有较好的应用前景。脑机接口与神经语言学和人工智能有很大的交叉性，也可视为广义的神经语言学和人工智能的研究领域。

　　人工智能范围较为宽泛，大致可以概括为研究如何应用计算机的软硬件来模拟人类某些智能行为的理论、方法和技术，其较为直接的思想起源于1936年英国科学家图灵（Alan Mathison Turing）在《论可计算的数及其在密码问题中的应用》一文中首提的图灵机概念；1945年匈牙利美籍数学家、计算机科学家冯·诺依曼（John von Neumann）将图灵机概念物理化，起草确定了采用存储程序以及二进制编码等的"通用电子计算机方案"，奠定了现代计算机基本结构；1950年图灵又在《计算机器与智能》一文中提出图灵测试，然后直到1956年达特茅斯会议正式出现"人工智能"（artificial intelligence）一词。

早期的人工智能与形式语言学关系密切，乔姆斯基1956年起开始提出的四型文法，不仅是形式语言学的重要成果，也是当代计算机科学基础理论之一，推动了图灵测试问答系统的机器语言理解、生成以及机器翻译等，在算法分析、编译技术等领域中得到广泛的应用。麻省理工学院1964年研究设计的早期聊天机器人伊丽莎（Eliza），就主要采用"词典（符号）+规则"的自然语言处理范式，使用一组预定义的文本和响应规则，将用户输入的单词传递给计算机，然后将他们与可能的脚本响应列表配对，通过关键词提取和模式匹配来生成回应，模拟人类对话。因此，在起初相当长的一段时间内，人工智能试图依托生成语法的形式化规则系统，在计算机上实现自然语言处理，此时的人工智能特别是在自然语言处理领域，语言学家承担了重要的工作。

但好景不长，因完全依赖于语法规则的人工智能成效有限，从20世纪80年代到90年代，人工智能开始转向以大规模语料库为基础的概率统计路径。其实早在1954年韦弗（Warren Weaver）初步提出机器翻译的思路就是基于统计，但乔姆斯基登场后，其核心目标是建立一套明晰的语法体系，以生成语言中所有合语法的句子，排除所有不合法的句子，这种简洁明快、形式化的理论非常诱人。但对于人工智能来说，要在机器上实现对语言的理解，包括机器翻译、语音识别、自动问答、生成摘要等工作，单靠语法是不足以实现的，语义甚至比句法更能决定理解水平；此外，基于统计的方法，工程师已不需要精深的语言学知识，甚至不懂源语言或目标语言就可从事机器翻译的研究了。因此，在此后的应用领域里，比如搜索引擎、语音识别、机器翻译乃至句子生成，绝大部分都是走的概率统计的路径。所以IBM公司的贾里尼克（Frederick Jelinek）在1988年12月7日的自然语言处理评测讨论会上曾经说过："每当我解雇一个语言学家，语音识别系统的性能就会改善一些。"与此同时，超级计算机问世，人工智能解决了大算力问题，使得人工神经网络模型起死回生，深度学习算法取得重大突破，处理数据能力大增，参数规模由几百万、几千万增至千亿以上。2017年之后基于生成式预训练转换器（Transformer）技术和BERT模型，特别是结合了掩码语言模型（Masked Language Model，MLM）机制，人工智能可以无监督学习、无监督预训练，传统的自然语言处理领域特别是语料库语言学中词性和语法关系的标注这些最后一点语言学知识都不需要了，这种"预训练+微调"的方法，成为自然语言处理的主流范式，所以人工智能包括自然语言处理领域基本上没有语言学什么事情了。

但是正如符号主义盛行之时，处于低谷的统计的路径仍然有一批学者在坚守一样，目前也仍有一批学者和机构在从事认知路径的人工智能研究。当年美国普林斯顿大学的霍普菲尔德（John J. Hopfield）和加拿大多伦多大学的辛顿（Geoffrey E. Hinton）等坚持不懈地发展了美国神经生理学家麦卡洛克（Warren McCulloch）和数学家皮茨（Walter Pitts）1943年首次提出的McCulloch-Pitts神经元（M-P神经元）模型。该模型将数学和算法结合，使用电路对神经网络进行建模。经过几十年的奋斗，最终统计路径的人工智能迎来了自己的春天，2024年诺贝尔物理学奖授予这两位学者，就是对这一批人几十年来坚持在逆境中推动利用人工神经网络进行机器学习做出了重要的基础性发现和发明的奖励。同样，在近几年基于概率统计路径的人工智能大放异彩的同时，认知模型也在发展，包括类脑智能和认知启发下人工智能基础架构改革等。所谓人工智能大放异彩的标志性事件，一是2022年11月30日，OpenAI公司发布基于生成式预训练转换器技术的大语言模型ChatGPT"横空出世"，其后各类大模型雨后春笋般地涌现；二是前面提到的，2024年诺贝尔物理学奖授予霍普菲尔德和辛顿，化学奖有一半授予使用人工智能方法预测蛋白质结构的谷歌旗下"深度思考"（DeepMind）公司首席执行官哈萨比斯（Demis Hassabis）和高级研究员江珀（John M. Jumper）。至此，"通用人工智能"（artificial general intelligence，AGI）达到了前所未有的高度，极具商业价值。但是从科学研究角度来看，大语言模型连猫的物理直觉都没有，更不用说具有人类级别的智能。这是曾与辛顿同时获图灵奖也是辛顿的学生、现为Meta公司首席科学家的法国学者杨立昆（Yann LeCun）2025年3月21日在美国联合数学会议上的一篇讲话中所说的，"我们以为在攀登AGI高峰，其实还在山脚下和猫咪搏斗"。杨立昆在讲话中系统阐述了他对当前大语言模型存在问题的分析，认为大语言模型用预测下一个词的方法造AGI，就像用算盘登陆火星。显然，同样是做大语言模型的，杨立昆更强调认知主义，他认为AGI必须拥有内在世界模型、因果推理和自主意识，"必须像婴儿一样学习"；而与其对立的一面则认为，AGI只需在人类设定边界内高效完成任务，"不理解意义又何妨"，或者更强硬地如辛顿所认为的，人类就是这样理解意义的，机器依靠人工神经网络输入词并通过计算这些词之间语义特征匹配的权重来预测下一个词，这种大语言模型的工作方式就是我们人类的工作方式，"我们看到很多文本，或听到很多词串，进而获知词的特征，以及这些特征之间的交互作用。所谓理解，就是这么回事。"（2024年4月8日辛顿获得尤利西斯奖章的演讲词）

一个有趣的情况是：杨立昆为什么用猫咪来做比喻？我们知道，人工智能初心是模仿人脑实现"类人"智能,但是现有的人工智能的算法都是基于小动物模型启发,并且只基于动物的视觉系统来研究的。比如人工神经网络落地并迭代为卷积神经网络就是基于猫的视觉系统特征的模仿。20世纪60年代初,哈佛大学两位神经生物学家休伯尔(David Hubel)和威泽尔(Torsten Wiesel)通过记录猫脑中各个神经元的电活动,发现了猫的视觉信息处理的脑机制的详细情况,荣获了1981年诺贝尔生理学或医学奖。1980年前后,日本科学家福岛邦彦(Kunihiko Fukushima)受猫咪生物实验的启发,模拟生物视觉系统并提出了一种层级化的多层人工神经网络,即现今卷积神经网络的前身,此后辛顿和杨立昆等将猫的视觉机制与反向传播(BP算法)训练结合在一起,形成一种非常适合图像识别的神经网络。而巧合的是,第一个自动图像识别的对象就是猫咪。此后从人脸识别、机器翻译、自动驾驶等,一直到大语言模型,人工智能如同开挂,一路坦途。但也可以看出目前的人工智能与人脑工作机制在本质上是不同的。那么人工智能为什么不直接模仿人脑呢?其实,1943年麦卡洛克和皮茨首次提出的M-P神经元模型,就是想借鉴人脑神经元工作原理,但后来的人工神经网络也只是在形式上接受了人类发现1000亿个大脑神经元及其更多的轴突和树突等组成的脑网络的这一概念的启发和影响,但对其神经网络所提供的人脑认知机制其实一无所知。所以到了20世纪之后,为了与人脑看齐,就有了类脑智能的研究和开发,一直到大语言模型出场近三年后的今天,杨立昆又提出"必须像婴儿一样学习",通过多模态感知而非纯文本训练,让AI自主发现物理规律。但是婴儿是怎么掌握智能的,婴儿的大脑里发生了什么,其实我们基本上还是一无所知。

由此我们可以看到人工智能的发展与脑科学关系非常密切。脑科学是一门探究大脑结构与功能的综合性学科,也叫神经科学,其前沿研究领域就是语言、思维和意识等人脑高级认知功能。但目前的核心问题在于人脑的研究是极为初步的。由于人脑高级认知功能研究的难度众所周知,所以自从人们认识到要开展脑的研究,甚至某些当代的脑科学研究计划,基本上都不是围绕人脑的研究,或者不是围绕人脑高级认知功能的研究,而是线虫、果蝇、小鼠、猫、狗乃至猴类这些没有语言的动物的神经元及系统的研究。这些迂回的研究虽然有助于了解一般的神经细胞和神经网络的基本结构和功能,但对于人脑的探索而言难免南辕北辙。所以,乔姆斯基在接受英国伦敦大学亚非学院马鲁斯卡(Samuel Marusca)在线访谈时说,人工智能使用的基本模型是神经网络模型,"这很可能是一个关于人脑神经的错误模型","但另一个问题是,出于伦理原因,您不能用人类做实验。您不能在人工环境中抚养人类儿童,您也不能把电极插入大脑皮层的单个细胞,以弄清发生了什么。我们对人类视觉有很多了解,但那是因为用其他动物做了侵入性实验，而这些动物的视觉系统与人类差不多。但研究语言和意识时无法做到这一点，因为没有任何其他类似有机体"。其实，乔姆斯基所担心的问题，正是神经语言学目前能够解决的问题。语言是人类思维最普遍的物质载体，人类思维离不开语言。思维的结果是思想，思维的过程是思考，思想是精神层面的，思考是物质层面的，精神与物质是依靠语言来连接的，研究人类高级认知能力必须通过语言。而神经语言学的研究对象正是语言的脑机制；而且，现在观察和了解大脑内部的语言（思维）运行机制可以使用新的无创的技术手段，脑机接口研究也不仅有侵入式的，也可以采用非侵入式；更为重要的是分子语言学的研究，可以以人类干细胞培育脑类器官，并以脑类器官为人脑发育模型，结合动物模型，研究语言和意识等人脑高级认知与情感功能的基因调控机制，突破长期以来无法直接以人脑为实验对象的医学伦理的限制。

所以，神经语言学既是脑科学研究的核心，也是在大语言模型兴起之后从认知角度研究人工智能的一个重要方向和方法。我们不能把与主客观世界密切联系的鲜活的语言只看作与现实隔断的数据、文本，而是要基于人类真实言语理解的脑功能数据，如功能性磁共振成像系统和事件相关电位等的数据与多模态语言对齐，创建长距离和基于"下一个句子"的知识嵌入、交互检索等算法，改善人工智能长距离语义检索机制和知识引导的推理过程，有效避免当前大语言模型"幻觉"的出现和"一本正经地胡说八道"。当然，更为原创的方法也许应把语言看作人类独有的大脑机能，是遗传基因预置的神经环路在人类环境下自然生成的，且深度参与人类高级认知与情感交互。因此，与动物相比，人脑可称为"语言脑"，即语言机能的基础是大脑预设的生物系统，人脑与以算据、算力和算法驱动的人工智能有着完全不同的架构。模仿这样的"语言脑"，来探索 AI 核心算法和基础架构，从根源上改进原有的智能模型与算法，突破路径依赖，或许是下一代人工智能爆发的起点。

五

以上围绕神经语言学的性质，讨论了神经语言学与语言脑机制研究的同异；并通过辨析神经语言学与理论语言学、应用语言学、实验语言学，以及神经语言学与基础学科、交叉学科、应用学科等的关系，讨论了神经语言学与当代理论语言学终极目标的一致性、狭义神经语言学与广义神经语言学的分野；同时将与神经语言学有交叉关系的失语症学、失语症语言学、病理语言学、语言障碍与语言康复学、临床语言学、心理语言学、分子语言学乃至脑机接口、人工智能、脑科学等作比较，进一步阐明了神经语言学的学科属性及与其他学科的相互关系。神经语言学既有理论语言学终极目标的追求，又有应用语言学经世致用的效能；既是当代脑科学研究的核心内容，也处在当今人工智能探索的科技前沿和产业风口。"中国神经语言学前沿丛书"的出版，就是为了推进上述内容研究的深入，促进中国语言学和神经语言学的发展，促进失语症和各类语言障碍诊疗、干预和康复的临床应用的发展，促进脑科学和人工智能的发展。

所以举凡上述涉及的内容都可纳入本丛书的出版范围。本丛书所收的著作应为学术研究性的专著，包括围绕一个或几个理论问题或应用问题的解决的实证类特别是实验类神经语言学的研究专著，也包括基于自己多年研究成果的梳理，围绕一个或几个领域在重要理论、实验事实和体系构建方面有前沿性、系统性和权威性的创新或创建的神经语言学理论著述。一般的通论性或以归纳他人研究内容为主的著作不在本丛书收录范围之内。

本丛书对于收录著作的撰写风格和格式没有统一的要求，但研究选题要有前沿性，研究内容要有深度，实验设计和数据处理要考虑效度和信度，术语的使用要保持一致性；全书的风格要一致，内容要相关，逻辑关系要清晰连贯，避免出现堆砌与研究主题不相干或关联性不强的内容，避免出现各章节逻辑架构混乱的现象；围绕所研究的内容要有严谨的学术史交代，要分清人己成果，坚守学术诚信。

最后，作为本丛书的主编，我要感谢各位入选丛书作者的辛勤劳动，也要感谢本丛书编委和编辑部工作人员的辛勤劳动，更要感谢科学出版社领导的远见卓识和各位编辑的高度责任心和倾力支持。中国优秀的神经语言学著作组团出版还不多见，相信在科学出版社的精心组织下，这套丛书能够经受住时间的检验，能够切实推动中国语言学特别是神经语言学的学术创新，推动临床语言学、脑科学和人工智能等相关学科的学术创新。

江苏师范大学语言科学与艺术学院

2025 年 5 月 20 日

前言

孤独症谱系障碍（Autism Spectrum Disorder，ASD）是一种始于婴幼儿时期的广泛性神经发育障碍。根据美国精神医学学会2013年5月最新修订的《精神障碍诊断与统计手册（第5版）》（*DSM-5*），孤独症谱系障碍的定义性特征为：社会交往缺陷和受限的、重复的行为模式、兴趣或活动。

孤独症研究伊始，语言障碍便得到了关注。1943年，美国儿童精神科医生Leo Kanner首次详述了孤独症的临床症状，描写了很多语言表现，如回声式语言、代词反转、极端字面化、重复式提问等。Kanner认为语言问题是孤独症的重要特征。80多年来，国外孤独症语言障碍研究分别考察了孤独症儿童在语音、语义、语法和语用等不同语言层面的表现。语音层面研究发现，孤独症儿童言语产出的超音段特征异常，表现为重音异常和韵律异常（Simon，1975；Baltaxe et al.，1984）。语义层面研究发现，孤独症儿童无法运用基本的语义能力完成较复杂的语义任务，他们倾向于在词与意义间建立刻板对应关系，缺乏迁移性和创造性（Hermelin & O'Connor，1967；Minshew & Goldstein，1993；Jolliffe & Baron-Cohen，1999）。语法层面研究发现，孤独症儿童自发话语中语法形态的使用经常有遗漏（Tager-Flusberg，1994）。语用层面，早期主要关注孤独症儿童的代词逆转现象和会话能力，此后学者逐渐关注到孤独症儿童的叙事能力、非字面意义的理解缺陷和语用推理能力（Happé，1993；Surian et al.，1996）。从20世纪80年代开始，国外研究者对孤独症儿童语言障碍原因的多样化解释相继出现，最有影响力的是三种观点：①心理理论能力观。1978年，Premack和Woodruff提出心理理论能力的概念，心理理论能力指个体对自己或他人的心理状态的认识和理解，并以此对他人的心理和行为进行解释和推理的能力。根据该观点，孤独症个体因心理理论能力受损而不能认识到他人的心理状态与自己的心理状态之间的不同，难以了解和预测他人的行为和意图，而语用推理需要听话者推测说话者的话语意图和话语的具体意义，故而孤独症个体难以成功地进行语言交际。②弱中央统合能力观。1989年，Frith提出弱中央统合理论，该理论指加工事物时集中于微小的细节或构成要素，而忽略事物的整体加工。孤独症个体无法整合概括广泛的刺激和背景，在加工复杂刺激时会倾向于将其理解为相分离的部分，因而难以整合成有意义的整体。鉴于语言交流必须借助各种语言内外线索，故孤独症个体往往因执着于细节而不能成功进行语言交流。③弱执行功能观。1994年，Hughes等首次开展了孤独症个体执行功能的实证研究，并提出弱执行功能观。弱执行功能指对个体的意识和行为进行监督和控制的各种操作过程较弱，具体包括工作记忆、抑制控制和转换、可塑性等方面的不足。语言交流需要即时更新、评估和选择对于语言和非语言信息的恰当反应，故而该观点认为孤独症个体在抑制能力、工作记忆等执行功能上的缺陷导致了其语言障碍。

  国内最早由陶国泰（1982）报道了4例孤独症。直到20世纪90年代末，国内学界才开始关注孤独症人群的相关研究，这一时期的兴趣集中于临床评估和教育学领域。随着研究的推进和细化，研究者开始关注孤独症儿童的语言障碍。早期研究以综述为主，徐光兴（1999）首次综述了国外对孤独症儿童语言发展问题的最新理论成果。之后，陆续有研究者综述了国外孤独症儿童语音、语义、语法及语用范畴的相关研究（黄静和梁丹丹，2013；张雅如和邵智，2014）。汉语孤独症儿童语言障碍的实证研究在近十几年才刚刚兴起，不少研究采用量表评估测试或心理学实验观测孤独症儿童在某个语言范畴上的障碍表现，如采用量表测量孤独症儿童的词汇水平（彭辉和郑荔，2017）和早期语言及沟通发展情况（苏怡和谢帆，2018）；采用心理学实验考察孤独症儿童的情绪韵律感知能力（胡金生等，2018）、语义启动效应（曹漱芹和方俊明，2010）以及隐喻语义加工的时间进程（李骋诗等，2017b）。

  国内关于孤独症儿童语言障碍原因的探讨尚停留在对国外研究的综述和介绍。从21世纪初期至今，国内学者发表了30余篇文献综述，介绍了国外心理理论、执行功能以及弱中央统合理论的内容和相关研究。然而，讨论心理理论、执行功能、中央统合能力与孤独症儿童语言障碍关系的研究数量稀少。在语言障碍的实证研究中，有研究者使用心理理论、执行功能以及弱中央统合理论来解释孤独症儿童语言障碍的表现（陈冠杏和杨希洁，2014；王娟和沈秋苹，2017），但目前仍缺乏完整理论和实证研究探讨三大理论对语言障碍的影响和解释力，仅少数研究描述了它们之间的关联（Brunsdon & Happé，2014）。

  随着研究者对孤独症群体认识的推进，近年来三大理论在解释孤独症儿童语言障碍上表现出明显的局限性。一直以来，都有研究发现总有一部分孤独症个体在心理理论能力、执行功能和中央统合能力的测试中表现良好，而且个体差异并非个案，孤独症人群内部在这些认知能力上的明显分化，导致很难说心理理论能力受损、执行功能障碍和弱中央统合能力是该人群普遍的障碍，语言障碍和三大认知缺陷之间的因果关系仍然难以确定；另有研究也观察到孤独症儿童语言障碍和三大认知缺陷之间的分离。从理论上说，这种试图采用一般能力的认知缺陷来解释孤独症儿童所有语言障碍表现的思路，也忽视了语言本身的复杂性。语言是一个符号系统，包含不同的层面和诸多要素，不同的层面和要素之间还会相互作用、相互影响。三大解释理论各有侧重，心理理论说侧重于意图解读，执行功能说侧重于记忆、注意和转换，中央统合侧重于整合加工，仅依赖其中某一种难以胜任对所有语言障碍的解释，来自这些理论的解释未能注意到语言加工过程的特异性，也忽视了孤独症群体内部的差异性，对很多孤独症儿童语言障碍的解释说服力不够。

　　本书以汉语高功能孤独症儿童为对象，从语音、语义、句法等语言各层面对其语用障碍进行了系统考察，构建了高功能孤独症儿童语用障碍的语言解释观。孤独症人群内部由于功能的高低，智力和语言表现个体差异极大。低功能孤独症（low-functioning autism，LFA）个体伴随智力落后，认知和语言能力很差；高功能孤独症（high-functioning autism，HFA）个体认知能力相对完好（韦氏智商值通常不低于 80 或 85），语言的句法和词汇能力无明显障碍，其核心问题在于社会交往缺陷，语言上表现为语用能力损伤。选择 HFA 儿童作为研究对象，目的在于排除智力落后等其他因素的影响，更直接地考察单纯由"孤独"引起的障碍表现，进而更好地归因。高功能孤独症群体在智力无损甚至超出常人的情况下，依然无法与人成功交流，其社会交往缺陷的核心表现为语用推理能力不足。语用推理指利用语境因素推导说话人意图的加工过程，其关键在于联结不同来源的信息，包括语言内知识，即语音、语义、句法知识，也包括上下文知识，以及语言外的情景和社会文化知识。绝大多数人的语用能力和句法能力一样，无须特别教授，会在语言习得中自然发展出来，但 HFA 儿童普遍存在语用推理问题，并在很多情况下会伴随终身。

　　综上，本书以 5—11 岁汉语 HFA 儿童为被试，专注其语用障碍，尤其是语用推理困难的表现，立足于语言因素设计实验，并从语言学视角分析实验结果，力图揭示 HFA 儿童的语用加工机制。个别实验基于语言加工视角设计了干预方案，从干预实践角度提供了语言解释观的支持证据。本书研究从以下五个方面展开。

语音层面。解读说话人的话语韵律模式是社会交往中极其重要的环节，对于理解说话人的情绪状态和交际意图至关重要。韵律的功能分为不同层次，可以承载语调信息表明句子的句类（陈述或疑问），可以充当焦点标记手段用来突显句子的某些成分，此外韵律也能体现喜怒哀惧等不同情绪的语音特征。当说话者改变话语的音高、时长、音强等韵律特征来表达不同的语调、焦点或情绪时，孤独症儿童能否准确识别，该问题尚无定论。本书首先在单一韵律线索下，考察了HFA儿童对不同句末音节声调下的陈述-疑问语调的识别表现；其次考察了HFA儿童对句子默认焦点以及韵律、词汇和语境等焦点标记的理解能力；再次，基于情绪维度理论，加入情绪增强条件验证情绪强度是否会影响HFA儿童情绪韵律的识别能力；最后从韵律、语义两条线索出发，探究HFA儿童基于语言线索的情绪识别能力发展状况。该部分研究体现为第一章"汉语高功能孤独症儿童的韵律加工"。

词义层面。词的褒贬义、叙实动词、心理动词、标量词、同形词等对句子语义的理解起决定性作用。词义虽相对固定，但随着词出现的语境不同，听话人也需要明确在特定语境下应选择哪个意义。如词的褒贬义通常需要借助语境获得，本身具有鲜明褒贬义的词在语境中其褒贬义也可能发生反转。除了褒贬义，词义还能够传达说话人的主观态度：心理动词可以表示情感、意向、认知、感受等方面的心理活动或心理状态；叙实动词则与其后命题的真假判断密切相关，强事实性动词后面的命题通常为真。相反，当说话人产出包含心理动词的句子时，听话人对心理动词后命题的真假通常不确定，说话人需产出语用条件句进行补充，以使听话人接受命题为真。此外，句中的一些关键词也会使得句子产生言外之意，如标量词就需要听话人跨越语言编码的意义进行语用推理来寻求话语背后的含义。在书面语的语义加工层面，同形词会提出额外的加工挑战。同形词的书写形式相同，但读音和意义都不同，其正确的读音和意义要根据语境来定。因此，本书讨论HFA儿童褒贬语义、叙实动词、心理动词、标量词及同形词相关的复杂语义加工和语用推理情况。该部分研究体现为第二章"汉语高功能孤独症儿童的词义能力对语用加工的影响"。

非字面义层面。非字面义加工是需要语用推理的典型对象。隐喻和转喻是深层次非字面义加工的代表，其表达较隐晦，需要听话者结合自身知识和语境进行推理。关于孤独症个体非字面义理解的实验研究仍不多，且多数研究从一般认知能力的角度归因这一表现，极少从语言本身出发探究其原因。本书从语义知识和映射能力两个层面,分别考察了 HFA 儿童隐喻和转喻加工中语义知识的作用、隐喻加工中源域向不同抽象程度目标域的映射能力以及源域和目标域之间的双向映射问题。由于典型发展个体的非字面义加工能力会随着年龄的增长而提升,我们也探究了不同年龄段的 HFA 儿童加工不同常规度转喻的神经机制及发展轨迹。该部分研究为第三章"汉语高功能孤独症儿童的非字面义加工"。

代词加工层面。代词的产出和理解是儿童语言习得过程中必须掌握的语用技能。不同于一般名词,代词的语义内容有限,没有固定的指称对象。依据语境,代词可以指称不同的实体。当语境中存在多个可能的指称对象时,代词的理解就会产生歧义,需要听者借助多种类型的线索消除代词歧义,确定代词唯一合适的所指。HFA 儿童的代词产出基本不会出现代词颠倒等基本用法的错误,但并不表明他们没有代词加工问题,只是表现更不易察觉。HFA 儿童对这些线索的捕捉和依赖程度是否存在困难尚不清楚。本书关注提及顺序、重读和动词隐含因果语义三类线索以及非语言信息、空间信息和心理理论对 HFA 儿童代词加工的影响。该部分研究体现为第四章"汉语高功能孤独症儿童的代词加工"。

语篇层面。语篇是言语交流中普遍且重要的信息组织形式,日常交际中语篇的典型表现形式是叙事,叙事不仅能反映宏观的组织传递信息能力,还能反映微观的语音、语法、词汇等语言层面的面貌。其中,指称是衡量叙事的重要指标之一,是语用能力的重要表现。儿童在叙事过程中能够根据提及顺序正确产出指称形式,一方面表明他们能够在自发的言语产出中使用该形式,另一方面表明他们能够考虑听话者的信息需求,采用恰当的词将句与句关联起来。本书关注 HFA 儿童的语篇建构能力,首先从宏观、微观和叙事观点三个维度探讨 HFA 儿童的整体叙事能力,明确其叙事损伤的具体表现,其次针对孤独症人群在三个指称行为层面上的表现予以重点关注;最后通过视觉支持方法,干预 HFA 儿童宏观和微观层面上构建语篇的能力。该部分研究体现为第五章"汉语高功能孤独症儿童的语篇加工"。

本书的创新之处在于语言解释视角。HFA 人群在语言结构层面往往没有明显损伤,某些 HFA 个体甚至也可以是语言天才,他们当中不少人在很多认知能力上高于常人,但面对面交流时,仍然很容易感受到这个人群的语用异常。这提示我们,具备完备的语言系统和恰当使用这个系统之间存在很大的鸿沟。要填补这个鸿沟,首先需要说话人能够从语言系统中选择并提取正确的单位,并采用恰当的形式输出,这一语言使用过程要求对语音、句法、词汇和语义进行适切加工，以使语言的其他层面在实际语境中都能服务于说话人的意图。所以本书的语言解释视角就是将语用加工视为语音、句法、语义等语言各层面作用的结果，认为语用障碍可来自于语言其他层面的异常或加工困难。当然，交流尤其是面对面交流中信息传递载体不仅仅有语言，非语言要素也是促成成功交际的重要线索。眼神、手势等引发共同注意的身体语言向来都被认为是孤独症人群的加工弱项，本书研究发现，4 岁 HFA 儿童在手势条件下理解方位指示词已达天花板效应，但直到 6 岁也不能有效利用眼神来帮助理解方位指示词，这说明虽然 ASD 人群共同注意能力普遍受损是学界共识，但其受损的具体表现值得细究；本书研究还发现，HFA 儿童可以利用上下文语境来推导词义、加工代词，虽然较之 TD 儿童有差距，但上下文可以显著促进其表现；另外 HFA 儿童的心理理论能力在同一年龄段上存在较大个体差异，对不同个体有时呈现"全有"或"绝无"状态。这些发现出现在本书不同章节，和表明 HFA 儿童有语用障碍的那些发现相比，数量也少得多，但它们很有启发意义：理论上可以表明从一般认知能力角度提出的弱中央统合能力观、弱执行功能观、心理理论能力观对 HFA 儿童语用障碍的认知解释并不是普遍适用，实践上可以为干预从何入手、如何借助 HFA 儿童现有的能力逐步提升其认知能力提供指引。语用加工是一个牵扯因素繁多的复杂过程，因而语言解释视角和一般认知能力解释视角并不矛盾，它们从不同角度、不同层面关注 HFA 人群的语用障碍，整体形成了互补关系。语言解释视角强调作为系统的语言是怎么运作并影响语用加工的，从语言内部构建语用加工障碍的因果关联。比如可以从不同视角出发解释隐喻句"月亮是小船"的加工困难，弱中央统合能力观认为是无法整合语境信息所致，弱执行功能观认为是听话人抑制无关信息（比如可能会激活"小船"的种种信息，包括个人经历等）所致，心理理论能力观会认为是听话人不能推导说话人的意图所致，也就是说听话人不明白说话人为什么要说这样一句不合常理、违背基本逻辑的话，这些解释当然不无道理，但是距离语言本身的分析都较远，解释力很大，能够解释的现象也非常多，但往往没有建立直接的因果关联。语言解释视角则可以从"月亮"和"小船"的语义特征出发，通过分析源域和目标域之间的映射关系来构建理解过程，所以一个 HFA 儿童无法加工这句话，可能是因为语义表征缺陷（比如只表征了圆月），也可能是因为不能建立映射关系，这样就从语义表征层面解释了语用加工困难，较之前面三种视角的解释，建立了更直接的因果关联。

本书是课题组多年深耕的成果，感谢这些年来跟随我进行这项艰苦工作的学生们。因为成员太多，恕不一一列举。我们砥砺前行，甘苦自知，这本书就是对我们共同度过的那些日子最好的回忆。宜琪老师是心理学科班出身，十年来我们亲密合作，这本书不但是我们合作的见证，也是不同学科背景交叉融合的产物。

最后，感谢国家社科基金重点项目"汉语高功能自闭症儿童的语用推理研究"（16AYY006）的资助！

梁丹丹

2024 年 1 月 28 日于随园

目录

总序

前言

缩略语

第一章　汉语高功能孤独症儿童的韵律加工 …………………………………… 1

 第一节　声调对汉语高功能孤独症儿童语调识别与加工的影响 ………… 2

 第二节　汉语高功能孤独症儿童的焦点理解 ……………………………… 16

 第三节　情绪强度影响下汉语高功能孤独症儿童的情绪韵律识别 ……… 32

 第四节　汉语高功能孤独症儿童基于语言线索的情绪识别能力发展 …… 49

第二章　汉语高功能孤独症儿童的词义能力对语用加工的影响 …………… 60

 第一节　句子语境下汉语高功能孤独症儿童词的褒贬义加工 …………… 61

 第二节　汉语高功能孤独症儿童动词语义事实性加工 …………………… 67

 第三节　汉语高功能孤独症儿童心理动词的话语生成 …………………… 80

 第四节　汉语高功能孤独症儿童"一些"的标量推理能力 ……………… 93

 第五节　汉语高功能孤独症儿童同形词的识别及心理表征 ……………… 104

第三章　汉语高功能孤独症儿童的非字面义加工 …………………………… 114

 第一节　汉语高功能孤独症儿童隐喻和转喻理解中语义知识的作用 … 115

 第二节　汉语高功能孤独症儿童不同常规度转喻加工的发展 ………… 125

 第三节　汉语高功能孤独症儿童空间概念"大"的隐喻映射 ………… 136

 第四节　汉语高功能孤独症儿童褒贬义的空间隐喻 …………………… 146

第四章 汉语高功能孤独症儿童的代词加工 ………………… 157

第一节 提及顺序对汉语高功能孤独症儿童人称代词加工的影响 …… 158
第二节 重读对汉语高功能孤独症儿童人称代词加工的影响 ………… 163
第三节 隐含因果语义动词对汉语高功能孤独症儿童人称代词加工的影响 ……………………………………………………………… 168
第四节 非语言信息和空间信息对汉语高功能孤独症儿童指示代词加工的影响 …………………………………………………… 175
第五节 心理理论等对汉语高功能孤独症儿童指示代词加工的影响 … 189

第五章 汉语高功能孤独症儿童的语篇加工 ………………… 201

第一节 汉语高功能孤独症儿童的故事讲述能力 ………………… 202
第二节 汉语高功能孤独症儿童故事讲述任务中的指称能力 ………… 218
第三节 汉语高功能孤独症儿童的叙事能力干预 ………………… 232

参考文献 …………………………………………………………… 250

缩　略　语

ABC——Autism Behavior Checklist 儿童孤独症行为量表
ASD——autism spectrum disorder 孤独症谱系障碍
AS——Asperger syndrome 阿斯伯格综合征
CHAT——Codes for the Human Analysis of Transcript 人工转录分析代码
CHILDES——Child Language Data Exchange System 儿童语言数据交换系统
CIM——connective integration model 关系整合模型
CLAN——computerized language analysis 计算机语言分析软件
DCCS——dimensional change card sorting 维度变换卡片分类任务
DSM——*Diagnostic and Statistical Manual of Mental Disorders*《精神障碍诊断与统计手册》
EEG——electroencephalogram 脑电图
EF——executive function 执行功能
ERP——event-related potential 事件相关电位
FBU——false belief understanding 错误信念理解
GLM——generalized linear mixed model 广义线性混合模型
HFA——high-functioning autism 高功能孤独症
HNR——harmonic to noise ratio 谐波噪声比
ICC——intra-class correlation coefficient 组内相关系数
MLU——mean length of utterance 平均句子长度
PEPS-C——profiling elements of prosody systems in children 儿童韵律系统分析成分
PDD-NOS——pervasive developmental disorder-not otherwise specified 待分类的广泛性发育障碍
PPVT——Peabody picture vocabulary test 皮博迪图片词汇测验

SI——scalar implicature 标量含义

SLI——specific language impairment 特异性语言损伤

TD 儿童——typically developing children 典型发展儿童

ToM——theory of mind 心理理论

TTR——Type Token Ratio 不同词汇出现率

TU——Total Usage of Utterances 句子总数

TW——Total Usage of Words 总词数

VPT——Visual Perspective Taking 视觉观点采择

WISC-CR——Wechsler Intelligence Scale for Children-Revised in China 韦氏儿童智力量表中国修订版

WPPIS——Wechsler Preschool and Primary Scale of Intelligence 韦氏学龄前儿童智力量表

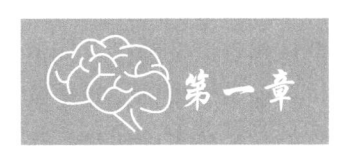

第一章
汉语高功能孤独症儿童的韵律加工

韵律是语言的超音段特征，包括音强、时长、音高等几个方面。在口语交流过程中，解读说话人的话语韵律模式是成功进行社会交际的重要环节。韵律不但承载了表明陈述或疑问这类基本的言语行为的信息，也能够作为焦点标记提示听话人注意说话人的意图，同时韵律还包含了情绪态度等层面的信息。听话人需要有效捕捉到说话人的话语韵律，才能够做出恰当回应，进而成功交际。当孤独症谱系障碍（autism spectrum disorder，ASD）个体参与交际活动时，他们同样需要完成上述韵律加工任务，以听话人的身份推理说话人的语用目的。然而，社会交往缺陷是 ASD 人群的核心障碍之一，这就意味着 ASD 人群很可能在解读说话人的话语韵律模式上存在困难。尽管高功能孤独症（high-functioning autism，HFA）人群的认知和语言能力相对完善，但前人文献中也汇报了他们会产出非典型的韵律模式，且在行为层面表现出对韵律功能的理解困难（Chan & To，2016；Peppé et al.，2007）。

与韵律模式解读相关的基础语用推理是明确说话人的句调类型是陈述还是疑问。当说话人产出句末音高模式为上升的句子时，尽管句子可能并不包含疑问词，但该句子通常仍然表达了疑问，需要听话人回应疑问点。与之相对，当说话人产出陈述句时，句子的音高模式一般为句末下降。在汉语这种声调语言中，音高变化还承载了词层面的声调，声调有区别词义的作用。由此，HFA 人群在依据句末音高模式来识别句子语调时，就可能会受到来自句末音节声调类型的影响。本章将探讨汉语 HFA 儿童在不同句末音节声调下的陈述-疑问语调的识别和加工表现。

焦点理解是语用能力的重要组成部分，直接关系到对话语关键信息的捕捉。听话者能够通过韵律、词汇、语境等线索及时捕捉到说话者意欲强调的重要信息，理解说话者的意图。然而，除了对比重音以外，鲜有研究考察孤独症儿童对其他焦点标记的理解能力。因此，本章系统考察了汉语HFA儿童对句子默认焦点以及韵律、词汇和语境等焦点标记的理解能力。

如上文所言，除了陈述和疑问，听话人还可以从说话人的韵律表达中听出喜怒哀惧等不同情绪。情绪韵律是人类情绪的重要表达方式之一，通过情绪韵律判断说话人的情绪状态在日常生活中至关重要。情绪韵律附着在句子上，韵律信息会与句子语义信息发生互动，即韵律表达的情绪与句子的语义内容可能一致，也可能不一致。不一致时，对听话人的语用推理能力就提出了更高的要求。然而，目前尚不明确汉语HFA儿童在情绪韵律和情绪语义两条线索共同作用下的情绪识别能力。

本章主要探讨的是汉语HFA儿童是否能够加工不同层次的韵律，完成语用推理。第一节探讨了汉语HFA儿童在不同句末音节声调类型下识别和加工陈述-疑问语调的表现；第二节考察了汉语HFA儿童对无标记焦点的理解以及他们利用对比重音、焦点标记词"是"和问答语境线索理解焦点的表现；第三节借助情绪维度理论，分析了汉语HFA儿童是否能够识别情绪韵律，以及情绪强度对情绪韵律的识别存在何种影响；第四节从情绪韵律和情绪语义两者的关系出发，探讨了汉语HFA儿童在韵律、语义两条线索共同作用下的情绪识别能力发展状况。

第一节　声调对汉语高功能孤独症儿童语调识别与加工的影响

一、引言

语调是韵律的一个重要组成部分，它体现为在说话时音高的系统性变化，这种变化可以在句子、词或短语层面上发生。在口语交流过程中，听话人需要识别说话人产出的句子的语调模式，明确说话人的交际意图。例如，说话人说出了一个音高轮廓为上升的句子"一起喝咖啡？"，即疑问语调，那么听话人需要明白说话人向听话人提出了一个问题，需要听话人进行回答。Yuan（2011）

指出听话人倾向于将高峰值或是末尾上升的音高轮廓判断为疑问,而将低峰值或是末尾下降的音高轮廓判断为陈述。汉语是声调语言,这就意味着除了区别陈述和疑问,音高变化在汉语中还起到了区别词义的作用。那么,句子末尾音节声调的音高变化,就可能存在与句子语调的音高变化一致的情况,如句末音节声调类型为二声(上升),语调类型为疑问(上升);或不一致的情况,如句末音节声调类型为二声(上升),语调类型为陈述(下降)。前人研究结果表明汉语母语者在识别和加工语调的过程中可能会受到句末音节声调类型的影响。整体而言,无论在何种句末音节声调类型下,汉语成人对陈述语调的识别表现都好于对疑问语调的识别表现(Yuan,2011)。具体而言,相较于二声,句末音节声调为四声时,汉语母语者对陈述语调的识别表现最好(Liu et al.,2016a),即句末音节声调和语调的音高变化一致下降时,汉语成人识别陈述语调最为容易。而句末音节声调类型为二声时,汉语成人识别疑问语调最为困难(Yuan,2011),即句末音节声调和语调的音高变化一致上升时,汉语成人会表现出识别疑问语调的困难。与之对应,采用事件相关电位(event-related potential,ERP)技术探究汉语母语者在不同音节声调类型条件下加工陈述、疑问语调的研究发现,在前注意阶段,句末音节为四声时,汉语成人能够自动加工陈述和疑问语调的差异,而为二声时,陈述和疑问语调的差异未得到自动加工(Ren et al.,2013)。在注意阶段,Liu等(2016a)发现句末音节为四声时,汉语成人能够有效加工陈述和疑问语调的差异,但句末音节为二声时,汉语成人表现出困难。简要总结,现有研究在行为和神经生理层面为句末音节声调类型影响汉语母语者识别与加工陈述和疑问语调提供了证据。与之相对,现有研究发现语调变化并不会影响汉语母语者识别句末音节的声调(Liu et al.,2016b;Yuan,2011)。据此,我们推测,对汉语母语者而言,音高变化用于解释词汇声调的优先级高于解释句子语调(Braun & Johnson,2011),进而影响了语调和音高模式的直接映射(Liang & van Heuven,2007;Yuan,2011)。

在语调习得方面,5岁左右典型发展儿童(typically developing children,简称TD儿童)已经能够表现出一定的陈述-疑问语调理解和产出能力,8岁左右就具备与成人类似的语调能力(Wells et al.,2004)。类似地,4—5岁汉语TD儿童的语调疑问句的产出数量增加(Li et al.,2016),且能够明确下降语调与陈述、上升语调与疑问之间的关联(Zhou et al.,2012)。因此,可以明确5岁以上的TD儿童应该已经具备一定的陈述-疑问语调识别能力。至于HFA儿童,现有研究结果首先明确了该群体在辨别和识别附着于语音刺激的音高变化方面不存在困难（Heaton et al.，2008；Järvinen-Pasley & Heaton，2007；Järvinen-Pasley et al.，2008a）。在语调产出方面，Peppé等（2007）汇报了一组 6—14 岁的 HFA 儿童在语调产出方面表现出了困难。同时，虽然该组儿童整体上与年龄较小的言语智商匹配的 TD 儿童在语调理解任务中有类似表现，但有部分 HFA 儿童会将所有的疑问判断为陈述。Su 等（2014）发现 4—8 岁的汉语 HFA 儿童表现出了一定的利用语调线索区分"什么"的疑问和陈述用法的能力，但在依靠下降的语调线索理解"什么"的陈述用法方面仍存在一定的困难。然而，该研究并非直接探究汉语 HFA 儿童的语调识别能力。对汉语 HFA 儿童语调识别能力进行直接探究的研究则发现，一组 6—16 岁的汉语 HFA 儿童在辨别和识别由双音节词负载的语调上的表现均显著差于年龄和非言语智商匹配的 TD 儿童（Jiang et al.，2015）。然而，该研究未能进一步分析汉语 HFA 儿童在不同双音节词的声调类型下的陈述-疑问语调识别表现。因此，出于以下原因，尚不能明确 HFA 儿童，尤其是汉语 HFA 儿童的语调识别能力：①被试年龄跨度过大，可能年龄较小的 HFA 儿童在实验中表现较差，从而影响 HFA 儿童组的整体表现；②针对汉语 HFA 儿童开展的研究考察目标不同，未能获得一致结论；③对汉语 HFA 儿童语调识别能力进行直接考察的研究未能考虑到声调的潜在影响。

考虑到语调在口语交际过程中的重要作用、声调对汉语母语者语调识别和加工的影响及前人针对 HFA 儿童语调识别能力探究的不足，本研究将探究 5—7 岁的汉语 HFA 儿童在不同句末音节声调类型下识别语调的表现和加工语调的情况。具体而言，将通过与同龄且智商匹配的 TD 儿童的对比，探究 5—7 岁的汉语 HFA 儿童在不同句末音节声调类型条件下识别陈述-疑问语调类型是否存在困难。同时，本研究将采用 ERP 技术探究两组儿童加工不同句末音节声调类型下的陈述-疑问语调的脑电反应，以明确汉语 HFA 儿童是否以与 TD 儿童相异的模式加工本研究中的语音刺激。

二、研究方法

（一）被试

实验设置两组被试：TD 儿童组和 HFA 儿童组。其中，TD 儿童组通过网络在南京招募获得。共有 29 名年龄在 4 岁 10 个月至 7 岁 9 个月的 TD 儿童参与了此次实验。他们的视力或矫正视力、听力正常，右利手，学校和家庭内主要使用普通话交流。在参与实验前，以知情同意书形式告知家长实验的所有项目及施测方式并由家长签字确认。HFA 儿童则在青岛某 ASD 儿童干预治疗机构中进行招募。首先，通过咨询机构老师，初步筛选出具有较好的语言理解和表达能力及对教师指令有一定执行力的 ASD 儿童；其次，采用韦氏儿童智力量表中国修订版（WISC-CR）和韦氏学龄前儿童智力量表（WPPIS）测试初步筛选出的 ASD 儿童的智商，并邀请智商在 80 分以上的 ASD 儿童参与本次实验。共有 34 名年龄在 5 岁 2 个月至 7 岁 8 个月的 HFA 儿童参与了本次实验。他们的韦氏言语智商、操作智商和总智商均高于 80 分。参与实验的 HFA 儿童均为右利手，学校和家庭内主要使用普通话交流。HFA 儿童的家长在教师招募阶段即得知实验项目及内容。正式实验在获得家长和机构老师的许可后进行。

最终进入数据分析的儿童共 30 人，TD 儿童和 HFA 儿童各 15 人。其中，因 ERP 伪迹过大而筛除 11 名 TD 儿童和 9 名 HFA 儿童，又因需要匹配两组被试的生理年龄、总智商、言语智商和操作智商而筛除 TD 儿童 3 名、HFA 儿童 10 名。进入数据分析的 TD 儿童年龄跨度为 4 岁 11 个月至 7 岁 9 个月，HFA 儿童的年龄跨度为 5 岁 2 个月至 7 岁 8 个月。两组儿童匹配了生理年龄、总智商、言语智商和操作智商，具体信息见表 1-1。

表 1-1 HFA 儿童和 TD 儿童的匹配情况

匹配指标	HFA 儿童（N=15）	TD 儿童（N=15）	t（28）	p
生理年龄/月	72.67（7.96）	77.07（10.23）	−1.32	0.20
言语智商/分	111.00（8.86）	116.53（10.10）	−1.60	0.12
操作智商/分	115.67（11.57）	117.93（11.01）	−0.55	0.59
总智商/分	114.60（10.30）	118.80（9.67）	−1.15	0.26

注：表中数据为均值（M），括号内为标准差（SD），下同。

（二）材料

为排除真音节带来的不同程度的语义激活的影响，本研究将三音节长的中性语义句"他说 X"中的句末音节 X 设置为可以被拼读的 CVV 假音节承载声调。本研究采用了 2（被试组别：TD 儿童和 HFA 儿童）×2（声调类型：二声和四声）×2（语调类型：陈述和疑问）的实验设计。其中，声调和语调类型为被试内因素，共形成四类目标刺激。填充刺激的句末音节为 CV 或 CVV，声调类型为一声。实验材料示例见表 1-2。

表 1-2　实验材料示例

刺激类型	例句
句末音节为二声+陈述语调（ST2）	他说 bia2。
句末音节为二声+疑问语调（QT2）	他说 bia2？
句末音节为四声+陈述语调（ST4）	他说 bia4。
句末音节为四声+疑问语调（QT4）	他说 bia4？
句末音节为一声+陈述语调（ST1）	他说 be1。
句末音节为一声+疑问语调（QT1）	他说 be1？

普通话标准的女性发音人一次性录制所有语音材料。录制过程要求发音人无特殊情绪。所有语音材料均为单声道，量化位数为 16 位，采样频率为 22.1kHz。使用 Audition 软件将目标刺激语音的句末音节前的语音时长调整至 600ms。经过时长规整后的语音材料由不参与正式实验的 16 名成人对目标刺激句的语调类型进行了 7 点评定（1 为非常陈述，4 为不确定，7 为非常疑问）。正式实验选取的材料中陈述语调评分均低于 3 分，疑问语调均高于 5 分。经过测评后筛选得到的正式材料，每种刺激条件下均为 48 条，共 288 条语音刺激。

（三）程序

本研究要求被试对听到的每一个语音刺激的语调进行陈述-疑问的迫选判断。由于儿童可能不理解"陈述"和"疑问"的概念，因而将问题设置为"你听听这是说了一件事情还是问了一个问题？"。实验分为练习实验和正式实验两部分。在练习实验开始前，主试向被试口头讲解实验任务，并以举例的形式确保被试理解任务。练习实验中包括 12 条句子，其中目标句为 8 条，填充句为 4 条。练习实验中的材料不在正式实验中出现。被试完成练习实验之后进行正式实验。

本实验使用 E-Prime 3.0 呈现刺激并记录被试的按键反应。所有实验材料以完全随机次序呈现。刺激通过扬声器以 65 dB 大小播放。在正式实验开始前，要求被试坐端正，眼睛注视电脑中央，尽量保持不动。实验流程详见图 1-1。正式实验时间持续 30—40 min，大约每 5 min 被试可以休息一次，并获得小奖励，以维持其完成任务的积极性。

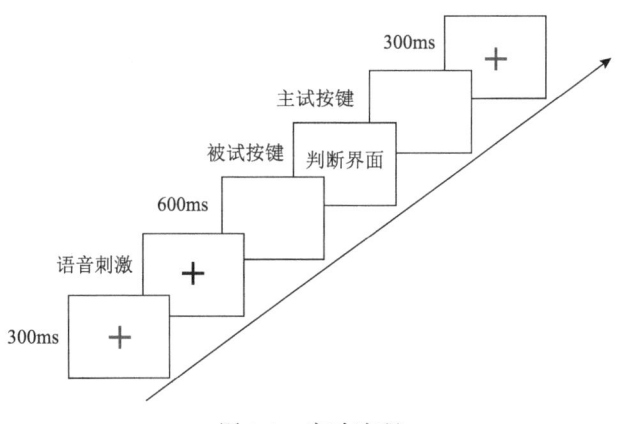

图 1-1 实验流程

（四）EEG 数据采集

本研究使用了德国 Brain Products 公司生产的脑电记录系统和 32 导电极帽记录被试加工语音刺激产生的脑电图（EEG）数据。脑电记录仪为 Brain Products 公司生产的 SynAmps2 型放大器。电极布局为国际 10-20 系统，采集数据的电极点分布具体如下：前额位置的电极点 FP1、FP2，额区电极点 F7、F3、Fz、F4、F8，颞区电极点包括 T7、T8，中央区电极点包括 C3、Cz、C4，颞顶区电极点包括 TP9、TP10，顶区电极点包括 P7、P3、Pz、P4、P8，枕区电极点包括 O1、O2。接地电极为 GND，以 Cz 点为参考电极连续记录脑电。采样频率为 500Hz/导，电极与头皮接触的电阻控制在 5kΩ 以内。

三、结果

（一）语调识别表现

TD 儿童和 HFA 儿童在四种目标刺激类型条件下选择陈述-疑问的总个数如表 1-3 所示。

表 1-3 被试四种刺激类型条件下选择陈述-疑问的总个数

组别	ST2 陈述	ST2 疑问	ST4 陈述	ST4 疑问	QT2 疑问	QT2 陈述	QT4 疑问	QT4 陈述
TD 儿童	497	223	493	227	404	316	438	282
HFA 儿童	364	356	424	296	390	330	344	376

对语调识别表现进行 2（被试组别：TD 儿童和 HFA 儿童）×2（语调类型：陈述和疑问）×2（声调类型：二声和四声）的二元逻辑斯谛回归分析，结果表明：被试组别对识别表现的影响显著，$B = -2.66$，$SE = 0.55$，Wald $\chi^2 = 23.69$，$p < 0.001$，$OR = 0.07$，OR 的 95%置信区间为[0.02, 0.21]，TD 儿童的语调识别表现好于 HFA 儿童。语调类型对识别表现的影响显著，$B = -0.78$，$SE = 0.25$，Wald $\chi^2 = 9.91$，$p = 0.002$，$OR = 0.46$，OR 的 95%置信区间为[0.28, 0.75]，陈述语调识别表现好于疑问语调。声调类型对识别表现的影响不显著，$B = -0.12$，$SE = 0.13$，Wald $\chi^2 = 0.96$，$p = 0.33$，$OR = 0.88$，OR 的 95%置信区间为[0.69, 1.13]。

语调类型和声调类型的交互效应对识别表现的影响不显著，$B = 0.11$，$SE = 0.08$，Wald $\chi^2 = 1.99$，$p = 0.16$，$OR = 1.117$，OR 的 95%置信区间为[0.96, 1.30]。被试组别和语调类型的交互效应对识别表现的影响显著，$B = 1.51$，$SE = 0.34$，Wald $\chi^2 = 19.65$，$p < 0.001$，$OR = 4.546$，OR 的 95%置信区间为[2.33, 8.88]，进一步分析发现 TD 儿童对陈述语调的识别表现好于疑问语调，$B = -0.45$，$SE = 0.09$，Wald $\chi^2 = 32.69$，$p < 0.001$，$OR = 0.64$，OR 的 95%置信区间为[0.55, 0.75]；HFA 儿童对陈述语调的识别表现好于疑问语调，$B = -0.15$，$SE = 0.08$，Wald $\chi^2 = 4.06$，$p = 0.04$，$OR = 0.86$，OR 的 95%置信区间为[0.74, 1.00]。被试组别和声调类型的交互效应对识别表现的影响显著，$B = 0.59$，$SE = 0.173$，Wald $\chi^2 = 11.58$，$p = 0.001$，$OR = 1.80$，OR 的 95%置信区间为[1.28, 2.53]。进一步分析发现 TD 儿童在二声和四声条件下的语调识别表现没有显著差异，$B = 0.09$，$SE = 0.08$，Wald $\chi^2 = 1.35$，$p = 0.25$，$OR = 1.09$，OR 的 95%置信区间为[0.94, 1.27]；HFA 儿童在二声和四声条件下的语调识别表现也没有显著差异，$B = 0.04$，$SE = 0.08$，Wald $\chi^2 = 0.27$，$p = 0.60$，$OR = 1.04$，OR 的 95%置信区间为[0.90, 1.20]。

被试组别、声调类型和语调类型的交互效应对识别表现的影响显著，$B = -0.41$，$SE = 0.11$，Wald $\chi^2 = 14.13$，$p < 0.001$，$OR = 0.67$，OR 的 95%置信区间为[0.54, 0.82]。TD 儿童在 ST2 和 ST4 条件下的识别表现无显著差异，$B = -0.03$，$SE = 0.14$，Wald $\chi^2 = 0.05$，$p = 0.82$，$OR = 0.97$，OR 的 95%置信区间为[0.78, 1.22]；在 QT2 和 QT4 条件下的识别表现差异边缘显著，$B = 0.20$，$SE = 0.11$，Wald $\chi^2 = 3.30$，$p = 0.07$，$OR = 1.22$，OR 的 95%置信区间为[0.99, 1.50]。HFA 儿童在 ST4 条件下的识别表现显著好于在 ST2 条件下的识别表现，$B = 0.337$，$SE = 0.11$，Wald $\chi^2 = 10.07$，$p = 0.002$，$OR = 1.40$，OR 的 95%置信区间为[1.14, 1.73]；在 QT2 条件下的语调识别表现显著好于 QT4 条件下，$B = -0.256$，$SE = 0.11$，Wald $\chi^2 = 5.87$，$p = 0.02$，$OR = 0.77$，OR 的 95%置信区间为[0.63, 0.95]。

将两组儿童的语调识别表现与随机水平进行比较。卡方检验结果表明,在 ST2 条件下,TD 儿童语调识别表现与随机水平差异显著,$\chi^2(1) = 54.10$,$p < 0.001$,Cohen's $d = 0.57$;HFA 儿童语调识别表现与随机水平差异不显著,$\chi^2(1) = 0.04$,$p = 0.83$。在 ST4 条件下,TD 儿童语调识别表现与随机水平差异显著,$\chi^2(1) = 50.87$,$p < 0.001$,Cohen's $d = 0.55$;HFA 儿童语调识别表现与随机水平差异显著,$\chi^2(1) = 11.67$,$p = 0.001$,Cohen's $d = 0.26$。在 QT2 条件下,TD 儿童语调识别表现与随机水平差异显著,$\chi^2(1) = 5.40$,$p = 0.02$,Cohen's $d = 0.17$;HFA 儿童语调识别表现与随机水平差异不显著,$\chi^2(1) = 2.50$,$p = 0.11$。在 QT4 条件下,TD 儿童语调识别表现与随机水平差异显著,$\chi^2(1) = 17.01$,$p < 0.001$,Cohen's $d = 0.31$;HFA 儿童语调识别表现与随机水平差异不显著,$\chi^2(1) = 0.71$,$p = 0.40$。

(二)语调加工表现

1. ERPs 数据处理

本研究使用 Brain Vision Analyzer 2.1 软件对儿童加工 ST2、QT2、ST4、QT4 的脑电反应进行离线处理。离线参考设置为双侧乳突(TP9、TP10)均值,滤波频带宽度为 1—20 Hz。自动校正眼电,振幅大于±100 μV 的脑电事件视为伪迹自动剔除。分析时程为目标刺激句起始的前 200 ms 到 1400 ms。以 -200—0 ms 为基线进行校正。随后对四种刺激条件下诱发的脑电信号分别进行叠加。两组儿童在四种目标刺激条件下的平均叠加试次数目均在 30 个以上。由于本研究关注不同句末音节声调类型条件下两组儿童对语调的加工表现,且在实验材料处理阶段已经将句末音节出现前时长进行了相应的调整,因而本研究将时间窗确定为句末音节开始的 600 ms 至句末 1400 ms。以 50 ms 为间隔提取 TD 儿童和 HFA 儿童在句子呈现后的 600—1400 ms 时间窗内在 9 个电极点(F3/C3/P3/F4/C4/P4/Fz/Cz/Pz)上的平均波幅。随后,对 9 个电极点上的 16 个 50 ms 时间窗内的平均波幅进行了 2(语调:陈述和疑问)×2(声调:二声和四声)的重复测量方差分析,并进一步分析了在连续两个及以上 50 ms 存在效应的时间窗。具体而言,对在连续两个及以上 50 ms 时间窗内存在效应的时间窗在中线、左侧和右侧电极点上的平均波幅进行了 2(语调:陈述和疑问)×2(声调:二声和四声)的重复测量方差分析。

2. TD 儿童和 HFA 儿童的语调加工表现

依据 50 ms 时间窗分析结果,本研究发现 TD 儿童在句末音节出现后的

150—250 ms 和 550—650 ms 的时间窗内可能存在效应。进一步分析表明，在 150—250 ms 的时间窗内，在右侧电极点上声调主效应显著；在 550—650 ms 的时间窗内，在中线电极点和左侧电极点上语调主效应显著，详见表 1-4 和图 1-2。该结果表明，在加工早期阶段，TD 儿童对声调差异较为敏感，而在加工后期阶段，TD 儿童则主要对语调差异进行加工。

表 1-4　TD 儿童在连续两个 50 ms 时间窗内存在效应的平均波幅分析结果

时间窗	统计量	左侧 I	左侧 T	左侧 I×T	中线 I	中线 T	中线 I×T	右侧 I	右侧 T	右侧 I×T
150—250 ms	$F(1,28)$	3.34	1.40	0.06	3.72	3.72	<0.01	1.65	5.86	<0.01
	p	0.09	0.26	0.82	0.07	0.07	0.98	0.22	0.03	0.99
	偏 η^2	0.19	0.09	<0.01	0.21	0.21	<0.01	0.11	0.30	<0.01
550—650 ms	$F(1,28)$	10.02	1.00	1.24	5.68	3.12	0.15	4.15	4.08	0.28
	p	0.01	0.34	0.28	0.03	0.10	0.71	0.06	0.06	0.61
	偏 η^2	0.42	0.07	0.08	0.29	0.18	0.01	0.23	0.23	0.02

注：表内显示时间窗及分析阐述时间窗以句末音节出现的 600ms 为零点。I（intonation）代表语调主效应，T（tone）代表声调主效应，I×T 代表语调和声调的交互效应。下同。

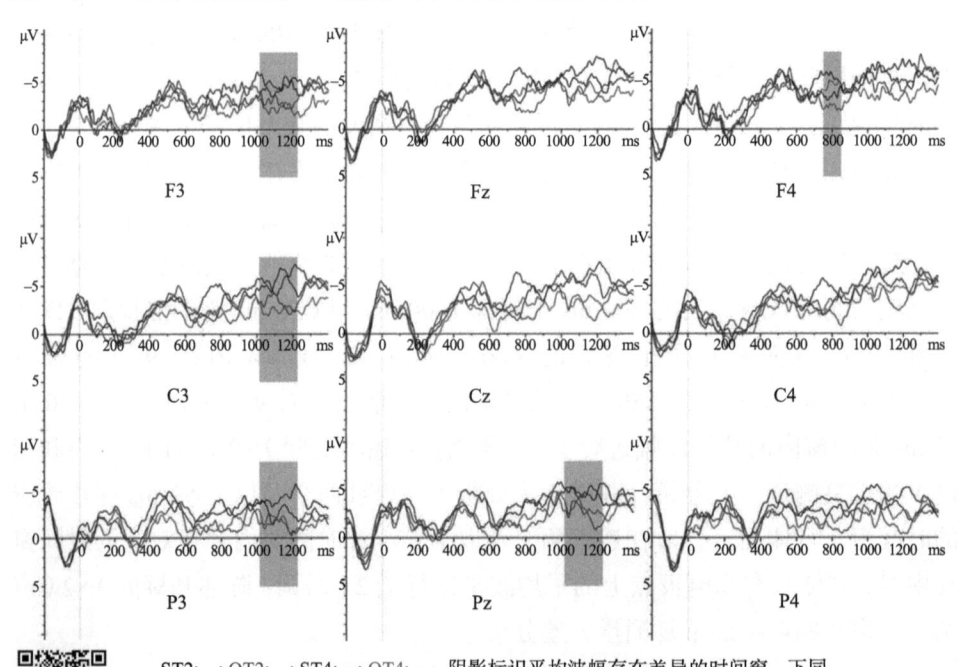

ST2：—；QT2：—；ST4：—；QT4：—；阴影标识平均波幅存在差异的时间窗。下同

图 1-2　TD 儿童脑电波形图

彩图 1-2

依据 50ms 时间窗分析结果，HFA 儿童在句末音节出现后的 50—250 ms、400—600 ms 和 600—800 ms 的时间窗内可能存在效应。

进一步分析表明，在 600—800 ms 的时间窗内，HFA 儿童在中线电极点、左侧电极点和右侧电极点上的声调主效应显著；同时，在中线电极点上存在语调和声调的交互效应。简单效应分析结果表明，句末音节为二声时，ST2 和 QT2 的平均波幅差异不显著，$p = 0.32$；句末音节为四声时，ST4 和 QT4 的平均波幅差异不显著，$p = 0.11$。当语调为陈述时，ST2 和 ST4 的平均波幅差异显著，$p < 0.01$；当语调为疑问时，QT2 和 QT4 的平均波幅差异不显著，$p = 0.86$。详见表 1-5 和图 1-3。该结果表明在加工后期阶段，句末音节声调类型相同时，HFA 儿童未能对语调差异进行有效的加工；当语调类型同为陈述时，HFA 儿童对声调差异进行了加工。该模式表明，HFA 儿童主要对声调差异进行加工。

表 1-5　HFA 儿童在连续两个及以上 50 ms 时间窗内存在效应的平均波幅分析结果

时间窗	统计量	左侧 I	左侧 T	左侧 I×T	中线 I	中线 T	中线 I×T	右侧 I	右侧 T	右侧 I×T
50—250 ms	$F(1,28)$	2.54	0.33	1.43	1.11	1.33	0.99	1.41	1.20	2.43
	p	0.13	0.57	0.25	0.31	0.27	0.34	0.26	0.29	0.14
	偏 η^2	0.15	0.02	0.09	0.07	0.09	0.07	0.09	0.08	0.15
400—600 ms	$F(1,28)$	2.20	1.84	3.19	1.99	1.60	4.25	0.89	1.77	1.09
	p	0.16	0.20	0.10	0.18	0.23	0.06	0.36	0.21	0.32
	偏 η^2	0.14	0.12	0.19	0.12	0.10	0.23	0.06	0.11	0.07
600—800 ms	$F(1,28)$	0.38	13.86	2.61	0.21	7.11	6.06	0.14	6.78	2.13
	p	0.55	<0.01	0.13	0.66	0.02	0.03	0.72	0.02	0.17
	偏 η^2	0.03	0.50	0.16	0.01	0.34	0.30	0.01	0.33	0.13

为进一步比较两组儿童的加工表现差异，对两组儿童存在效应的时间窗分别进行了 2（被试组别：TD 儿童和 HFA 儿童）×2（语调：陈述和疑问）×2（声调：二声和四声）的重复测量方差分析，详见表 1-6。结果表明，在 HFA 儿童存在效应的 600—800 ms 时间窗内，在左侧电极点上，被试和声调的交互效应显著。具体来看，对 TD 儿童而言，当句末音节为二声时和句末音节为四声时的平均波幅差异不显著，$p = 0.75$；对 HFA 儿童而言，当句末音节为二声时和句末音节为四声时的平均波幅差异显著，$p = 0.01$。中线电极点上，声调和被试的交互效应显著。具体来看，对 TD 儿童而言，句末音节为二声时和句末音节

为四声时的平均波幅差异不显著，$p = 0.85$；对 HFA 儿童而言，句末音节为二声时和句末音节为四声时的平均波幅差异显著，$p = 0.01$。以上分析结果进一步说明了，在该时间窗内，只有 HFA 儿童仍关注声调变化。

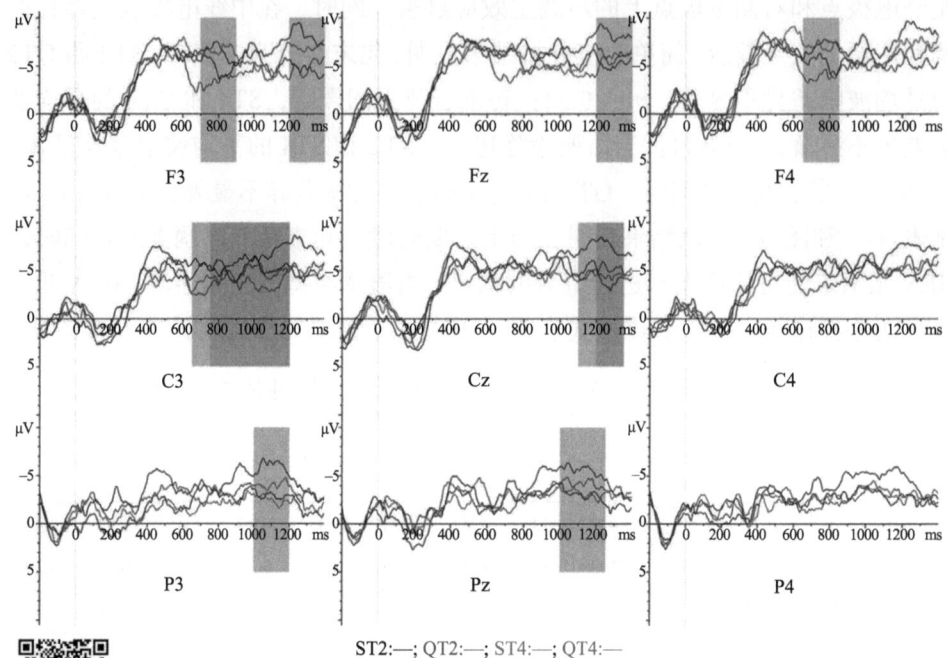

图 1-3 HFA 儿童脑电波形图

彩图 1-3

表 1-6 TD 儿童和 HFA 儿童存在效应时间窗的进一步分析结果

时间窗	统计量	左侧				中线				右侧			
		P	I×P	T×P	I×T×P	P	I×P	T×P	I×T×P	P	I×P	T×P	I×T×P
150—250 ms	$F(1, 28)$	—	—	—	—	—	—	—	—	1.21	0.16	1.60	0.91
	p	—	—	—	—	—	—	—	—	0.28	0.69	0.22	0.35
	偏 η^2	—	—	—	—	—	—	—	—	0.41	0.01	0.05	0.03
550—650 ms	$F(1, 28)$	3.38	1.62	1.36	0.09	1.31	1.01	0.16	1.08	—	—	—	—
	p	0.08	0.21	0.25	0.77	0.26	0.33	0.70	0.31	—	—	—	—
	偏 η^2	0.11	0.06	0.05	<0.01	0.05	0.04	<0.01	0.04	—	—	—	—
600—800 ms	$F(1, 28)$	1.28	0.57	7.79	0.01	0.36	0.50	5.11	0.24	0.45	0.25	2.61	0.03
	p	0.27	0.46	0.01	0.94	0.56	0.48	0.03	0.63	0.51	0.62	0.12	0.87
	偏 η^2	0.04	0.02	0.22	<0.01	0.01	0.02	0.15	0.01	0.02	0.01	0.09	<0.01

四、讨论

（一）5—7 岁汉语 HFA 儿童的不同句末音节声调类型条件下的语调识别困难

通过与同龄且智商匹配的 TD 儿童相比，本研究发现，5—7 岁的汉语 HFA 儿童在语调识别方面存在一定的困难。具体而言，虽然两组儿童均表现出了陈述语调识别好于疑问语调识别，但 HFA 儿童语调识别整体表现显著差于 TD 儿童。句末音节声调类型没有影响 TD 儿童识别陈述语调，他们在 ST2 和 ST4 条件下的语调识别表现无显著差异，且均与随机水平差异显著。这表明 5 岁以上的汉语 TD 儿童在不同句末音节声调类型条件下能够保持对陈述语调的识别。在疑问语调识别方面，句末音节声调类型则略有影响，TD 儿童在 QT2 和 QT4 条件下的语调识别表现差异边缘显著。具体来看，虽然 TD 儿童在 QT2 和 QT4 条件下的语调识别表现也与随机水平差异显著，但 TD 儿童在 QT2 条件下的语调识别表现略差于 QT4 条件下。同时，考虑到 TD 儿童识别疑问语调的表现差于陈述语调，该研究结果表明参与本研究的 TD 儿童与成人识别表现类似，即尽管在不同句末音节声调类型条件下能够识别一定的疑问语调，但在 QT2 条件下识别疑问语调有一定的困难。整合 TD 儿童的识别表现，本研究认为 5—7 岁的汉语 TD 儿童已经能够表现出与成人类似的不同句末音节声调类型条件下的陈述-疑问语调识别模式。

在 HFA 儿童方面，本研究发现句末音节声调类型影响 HFA 儿童的陈述语调识别，他们在 ST2 条件下的语调识别表现显著差于 ST4 条件下，且 ST2 条件下的语调识别表现与随机水平差异不显著，而 ST4 条件下的语调识别表现与随机水平差异显著。虽然 HFA 儿童在 QT2 和 QT4 条件下的语调识别表现与随机水平差异不显著，但句末音节声调类型影响了 HFA 儿童对疑问语调的识别表现，他们在 QT4 条件下的语调识别表现显著差于 QT2 条件下。尽管 HFA 儿童表现出了与典型发展人群类似的相对较好的陈述语调识别表现，但 HFA 儿童组的整体语调识别表现显著差于同龄且智商匹配的 TD 儿童组。同时，除 ST4 条件，HFA 儿童在 ST2、QT2 和 QT4 条件下的语调识别表现均与随机水平无显著差异。考虑到典型发展人群在 QT2 条件下同样会遇到疑问语调的识别困难，HFA 儿童在 ST2 条件下表现出的识别陈述语调的困难和在 QT4 条件下表现出的识别疑问语调的困难，即在声调的音高变化和语调的音高变化不一致时表现出的语调识别困难，更可能是他们在语调习得过程中遇到的主要困难之一。

（二）5—7岁汉语HFA儿童不同句末音节声调类型条件下的非典型语调加工表现

类似地，通过与TD儿童的对比，本研究发现5—7岁的汉语HFA儿童表现出了非典型的语调加工模式。具体而言，TD儿童在加工早期阶段（150—250 ms）表现出了对声调差异的关注，而在加工后期阶段（550—650 ms）表现出了对语调差异的关注。HFA儿童则在加工后期阶段（600—800 ms）表现出了对声调差异的关注，具体表现为ST2和ST4条件下的平均波幅差异显著。对两组儿童语调加工表现的进一步分析则发现在600—800 ms的时间窗内，仅有HFA儿童仍表现出对声调的关注。由此推测，当要求儿童注意语音刺激的语调类型时，HFA儿童表现出了与TD儿童不同的加工模式。结合HFA儿童语调识别上的表现，本研究推测，5—7岁汉语HFA儿童表现出的在句末音节声调类型和语调类型不一致时的语调识别困难，可能是由于在语音刺激加工过程中更为关注声调变化，而这可能是源于该人群对局部或低层级特征的加工偏好。

对局部或低层级特征的加工偏好是ASD人群被广为描述的特点之一。与TD儿童相比，ASD儿童能够更为成功地探测到包含在较大图形中的目标刺激（Shah & Frith, 1983），更少地依据整体信息对刺激图形进行分类（Koldewyn et al., 2013），且在整体目标和局部目标不一致时，表现出了非典型的局部对整体的干扰和局部优势（Wang et al., 2007）。在加工听觉刺激时，ASD人群也同样表现出对局部信息或对低层次信息的偏好。当要求儿童加工附着于言语刺激的音高信息时，TD儿童的表现差于HFA儿童（Järvinen-Pasley & Heaton, 2007；Järvinen-Pasley et al., 2008a），但TD儿童能够有效提取言语刺激所包含的语义信息，而HFA儿童则表现出一定的困难（Järvinen-Pasley et al., 2008a）。据此，前人研究推测（Järvinen-Pasley & Heaton, 2007；Järvinen-Pasley et al., 2008a），在加工包含多种信息的听觉刺激时，如音高信息和语义信息同现时，TD儿童将更关注高层级的语义信息，而HFA儿童则表现出对低层级的音高信息的关注。这表明，在加工语音信息的过程中，尽管HFA儿童能够表现出对言语刺激所负载的无意义音高变化的敏感性，但由于对局部信息或对低层次信息的关注，该人群无法有效加工整体信息或更高层次的信息。

（三）汉语 HFA 儿童语调识别中来自声调的额外挑战

音高变化在汉语这种声调语言中同时承载了词汇声调和句子语调两种功能，其中声调在词汇层面区别词义，而语调则能够在句子层面区别陈述和疑问。Chao（1980）将语调和声调的关系比作"小波纹搭乘在大波浪上"，并指出句子层面的语调变化不会更改词层面的声调，且不会影响汉语母语者识别声调（Liu et al., 2016b；Yuan, 2011）。据此，本研究中语音刺激所包含的声调和语调关系，可能类似于局部信息和整体信息的关系，其中由假音节负载的声调属于局部信息或低层级信息，而由中性语义句负载的语调属于整体信息或高层级信息。听话人在加工口语句子的过程中，需要明确位于句末音节处的音高变化，是来源于声调还是语调。当声调的音高轮廓同语调音高轮廓一致下降时，即 ST4，无论音高的变化来源于声调还是语调，语调类型均为陈述。因此，无论是汉语成人、TD 儿童，还是 HFA 儿童，在 ST4 条件下，都能够将句子的语调识别为陈述。当声调的音高轮廓同语调的音高轮廓一致上升时，即 QT2，就需要明确音高的上升是来源于声调还是语调。汉语成人、TD 儿童和 HFA 儿童在 QT2 条件下的语调识别表现均较差，表明在该条件下汉语母语者倾向于将音高变化首先赋予声调（Liang & van Heuven, 2007），而将句子语调识别为默认的陈述，且在加工过程中表现为在句末音节为二声时，无法区别陈述和疑问语调。当声调的音高轮廓与语调的音高轮廓不一致时，即 ST2 和 QT4，听话人则需要明确属于语调的音高变化轮廓是哪一个。在这两种条件下，汉语成人和 TD 儿童都表现为能够识别语调类型，这表明不一致时，典型发展人群能够保持对声调的识别（Liu et al., 2016b；Yuan, 2011），未表现出语调识别困难，且 TD 儿童在加工后期表现出了对语调差异的敏感，即汉语 TD 人群能够明确属于语调的音高轮廓是哪一个。然而，在 ST2 和 QT4 条件下，5—7 岁的汉语 HFA 儿童表现出了识别语调类型的困难，且在加工本研究的语音刺激过程中表现出了对声调变化的敏感。本研究认为该模式表明，在该不一致条件下，HFA 儿童将认知资源更多地分配给了音节所承载的声调变化，且无法明确属于语调的音高轮廓是哪一个。据此，本研究推测汉语 HFA 儿童在本研究中所表现出的语调识别困难，可能是由于他们对语音刺激中的局部信息更为关注，从而干扰了他们对整体信息进行有效加工。该推论在某种程度上暗示了声调语言母语的 HFA 人群在语调方面表现出的损伤，可能并不完全来源于该人群对语调的语用功能的理解困难，可能有部分源于非典型的听觉信息加工机制。这与 Chan 和 To

（2016）通过分析粤语 HFA 成人在故事叙述任务中的韵律产出音高模式和与语调功能类似的句末粒子的使用情况，而得出的 HFA 人群的韵律损伤可能和听觉信息加工更相关（Yu et al., 2015）的推论相一致。

五、结论

通过与同龄且智商匹配的 TD 儿童的对比，本研究发现，5—7 岁的汉语 HFA 儿童在不同句末音节声调类型下识别陈述-疑问语调存在困难，突出体现为句末音节声调和语调音高变化不一致时，语调识别表现较差。结合 HFA 儿童表现出的非典型语调加工模式，即在加工过程中对声调信息更为关注，本研究推测由于 HFA 人群对听觉信息的局部加工偏好，因而对声调差异更为敏感，而未对语调差异进行有效加工。

第二节　汉语高功能孤独症儿童的焦点理解

第一节主要讨论了声调对5—7岁汉语HFA儿童识别和加工陈述-疑问语调的影响。除了标识语调类型，韵律信息还能够起到标记焦点的作用，对比重音即为一种重要的焦点标记。除此之外，听话者也能通过词汇、句法和语境等其他线索理解焦点，捕捉话语的关键信息。因此，本节将系统考察汉语 HFA 儿童对句子默认焦点以及韵律、词汇和语境等焦点标记的理解能力。

一、引言

焦点是话语的核心内容，是说话者期待听话者重点关注的信息。说话者可以通过韵律、词汇、句法和语境等方式标记焦点，强调和凸显焦点信息。焦点理解是一种获取语言隐含意义的语用能力，它能够使听话者及时捕捉到说话者意欲强调的重要信息，对理解说话者的意图以及沟通的顺利进行起着至关重要的作用。

孤独症谱系障碍的核心问题在于社会沟通缺陷（American Psychiatric Association, 2013），语言上表现为语用能力损伤（Landry & Loveland, 1989），

难以理解说话人使用重音凸显焦点信息的语用目的是孤独症人群语用障碍的表现之一（Peppé et al., 2006a）。然而，除了对比重音以外，鲜有研究考察孤独症儿童对其他焦点标记的理解能力。鉴于此，本研究将系统考察汉语 HFA 儿童对句子默认焦点的理解能力以及他们对韵律、词汇和语境等焦点标记的理解能力。由于焦点理解和语言沟通之间存在关联，更清晰地认识孤独症个体的焦点理解能力，有助于更深入地理解孤独症个体的语言沟通障碍。另外，本研究以汉语儿童为被试，鉴于汉语和英语等印欧语系语言在焦点标记方面的差异（详见下文），研究结果将为孤独症个体的焦点理解研究提供来自汉语的证据。

（一）焦点的语言表现形式

尽管焦点的存在似乎是语言的共同属性，但不同语言的焦点表现形式既有相同之处也有不同之处。所有语言都在不同程度上依赖词序编码焦点信息。沟通时，句子的信息结构会被组织成焦点和背景，并根据交际场景调整焦点和背景的分布顺序。一般来讲，已知的背景常作为句子的起点，而需要强调和凸显的焦点则被放置在句末。在汉语和英语中，语调自然的主-动-宾（subject-verb-object，SVO）句的句末成分接受自然重音成为焦点，这种焦点通常被称为无标记焦点（Chen, 1996; LaPolla, 2009），如例[1]句末的"小狗"是句子的焦点。

[1]小明喜欢小狗。

当说话者要表达的焦点不在句末或有意强调句中的某个成分时，说话者会采用一些方式标记焦点。对比重音、焦点标记词、特殊的句法结构和问答语境是标记焦点的常用方式。

对比重音是标记焦点的一种重要方式。与句尾的自然重音不同，对比重音在听感上更突出，在位置上不固定，可以出现在句子的不同位置（包括句末），如例[2]通过重读主语将 SVO 句位于句末的无标记焦点转移到了主语。

[2][小明]$_A$喜欢小狗。

许多语言（如英语、荷兰语、德语和汉语）使用对比重音标记焦点（Féry & Kügler, 2008; Ladd, 2008）。汉语是一种声调语言，其对比重音所依赖的声学线索与英语不同：英语通常使用音高变化来标记焦点，汉语则更依赖时长和音强变化来标记焦点（Chen & Gussenhoven，2008；Ouyang & Kaiser，2015）。从标记焦点的效果来看，英语的对比重音与焦点之间有着更可靠的联系，是英语标记焦点的重要方式；而在汉语中，焦点常与对比重音分离，对比重音仅是焦点标记的补偿手段，词序对焦点的标记作用大于对比重音（Xu，2004）。

焦点标记词是另一种常用的焦点标记。英语常使用 only 标记焦点，"是"是现代汉语中最典型的焦点标记词，如例[3]。"是"本身没有任何意义，也不负载重音，其作用是将其后的主语标记为焦点。单独使用"是"不能标记宾语，因而，例[4]是不合法的。如果用"是"标记宾语，需要和"的"一起使用，对句子结构做出改变，如例[5]。"是……的"和"……的是……"是汉语常用的焦点标记组合。

　　[3]**是**小明喜欢小狗。
　　*[4]小明喜欢**是**小狗。
　　[5]小明喜欢**的是**小狗。

句法手段也是许多语言标记焦点的方式。在英语中，被动句、分裂句（cleft sentences）和伪分裂句（pseudo-cleft sentences）可标记焦点信息，如"it-cleft"分裂句中系动词后的成分被标记为焦点。汉语是否存在分裂句目前还存在分歧。有学者将汉语"是……的"等同于英语的分裂句（Shyu，2008），而大部分研究者将"是……的"看作焦点标记词的变式（方梅，1995；吕叔湘和朱德熙，1952；袁毓林，2003）。

疑问句的疑问点标记了答句的焦点。疑问点是说话人关注的中心。由于疑问句中的疑问点位置不固定，答句的主语、谓语、宾语、修饰语等成分都可成为焦点。例[6]的主语疑问句和例[7]的宾语疑问句将同一答句"小明喜欢小狗"的焦点分别标记为主语和宾语。

　　[6]问：谁喜欢小狗？
　　　答：小明喜欢小狗（不是小红或小王）。
　　[7]问：小明喜欢什么？
　　　答：小明喜欢小狗（不是小猫或兔子）。

焦点位置隐含着一个对比备选项（alternative）的集合，例[6]和例[7]括号内的名词是焦点的备选项，与焦点形成对比。

（二）孤独症儿童和 TD 儿童的焦点理解

儿童需要习得焦点标记的语言形式来识别和理解焦点。随着焦点理解能力的发展，儿童能够更加准确地理解话语的含义和说话者的沟通意图。因此，焦点理解能力是儿童语用能力发展的重要观测指标。为了更全面地揭示孤独症儿童语用障碍的表现，孤独症儿童的焦点理解得到了很多研究的关注。

现有研究集中考察了孤独症儿童对韵律焦点标记的理解，选取的被试多为英语等非声调语言为母语的孤独症儿童，多使用儿童韵律系统分析成分（PEPS-C）（Peppé & McCann，2003）或与测试相近的焦点理解任务。在 focus input task 中，儿童会先听到一个句子，句中的一个名词被重读（如"I want the [blue]$_A$ and black socks."），而后看到两张图片（如蓝色的袜子和黑色的袜子），最后，儿童被要求选择说话者忘记买的袜子是什么颜色的。虽然现有研究使用的实验任务相同或相似，但尚未得到一致的结论。有研究发现与语言能力匹配的 TD 儿童相比，生理年龄 6—13 岁的孤独症儿童理解句子韵律焦点的能力存在损伤（Peppé et al.，2007）。另有研究发现 6—9 岁 HFA 儿童和非语言能力匹配的 TD 儿童在韵律焦点理解任务上无显著差异，但两组被试的韵律焦点理解得分均未达到能力水平（competence level），而是接近能力水平（Filipe et al.，2016，2018）；年龄稍大的、14—21 岁孤独症青少年感知重音和理解韵律焦点的表现与同龄人存在差距，而与认知和语言能力匹配的 TD 儿童有着相似的表现（Paul et al.，2005；Segal et al.，2017）。

不同于得到大量关注的韵律焦点理解，仅有少量研究考察了孤独症人群对分裂句等其他焦点标记形式的理解。Svindt 和 Surányi（2021）发现孤独症儿童对主语被分裂结构标记为焦点的句子理解表现与 TD 儿童没有显著差异。Ge 等（2022）考察了粤语孤独症儿童对韵律焦点标记和"是"焦点标记词的理解，发现 5—8 岁孤独症儿童难以理解韵律标记的焦点，但能够利用句首的焦点标记词"是"理解焦点。

TD 儿童的焦点理解研究涵盖了对无标记焦点和各类标记焦点的理解。早期研究发现小学一年级英语儿童便可以使用词序来理解句末默认焦点，也能够区分分裂句中的焦点信息和非焦点信息，但能否利用对比重音线索识别焦点仍存在争议（Cutler & Swinney，1987；Hornby，1971；MacWhinney & Price，1980）。因此，韵律焦点的理解成为 TD 儿童焦点理解研究的主要关注点。然而，由于使用的任务不同，现有的 TD 儿童韵律焦点理解研究仍未获得一致的研究结果。

使用 PEPS-C 中 Focus input task 以及类似任务的研究发现，TD 儿童并不容易掌握韵律焦点标记，到 8—11 岁时，TD 儿童理解韵律焦点的正确率仍低于 75%，未能达到能力水平（Peppé & McCann，2003；Wells et al.，2004；Śmiecińska，2017）。使用带有 only、also 等焦点标记词的句子考察韵律焦点理解的研究发现，8 岁以前，TD 儿童难以利用韵律线索识别带有焦点标记词的句子的焦点，但其理解韵律焦点的眼动轨迹模式与成人一致（Hüttner et al.，2004；Höhle et al.，2016；Zhou et al.，2012）。Szendrői 等（2018）认为上述研究所采用的测试任务限制了儿童韵律焦点理解的表现。例如，PEPS-C 的测试任务要求被试识别句子的韵律焦点并回答问题"售货员没有给孩子什么"。该测试需要根据焦点推断说话人的言外之意，所涉及的理解过程包含比较复杂的推理过程，对儿童而言可能存在一定困难；使用带有焦点标记词的句子考察韵律焦点理解则掺杂了儿童对焦点标记词的理解，不是单纯地考察韵律焦点的理解。因此，Szendrői 等（2018）使用了 SVO 句的句图修正任务考察儿童的韵律焦点理解能力。首先，呈现三幅图片"刺猬和水瓶""小鸟和锤子""老虎和铁铲"，再呈现一个 SVO 句，如"小鸟有水瓶，是吗？"，重音在句子的主语或宾语位置。儿童需要判断句子与图片是否一致，如果不一致则进行修正。根据图片内容，被试既可以纠正句子的主语（如"刺猬有水瓶"），也可以纠正宾语（如"小鸟有锤子"）。结果发现 3 岁英语儿童便倾向于修正重音所在的句子成分，说明他们已经能够利用韵律线索将重音所在位置识别为焦点。研究还发现儿童的韵律焦点识别表现存在跨语言差异，英语儿童比法语儿童更加依赖韵律线索理解焦点。

汉语儿童的韵律焦点理解研究也存在着冲突的结果。Chen 等（2019）使用与 Szendrői 等（2018）相同的实验任务，也观察到了韵律焦点理解的跨语言差异性，发现汉语儿童更依赖词序理解焦点，当重音在主语时，3 岁和 5 岁的汉语儿童仍更倾向于纠正宾语成分，即便是汉语成人，纠正主语的试次仅占 38%，与 Szendrői 等（2018）发现的英语成人的 70% 相差甚远。然而，Chen（1998）则发现 5—13 岁汉语 TD 儿童难以利用词序识别句末默认焦点，当主语有强调重音时，TD 儿童被试倾向于把主语理解为焦点信息。

除了韵律焦点的理解外，TD 儿童利用焦点标记词和问答语境线索理解焦点的能力也得到了关注。Crain 等（1994）发现 3—6 岁英语儿童对 only 标记的焦点的理解与成人不同，主要表现在儿童混淆动词短语（VP）焦点（动词前 only）和主语焦点（主语前 only）。来自汉语儿童的研究也得到了相同的结果，当焦点标记词"只有"和"是"标记主语焦点时，4—6 岁汉语儿童倾向于将动词短语识别为焦点，而成人则将主语名词短语（NP）识别为焦点（Zhou & Crain, 2010；Yang, 2002）；而随着年龄增长，5—13 岁汉语儿童可以利用"是"线索区分焦点信息和非焦点信息，其使用焦点标记词比使用韵律重音更有效（Chen, 1998）。TD 儿童利用语境线索理解焦点的研究非常少，据笔者所知，仅有一项研究考察了 5 岁、8 岁和 12 岁儿童对问答语境和对比重音标记的焦点的理解。研究发现 8 岁儿童可以通过韵律线索识别焦点，但不能仅通过问答语境的上下文线索来推断信息焦点，12 岁儿童则可以利用问答语境理解句子的焦点信息（Pannekamp et al., 2011）。

综上所述，现有的孤独症儿童和 TD 儿童的焦点理解研究存在以下问题：第一，与 TD 儿童的焦点理解研究相比，孤独症儿童的焦点理解研究尚不全面，孤独症儿童的无标记焦点理解和问答语境线索标记的焦点理解鲜有研究关注。第二，即便是得到较多关注的孤独症儿童韵律焦点理解研究，也尚未得到一致的研究结论，使用的实验任务较为单一，远不如 TD 儿童的相关研究所使用的实验任务多样。第三，虽然现有的 TD 儿童韵律焦点理解研究的数量较多，但未得到一致的研究结论，问答语境线索标记的焦点理解的研究较少，研究结果尚需进一步检验。另外，鉴于焦点实现方式的语言特异性，孤独症儿童和 TD 儿童的焦点理解研究也需要来自非英语人群的数据支持。

（三）研究问题

本研究以生理年龄、总智商、言语智商、操作智商和言语工作记忆广度匹配等五项测试作为匹配要求，选取 6—8 岁汉语 HFA 儿童和 TD 儿童作为被试，考察他们对无标记焦点的理解以及他们利用对比重音、焦点标记词"是"和问答语境线索理解焦点的表现。之所以选择 6—8 岁儿童，是因为前人研究发现，进入小学后儿童的焦点理解能力开始快速发展，在此之前，儿童利用某些线索理解焦点的能力尚未开始发展（Cutler & Swinney, 1987；Wells et al., 2004）。本研究要解决的问题有三个：①通过考察 HFA 儿童对简单 SVO 句句末的无标记焦点的理解，揭示 HFA 儿童是否掌握了"越靠近句末，信息内容往往越重要"的句子信息结构知识。②以无标记焦点的理解结果为基线，考察 HFA 儿童能否利用对比重音、焦点标记词和问答语境等线索，将关注点从句末默认焦点位置转向句子的标记焦点成分。③在上述两个问题的探究中，通过与 TD 儿童焦点理解表现的比较，分析提炼 HFA 儿童的焦点理解模式是否与 TD 儿童存在差异。

本研究采用与 Szendrői 等（2018）和 Chen 等（2019）相同的实验任务——

图片-句子修正任务。在实验时，儿童会看到一组图片，同时会听到简单的 SVO 句，句子的主语或宾语被不同线索标记为焦点。被试需要判断句子是否与图片相符，如果句图不符，则被试需要纠正句子。实验假设为，如果被试根据不同线索将主语识别为焦点，便会更多地纠正主语；如果被试将宾语识别为焦点，则会更多地纠正宾语。该实验任务涉及的图片和句子均比较简单，对被试的认知能力要求低，且主试在实验过程中能够监控被试的注意状态，及时处理被试的不合作和注意力分散问题。

二、研究方法

（一）被试

HFA 儿童和 TD 儿童各 21 名。HFA 儿童就读于青岛市某康教中心，年龄范围为 69—107 个月。HFA 儿童均已接受医学诊断并具有医院的诊断证明，均符合美国《精神障碍诊断与统计手册（第 5 版）》的诊断标准。TD 儿童均选自南京市某普通幼儿园和小学，年龄范围为 76—107 个月。各组被试均有 1 名女生和 20 名男生。儿童家长填写了儿童孤独症行为量表（Autism Behavior Checklist，简称 ABC 量表）（Krug et al., 1980）。在测量环节之前，获得了所有儿童父母的知情同意。

采用韦氏儿童智力量表中国修订版（龚耀先和蔡太生，1994）测量了儿童的言语智商、操作智商和总智商。根据高功能孤独症的智商应不低于 80 分或 85 分的标准（South et al., 2005），本研究选取的 HFA 儿童的三项智商均高于 80 分。两组儿童的生理年龄和各项智商均不存在显著差异。另外，考虑到实验任务涉及言语工作记忆，采用韦氏智力量表的补充任务——数字正背和倒背任务，匹配了两组被试的言语工作记忆。被试信息见表 1-7。

表 1-7 HFA 儿童和 TD 儿童的匹配情况

匹配指标	HFA 儿童	TD 儿童	t（40）	p
生理年龄/月	85.26（10.79）	86.65（9.64）	−0.44	0.665
言语智商/分	104.09（8.89）	103.67（6.26）	0.18	0.858
操作智商/分	101.20（9.82）	99.67（6.48）	0.59	0.557
总智商/分	102.71（8.19）	102.10（5.91）	0.28	0.780
言语工作记忆广度/分	19.43（3.38）	16.24（1.55）	3.93	0.010
ABC 量表/分	30.24（21.68）	0.95（2.22）	6.16	< 0.001

（二）材料

1. SVO 语序中的无标记焦点

实验材料包含视觉刺激和听觉刺激。视觉刺激为彩色图片（图 1-4），每张图片均展示了一对不同的动物和物体的组合，这些动物和物体都是儿童熟悉的。在每对动物-物体中，动物总是位于图片的右侧，而物体则位于图片的左侧。听觉刺激为提前录制的句子，句子以自然的语调说出，是对动物-物体组合的描述，动物总是 SVO 句的主语，物体总是 SVO 句的宾语，且主语和宾语都是双音节词。

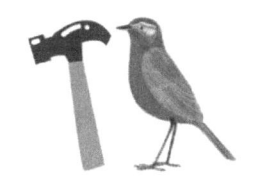

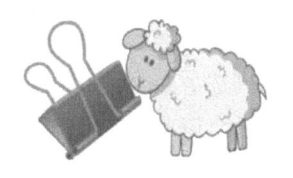

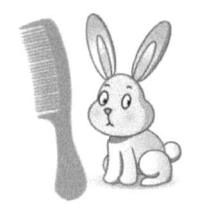

图 1-4　视觉刺激示例

测试句包括 4 个目标句、8 个填充句。目标句的主语和宾语均来自图片的动物-物体组合中，但描述的组合关系是错误的，如例[8]。被试意识到句子与图片不符后，只能纠正主语或宾语，他们的纠正结果揭示了对句子焦点的分配规则。

[8]小鸟有梳子，是吗？①

8 个填充句由两类句子组成：一是 4 个正确描述动物-物体组合的 SVO 句子，句中对应的动物-物体组合也总是出现在图片两侧；二是 4 个所有动物或物体属性描述句，描述的是图片中所有动物或物体共有的属性，被试需要检查所有的动物或物体，以便做出准确的判断，分别有 2 个正确陈述句和 2 个错误陈述句，如例[9]。

[9]所有动物都有四只脚，是吗？

---

① 为了便于理解，下文的例句均与图 1-4 对应，但实际的实验材料中，每个测试句对应的图片均不相同。

12 个测试句对应 12 张图片。为了防止被试记住动物和物体的组合而影响任务完成，每只动物和每件物品只出现在目标句中一次。而在填充句中，相同的动物或物体会出现两次，但不会出现相同的动物-物体组合。12 个句子和对应的图片以随机顺序呈现。要求被试判断听到的句子是不是图片的真实描述。如果不是，则要求他们使用 SVO 结构的句子来进行纠正。

2. 对比重音标记的焦点

这一部分的实验材料在无标记焦点材料的基础上编制。视觉刺激中的动物和物体全部更换，编制规则与无标记焦点的实验材料相同。听觉材料在对比重音分配上发生了变化。

重读主语条件的测试句有 4 个目标句和 8 个填充句。在目标句中，被试所听到的句子都是对图片的错误描述，如例[10]。在主语重读的条件下，主语获得焦点标记，被试会更关注主语的正确与否而纠正主语（动物）；填充句同样有 4 个正确描述动物-物体组合的 SVO 句子（主语被重读）和 4 个描述所有动物或物体属性的句子。

[10][小鸟]$_A$ 有梳子，是吗？

重读宾语条件的测试句有 12 个，与重读主语条件的设计一致，只是对比重音的位置更换为宾语，宾语获得焦点标记，被试会更关注宾语的正确与否而纠正宾语（物体）。

为确保对比重音明显，由 15 名成人对包含焦点重音的实验句子进行听辨，重音不明显的音频重新录制。

3. "是"标记的焦点

视觉刺激中的动物和物体全部更换，编制规则与以上两个测试一致。听觉材料的句式变化为包含焦点标记词的"是……"句。12 个测试句，其中，4 个目标句使用"是"标记的句子对图片进行错误的描述，如例[11]。

[11]是小鸟有梳子，是吗？

填充句为 4 个带有"是"标记的、对图片真实描述的句子和 4 个描述所有动物或物体属性的句子。

4. 问答语境标记的焦点

视觉刺激中的动物和物体全部更换，编制要求同上。听觉刺激由问答对组成，包括语境标记主语焦点和语境标记宾语焦点两种条件，每种条件分别包括 4 个目标测试和 8 个填充材料。在目标测试中，听觉刺激由一组问答句构成，"谁……"问句和"……什么"问句为焦点提供了语境，指示回答中焦点的位置，回答句都是对图片的错误描述。在语境指向主语的条件下，如例[12]，主语获得焦点标记，被试会纠正主语（动物）；相反，在语境指向宾语的条件下，如例[13]，宾语获得焦点标记，被试会纠正宾语（物体）。

[12]问：谁有梳子？
  答：小鸟有梳子。
[13]问：小鸟有什么？
  答：小鸟有梳子。

填充材料中，其中 4 个填充材料为语境问答，答句均与图片内容相符；4 个填充材料为描述所有动物或物体属性的句子。

（三）程序

实验在一个安静的房间进行。每个被试都坐在一台笔记本电脑前，电脑上呈现视觉刺激和听觉刺激。主试坐在屏幕后面，只有被试才能看到图片。实验开始前，主试向被试介绍实验要求和程序。首先介绍图片中动物和物体的所属关系，告知被试需要判断听到的句子是不是对每幅图片的准确描述，如果不是，被试则被要求纠正对图片描述不准确的句子。实验前进行两个练习，确保被试理解实验要求。实验前会告知被试，如果实验中出现不认识的动物或物体，可以向主试提问，主试会告知被试物体和动物的名称。

正式实验包含四个分测验，均为句子-图片验证任务，分别考察儿童利用默认焦点位置线索加工无标记焦点，以及利用对比重音线索、焦点标记词线索和问答语境线索加工标记焦点的能力。采用拉丁方设计以平衡 4 个分测验的施测顺序。在各个分测验内部，测试项目随机呈现。休息安排在分测验之间，完成所有项目需 40—50 min。

（四）反应编码和数据分析

被试回答均被录音。实验后，对录音中儿童纠正主语或宾语的行为分别进行编码。对于同时纠正了宾语和主语的情况，被试的反应被编码为无效，从统计分析中排除。有效回答的编码方式举例如下。

（1）被试在纠正时大多会给出完整的SVO句子。例如，在无标记焦点加工中，当被试听到"小鸟有梳子"后，被试回答：

"不是，小鸟有锤子"，则编码为"纠正宾语"；

"不是，兔子有梳子"，则编码为"纠正主语"。

（2）儿童偶尔也会给出省略的回答。例如，只回答动物或只回答物体。省略的回答在年龄较小的儿童中更常出现。在本研究中，省略回答被认为是有效的，因为被试的省略回答清楚地显示了哪个名词短语被纠正了。当被试听到"小鸟有梳子"后，省略回答：

"锤子"，则编码为"纠正宾语"；

"兔子"，则编码为"纠正主语"。

在四种焦点标记条件下，分别统计所有被试在目标句测试中纠正主语或宾语的次数。先分析无标记焦点加工的结果，将 TD 儿童编码为 0，HFA 儿童编码为 1，将纠正宾语和纠正主语编码为 0、1 的虚拟变量，采用二元逻辑斯谛回归分析被试组别对纠正结果的影响。再分别将三种有标记的焦点加工结果与无标记焦点加工结果进行比较，考察 HFA 儿童利用各类焦点标记进行焦点加工的能力。另外，当儿童纠正主语或宾语的比例接近随机水平时，将纠正结果与随机水平进行统计检验。

三、结果

HFA 儿童和 TD 儿童在填充实验中的平均正确率均大于 95%，没有被试的数据被剔除。

（一）无标记焦点理解的结果

两组儿童在无标记 SVO 句中的纠正结果见图 1-5。二元逻辑斯谛回归结果显示，被试组别对纠正结果的影响显著，$B = 1.49$，$SE = 0.35$，$Wald \chi^2 = 18.70$，$p < 0.001$，$OR = 4.439$，OR 的 95%置信区间为[2.26, 8.72]，TD 儿童比 HFA 儿童更多地纠正了宾语。

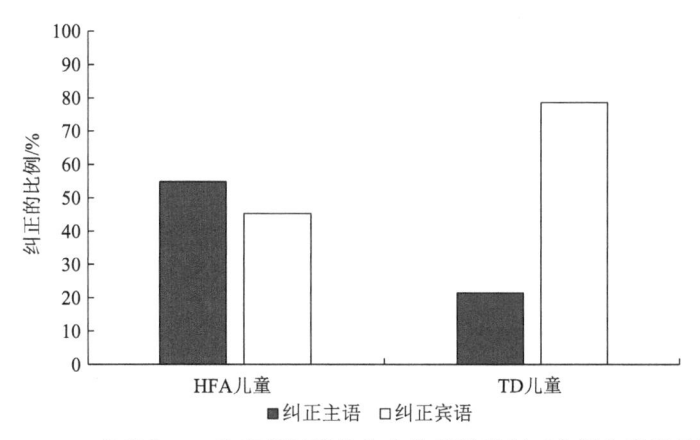

图 1-5　HFA 儿童和 TD 儿童利用默认焦点位置线索纠正主语和宾语的比例

（二）对比重音标记的焦点理解结果

与无标记 SVO 句相比，HFA 儿童在重读主语和重读宾语条件下纠正主语的比例有所上升（图 1-6），但是 HFA 儿童在重读主语和重读宾语条件下纠正主语和宾语的比例仍与随机水平无显著差异，p 值分别为 0.163 和 0.216。

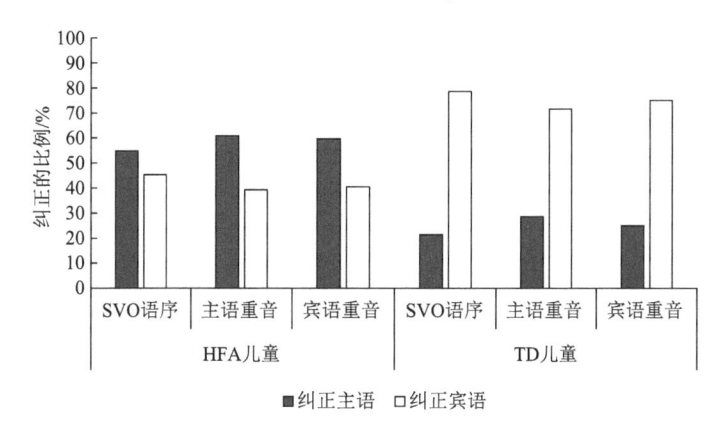

图 1-6　HFA 儿童和 TD 儿童利用对比重音线索纠正主语和宾语的比例

将无标记 SVO 句、重读主语和重读宾语条件下的纠正结果纳入回归模型，以无标记 SVO 句为参照水平，采用二元逻辑斯谛回归分析被试组别和重音标记类型（无重读、重读主语和重读宾语）对纠正结果的影响。统计结果显示，被试组别对纠正结果的影响显著，$B = 1.43$，$SE = 0.19$，Wald $\chi^2 = 54.93$，$p < 0.001$，$OR = 4.20$，OR 的 95%置信区间为[2.87, 6.14]，无论重音在主语位置还是宾语位置，HFA 儿童都与 TD 儿童表现出不一样的纠正结果，TD 儿童比 HFA 儿童

更多纠正宾语，HFA 儿童比 TD 儿童更多纠正主语。重音标记类型对纠正结果的影响不显著，Wald $\chi^2 = 1.14$，$p = 0.566$。两个自变量的交互效应对纠正结果的影响不显著，Wald $\chi^2 = 0.11$，$p = 0.946$。

（三）"是"标记的焦点理解结果

两组儿童在"是"标记句中的纠正结果见图 1-7。HFA 儿童在"是"标记条件下的纠正结果与随机水平存在显著差异，$B = 0.64$，SE $= 0.32$，Wald $\chi^2 = 4.09$，$p = 0.043$，OR $= 1.897$，OR 的 95%置信区间为[1.02, 3.53]，HFA 儿童在"是"标记条件下更多地纠正了主语。

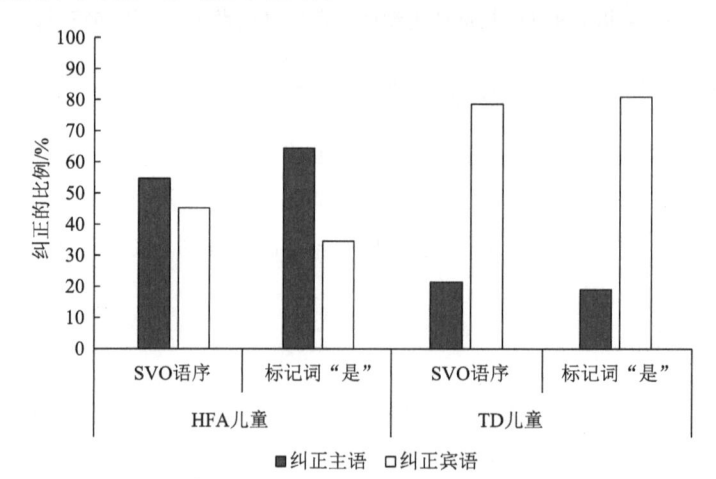

图 1-7 HFA 儿童和 TD 儿童在有/无焦点标记词条件下纠正主语和宾语的比例

将无标记 SVO 语序和"是"标记词编码为 0、1 的虚拟变量，通过二元逻辑斯谛回归分析被试组别和焦点标记词类型（无标记和"是"标记词）对焦点理解的影响。结果显示，被试组别对纠正结果的影响显著，$B = 1.78$，SE $= 0.25$，Wald $\chi^2 = 51.46$，$p < 0.001$，OR $= 5.491$，OR 的 95%置信区间为[3.65，9.67]，与 TD 儿童相比，HFA 儿童更倾向于纠正主语。焦点标记词类型对纠正结果的影响不显著，$B = -0.15$，SE $= 0.39$，Wald $\chi^2 = 0.15$，$p = 0.701$。两个自变量的交互效应对纠正结果的影响不显著，$B = 0.60$，SE $= 0.50$，Wald $\chi^2 = 1.43$，$p = 0.231$。

（四）问答语境标记的焦点理解结果

将 SVO 语序、主语语境和宾语语境条件下的纠正结果（图 1-8）纳入回归模型，以无标记 SVO 句为参照水平，使用二元逻辑斯谛回归分析被试组别和语境条件（无语境、主语语境和宾语语境）对焦点理解的影响。结果显示，被试组别对纠正结果的影响显著，$B = 0.99$，$SE = 0.18$，Wald $\chi^2 = 28.94$，$p < 0.001$，$OR = 2.686$，OR 的 95%置信区间为[1.87, 3.89]，TD 儿童比 HFA 儿童更多地纠正宾语。语境条件对纠正结果的影响显著，Wald $\chi^2 = 77.98$，$p < 0.001$，主语语境和 SVO 语序的比较差异显著，$B = 2.75$，$SE = 0.39$，Wald $\chi^2 = 50.99$，$p < 0.001$，$OR = 15.58$，OR 的 95%置信区间为[7.33, 33.12]，宾语语境和 SVO 语序的比较差异不显著，$B = -0.7$，$SE = 0.43$，Wald $\chi^2 = 2.68$，$p = 0.102$。两个自变量的交互效应对纠正结果的影响显著，Wald $\chi^2 = 10.82$，$p = 0.004$。

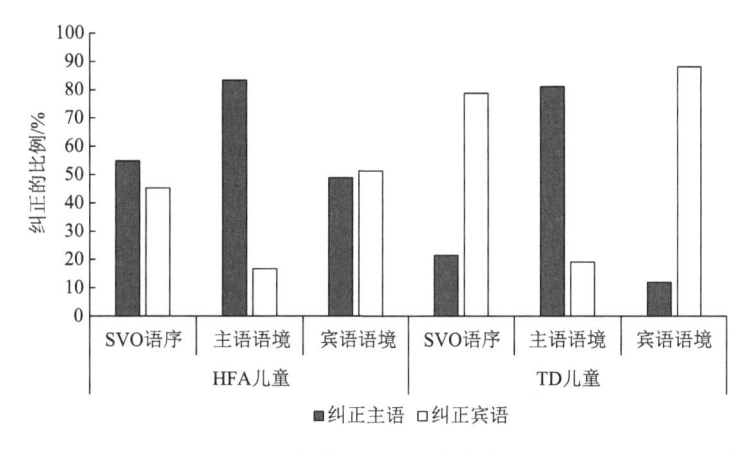

图 1-8　HFA 儿童和 TD 儿童利用问答语境线索纠正主语和宾语的比例

对两因素交互效应的进一步分析发现，在主语语境条件下，HFA 儿童和 TD 儿童的纠正结果不存在显著差异，$B = 0.16$，$SE = 0.40$，Wald $\chi^2 = 0.16$，$p = 0.687$。与无标记 SVO 句相比，HFA 儿童和 TD 儿童在主语语境条件下均更多纠正主语 HFA 儿童 SVO vs. 主语语境：$B = 1.42$，$SE = 0.37$，Wald $\chi^2 = 15.04$，$p < 0.001$，$OR = 4.130$，OR 的 95%置信区间为[2.02, 8.46]；TD 儿童 SVO vs. 主语语境：$B = 2.75$，$SE = 0.39$，Wald $\chi^2 = 50.99$，$p < 0.001$，$OR = 15.583$，OR 的 95%置信区间为[7.33, 33.12]。在宾语语境条件下，两组儿童的纠正结果存在显著差异，$B = 1.95$，$SE = 0.40$，Wald $\chi^2 = 23.69$，$p < 0.001$，$OR = 7.056$，OR 的 95%置信区间为[3.31, 15.50]，HFA 儿童表现为随机纠正，而 TD 儿童则倾向于纠正宾语。两组儿童在宾语语境下的表现均与他们在无标记 SVO 句中的表现无显著差异（HFA 儿童 SVO vs. 宾语语境：$B = -0.24$，$SE = 0.31$，Wald $\chi^2 = 0.60$，$p = 0.440$；TD 儿童 SVO vs. 宾语语境：$B = -0.70$，$SE = 0.43$，Wald $\chi^2 = 2.68$，$p = 0.102$）。

四、讨论

本研究考察了 6—8 岁汉语 HFA 儿童如何使用词序、韵律线索、焦点标记词和语境线索来理解简单 SVO 句的焦点。本研究采用句子-图片验证任务，句中纠正成分即被试所确定的焦点。结果发现，在无标记条件下，HFA 儿童比 TD 儿童更少纠正宾语，这与本研究的预测一致，表明 HFA 儿童对使用词序的无标记焦点的理解受损。本研究中，TD 儿童倾向于将 SVO 句的句末成分解释为最重要的信息，检验其是否正确，这与以往 TD 儿童对简单句焦点理解的研究结果一致（Chen et al., 2019; Szendrői et al., 2018）。

针对第二个研究问题，汉语 HFA 儿童在有标记条件下与无标记条件下的表现相同，仍然比 TD 儿童更多地纠正了主语，表明汉语 HFA 儿童并没有表现出与 TD 儿童相同的语言特异性模式。这与先前的研究结果不一致，前人研究表明粤语 HFA 儿童在 8 岁时已经获得了语言特异性的焦点标记策略（Ge et al., 2022）。本研究中 TD 儿童的结果与 Chen 等（2019）的发现一致，他们在主语重音条件下进行主语纠正的比例较小（28.57%），大于该研究中 3 岁和 5 岁儿童的比例，更接近成人的比例。这一发现为前人对汉语焦点的研究结果提供了进一步的实证证据：汉语在很大程度上依赖语序而非韵律线索，而英语则主要依赖韵律来确定焦点（Xu, 2004）。在汉语 TD 儿童中能够观察到这种语言异性的焦点标记模式，但在汉语 HFA 儿童中并没有观察到。我们该如何解释两组儿童之间的这种差异？研究表明，ASD 个体可能存在对对比重音的感知困难（Segal et al., 2017）。HFA 儿童在主语凸显条件下与 TD 儿童不同的表现是否可能源于他们对对比重音的感知困难？这似乎不太可能，因为在本研究中，HFA 儿童在对比重音感知任务上的表现与 TD 儿童相似。

此外，两组儿童在焦点标记词方面的纠正表现与无标记条件下相似，说明 HFA 儿童和 TD 儿童未能使用焦点标记词将 SVO 句的焦点从宾语转移到主语。本研究还发现，HFA 儿童在焦点标记词条件下的焦点理解与 TD 儿童不同。总体而言，在主语为焦点的 SVO 句中，TD 儿童依靠词序将宾语理解为焦点，表明 6—8 岁 TD 儿童对焦点标记词的理解能力仍在发展。本研究中 TD 儿童的表现与学龄前儿童类似（Zhou & Crain, 2010）：他们并不像成人那样将焦点助词"是"解释为主语焦点标记，而是将其解释为对整个句子的强调。然而，本书的研究结果与 Ge 等（2022）的研究结果相反，他们发现 ASD 儿童在使用焦点标记词"係"（hai6，数字表示声调）来解释焦点时与 TD 儿童一样好。那么该如何解释研究结果的差异？两个研究中被试的年龄相当，不同之处可能在于使用的任务和材料不同。Ge等（2022）使用问答对话作为测试材料。以"谁"开头的wh-问句和焦点标记词的回答被分为两个条件：匹配语境和不匹配语境。焦点标记词在匹配语境中位于回答句主语前，在不匹配语境中位于回答句宾语前。他们发现，儿童在匹配情境中的YES反应比例显著高于不匹配情境，并得出ASD儿童和非ASD儿童均使用焦点标记词来理解主语焦点的结论。但在普通话（见上文汉语普通话焦点实现部分）和粤语（Law，2004）中，焦点标记词"是"和"係"都不能单独出现在宾语之前。基于这一规律，Ge等（2022）研究中不匹配语境下的回答在句法上是不可接受的。因此，在不匹配语境中，YES反应比例显著较低，这可能表明他们正确地解释了带有焦点标记词的句子的句法结构，而不是信息结构。

问答语境标记的焦点理解则存在不对称性：HFA儿童在疑问句中使用"谁"给回答句主语分配焦点的能力上与TD儿童相当，但在疑问句中使用"什么"给回答句宾语分配焦点的能力上与TD儿童存在差异。这些结果与Su等（2022）的第四个预测不一致。Su等（2022）的研究表明，与主语wh-问句相比，ASD儿童习得宾语wh-问句的时间更早，理解程度更高。ASD儿童宾语wh-问句的优势似乎不太能解释他们在理解以语境线索为标记的焦点时的主语焦点偏好。为什么ASD儿童在理解语境标记焦点时表现出不对称性？对ASD个体焦点产生的研究表明，不管信息的重要性如何，句首往往更多地得到韵律线索的强调（Baltaxe & Guthrie，1987）。基于这些发现，并进一步分析材料中主语和宾语wh-问句的差异，我们假设HFA儿童对主语焦点的偏好可能是对句子起始位置的偏好，正如他们在焦点产出中的偏好一样。在本研究的材料中，"谁"在问答对话框中的位置比"什么"更加突出：疑问词"谁"作为焦点标记占据特殊疑问句和问答对话的起始位置，"什么"的焦点标记位于特殊疑问句的末尾和问答对话的中间。因此，由于焦点标记"谁"在对话中的显著位置，HFA儿童有可能使用焦点标记"谁"来理解焦点。

基于两组被试在所有6种条件下的比较，我们注意到HFA儿童存在两种非典型的焦点理解模式。第一，除主语提问条件外，汉语HFA儿童在所有条件下都显著比TD儿童更多地纠正了主语。即使在有主语重音的条件下或有焦点助词"是"时，TD儿童组也更多地纠正了宾语，这与汉语普通话信息结构一致。然而，即使当宾语被韵律线索或疑问词"什么"强调时，HFA儿童也没有表现出为宾语分配焦点的整体偏好。这一结果表明，HFA儿童未能习得信息结构知识,不能处理普通话中的信息结构标记手段,从而导致他们难以区分焦点信息和背景信息。第二,HFA 儿童对占据句子起始位置的语境线索表现出非典型优势。然而,为什么他们在焦点标记词标记的句首位置上没有表现出这种优势?这可能是因为他们尚未掌握焦点标记词的语用功能。

本研究存在一些局限性,并对未来研究产生了一些启示。首先,本研究只关注言语智商和非言语智商得分都在正常范围内的 ASD 儿童,因此,研究结果在多大程度上可以推广到整个 ASD 人群尚未可知。事实上,这些发现可能只适用于汉语 HFA 童。鉴于孤独症谱系内部的巨大异质性,为了获得更稳健的统计效力,未来的研究需要更大的样本量和更广泛的人口特征。其次,我们只考察了学龄初期儿童对焦点的理解,该年龄段儿童对焦点的解读能力发展迅速,但还需要很长一段时间才能完全习得。未来的研究需要从发展的角度来观察 ASD 儿童焦点理解的发展。最后,本研究仅纳入 HFA 儿童焦点理解的行为研究。考虑到对焦点的理解本质上是连续的,在未来的研究中,应将更多神经生理水平的连续数据作为因变量,以比较 ASD 人群和对照组对焦点的理解。此外,我们推断 HFA 儿童的焦点理解偏好句子的初始位置,其原因有待进一步检验。这些都是未来研究的可能方向。

五、结论

在利用词序、韵律线索、焦点标记词和语境线索实现的焦点理解上,汉语 HFA 儿童表现出与 TD 儿童不同的特点。这一结果表明,汉语 HFA 儿童在习得普通话信息结构知识和利用词序解读无标记焦点时可能存在更多困难。由于对无标记焦点的理解困难,汉语 HFA 儿童对焦点标记词的理解没有表现出与 TD 儿童类似的特点,也没有表现出与 TD 儿童类似的语言特异性的焦点理解模式,即 TD 儿童更依赖语序而非韵律线索。本研究结果还表明,HFA 儿童在利用语境线索解读焦点时,对句子起始位置的信息具有非典型偏好。

第三节 情绪强度影响下汉语高功能孤独症儿童的情绪韵律识别

第二节主要讨论了 6—8 岁汉语 HFA 儿童对无标记焦点以及对比重音、焦点标记词"是"和问答语境等标记的焦点的理解情况。除了标记焦点，韵律信息还能够起到标识情绪的作用。通常，听话人能够利用单独的韵律线索，明确说话人传递的情绪类型。有研究者考察了 ASD 儿童是否能够利用单独的韵律线索识别高兴、愤怒、悲伤和害怕等基本情绪。然而，另有学者提出情绪维度理论（Osgood et al., 1957; Russell & Mehrabian, 1977），认为各种基本情绪之间是彼此联系的。该理论引入了唤醒（arousal/activation）度、愉悦（valence/plessure）度和控制（power/control）度这三个与认知相关的维度来量化基本情绪的联系和差异。在孤独症儿童语言研究领域，尚未有研究采用情绪维度理论的视角探究该人群的情绪语调识别表现。此外，情绪强度这一重要影响因素的作用也尚未在孤独症人群情绪韵律识别中得到充分验证。因此，本节将基于情绪维度理论，探究汉语 HFA 儿童情绪韵律的识别表现，以及情绪强度对其情绪韵律识别的影响。

一、引言

传递情绪信息是社会交往的一个重要方面。口语交际作为人类最重要、最普遍的交际方式，语音承载的命题内容和韵律模式是说话人传递情绪线索的重要渠道。当言语内容并不包含情绪信息时，韵律就成为传递情绪信息最有力的方式（Morton & Trehub, 2001; Scherer, 2003; Navas et al., 2004）。那么孤独症儿童能否准确识别情绪韵律？该问题尚无定论。有结果发现 ASD 个体在利用韵律线索识别情绪时存在困难（Peppé et al., 2006b），但也有研究发现 ASD 个体情绪韵律识别与典型发展个体表现相当（Baker et al., 2010）。正如本章第一节所言，音高变化在汉语中起到了更为基础的区别词义的作用。汉语人群对音高变化的其他作用可能并不敏感。因此，非声调语言母语的 ASD 儿童的情绪韵律识别能力并不能类推到汉语人群上。汉语 HFA 儿童的情绪韵律识别表现如何仍需实证研究结果支持。

（一）情绪维度理论视角下的基本情绪韵律识别机制

要研究情绪韵律的识别机制，首先要根据某些标准对情绪做一个有效合理的分类，然后在不同类别的基础上研究人们识别情绪韵律的机制。目前，关于情绪的分类有两个主流观点，分别是基本情绪理论和情绪维度理论（Hamann,

2012)。基本情绪论认为人类的情绪可以划分为几种基本情绪以及由基本情绪变化、融合而成的复杂情绪和社会情绪（Izard，1977），例如，把"敌意"视为"愤怒-厌恶-轻蔑"等情绪的混合物，把"焦虑"视为"恐惧-内疚-痛苦-愤怒"等情绪的混合物（Izard，1977）。基本情绪的种类在不同的研究者之间存在争议。其中，Ekman（1999）提出的6种基本情绪在情绪识别研究领域得到了较为广泛的使用。这6种基本情绪分别为高兴、愤怒、悲伤、害怕、厌恶和惊奇。但是，也有研究者认为厌恶和惊奇属于复杂情绪（Jones et al.，2011）。

与基本情绪理论不同的是，情绪维度理论认为各种基本情绪之间是彼此联系的，并引入了三个具有认知含义的维度来量化基本情绪的联系和差异。这三个维度分别是唤醒度、愉悦度和控制度（Mehrabian & Russell，1974）。唤醒度指与情绪状态联系的机体能力的激活程度，愉悦度是表示情绪的积极或消极程度、喜欢或不喜欢程度，控制度指主体对情绪状态的主观控制程度，用以区分情绪状态是由主体主观发出还是受客观环境影响产生（Osgood et al.，1957；Russell & Mehrabian，1977）。例如，Laukka等（2005）根据对高兴、愤怒、悲伤和害怕等四种基本情绪类型所属维度等级的划分结果发现，高兴和愤怒在唤醒度和控制度上接近，二者的区别仅在愉悦度上；害怕与悲伤愉悦度和控制度相近，二者仅在唤醒度上略存在差异（具体维度值见表1-8）。Smith和Ellsworth（1985）在情绪三维度理论（Mehrabian & Russell，1974）的基础上，又提出了一个新的维度——强度，并将其视作与唤醒度、愉悦度和控制度不同的第四个维度。情绪的强度用来对同一种情绪进行定量分析，例如一个人可以有点生气或非常生气（a little angry or very angry）。目前，研究对情绪强度的关注还很少，对强度和其他三个维度之间的关系尚未有深入的认识（Laukka et al.，2005）。

表1-8 四种情绪在三种维度下的情绪特点

情绪	唤醒度	愉悦度	控制度
高兴	高	高	高
愤怒	高	低	高
悲伤	低	低	低
害怕	中	低	低

实证结果证实了四种情绪维度的存在，发现语音信号与情绪维度具有相关性，维度相同或相近的情绪具有相似的语音特征。例如，唤醒度高的情绪在声

学特征上表现为基频均值高、基频变化大，语速快、停顿短、音强增大（Laukka et al., 2005; Pereira, 2000）。愉悦度与共振峰、谐波噪声比（HNR）等音质特征显著相关（Johnstone, 1996）。有研究分别提取了与唤醒度相关的韵律特征和与愉悦度相关的音质特征，基于提取的语音特征的情绪识别结果验证了上述四种基本情绪类型所属维度等级的划分结果。研究发现，仅使用与唤醒度相关的韵律特征便能很好地区分悲伤和害怕（王治平等，2003）。但是，如果仅使用与唤醒度相关的语音特征进行判断，高兴和愤怒互相误判的比率较高，但是再加入与愉悦度相关的语音特征后，高兴和愤怒之间的误判率得到了显著的下降（Li et al., 2012）。与获得较多关注的唤醒度和愉悦度不同，很少有研究关注控制度和强度。Laukka等（2005）发现，具有高控制度的情绪可能以低音调为特征，而强度则与F0和高频能量等语音质量特征显著相关。另外，该研究还发现，高强度和高唤醒度的情绪在声学特征上表现出很高的相似度，但是两者之间亦存在着不容忽视的差异。例如，第一共振峰的高频率是高唤醒的重要预测因素，但不是高强度的预测因素；高基率是高强度的重要预测因素，但不是高唤醒的预测因素。鉴于情绪强度和其他维度之间可能存在的相互关系，针对情绪韵律的研究应该将强度的变化考虑在内，或者将其设置为控制变量，避免其对其他维度的影响。

（二）孤独症儿童的情绪韵律识别能力

很少有研究采用情绪维度理论来探讨孤独症儿童的情绪韵律识别能力。现有的孤独症情绪韵律识别研究均是基于基本情绪理论的。这些研究采用了以下两种方法来研究孤独症儿童的情绪韵律识别能力。第一种方法是测量情绪韵律识别的正确率。有的研究发现孤独症儿童在情绪韵律识别上存在损伤，比如高兴和悲伤等基本情绪（Peppé et al., 2006b; Peppé et al., 2007），到由愿望和信念引发的惊讶和厌恶等复杂情绪（Jones et al., 2011），再到骄傲和愧疚等复杂的社会情感（Chevallier et al., 2011）。而有的研究认为孤独症儿童在高兴、悲伤、害怕、愤怒等基本情绪韵律的识别上不存在损伤，研究结果发现孤独症儿童和典型发展儿童识别基本情绪韵律的正确率以及表现出的错误模式与典型发展儿童均没有差别（Baker et al., 2010; Brennand et al., 2011; Grossman et al., 2010; Jones et al., 2011）。另有研究发现阿斯伯格综合征（Asperger syndrome, AS）儿童情绪韵律识别不存在损伤，但HFA儿童情绪韵律识别存在缺陷（Mazefsky & Oswald, 2007）。上述研究结果的不一致可能是由被试匹配标准不同造成的,有研究发现年龄和智商(尤其是言语智商)对孤独症个体情绪韵律识别能力都有影响(Jones et al., 2011; Ozonoff et al., 1990; Peppé et al., 2007)。

第二种方法是分析非目标情绪的选择百分比来描述情绪韵律识别的错误模式。对孤独症情绪韵律识别的错误模式研究尚没有得出一致的结论,并且该类研究仅描述了孤独症个体容易混淆哪些情绪韵律,未能揭示错误模式差异的原因。根据Philip等(2010)的研究,孤独症青少年和典型发展组在情绪韵律识别的错误模式上没有发现差异。Brennand等(2011)发现,与典型发展组相比,患有ASD的中学生更倾向于将恐惧误认为愤怒,将悲伤误认为高兴。Jones等(2011)报告说,ASD青少年和典型发展青少年在基本情绪表征识别的错误模式上没有差异,但两组在"惊讶"情绪识别的错误模式上有差异:典型发展组更经常将惊讶与厌恶混淆,而ASD组更经常将惊讶与高兴混淆。

(三)情绪强度对孤独症儿童情绪韵律识别的影响

在孤独症研究领域,情绪强度对情绪韵律识别能力的影响已经引起了一些研究者的注意,但还没有得到充分的验证。Mazefsky和Oswald(2007)使用由不同强度的韵律线索组成的情绪感知测试,比较了HFA儿童和年龄相匹配的AS儿童对情绪韵律的识别表现。结果表明,HFA儿童在识别低强度情绪韵律时的得分明显低于AS儿童,但在识别高强度情绪韵律时,两组之间没有发现明显的差异。这表明强度可能是影响HFA儿童情绪韵律识别的主要因素。然而,Mazefsky和Oswald(2007)并没有研究HFA儿童在高强度和自然强度下情绪韵律的识别能力。因此,HFA儿童识别情绪韵律的能力是否会随着情绪强度的增加而提高仍不清楚。后来,Doi等(2013)选择患有AS的儿童作为他们的实验对象。他们的研究结果表明,与对照组相比,患有AS的儿童需要更高的强度阈值来解码情绪。然而,他们的研究并没有包括患有HFA的儿童。

(四)研究问题

前人研究已经充分探讨了孤独症儿童对各种类型的情绪韵律的识别能力。然而,情绪强度在这种识别中的作用问题还没有得到充分的解决。本研究将比较HFA儿童和TD儿童在情绪自然条件和情绪增强条件下对内容为中性的高兴、悲伤、愤怒和害怕四种基本情绪语音的识别能力,主要解决以下三个问题:①通过分析情绪自然条件下的结果,判断HFA儿童情绪韵律识别是否存在损伤；②通过分析情绪增强条件和情绪自然条件下的比较结果，来验证情绪强度是否会影响 HFA 儿童情绪韵律识别能力；③通过观察 HFA 儿童的错误模式，揭示其在情绪两个认知维度上的区分能力。如果 HFA 儿童容易混淆高兴和愤怒，说明其在与愉悦度相关的声学参数的识别上存在困难；如果 HFA 儿童容易混淆害怕和悲伤，说明其在与唤醒度相关的声学参数的识别上存在困难。同时，观察情绪强度的变化对 HFA 儿童情绪韵律识别错误模式的影响，以期深入揭示情绪强度对 HFA 儿童情绪韵律识别的认知机制的影响。

二、研究方法

（一）被试

本研究选取 HFA 儿童和 TD 儿童各 34 名。HFA 儿童选自青岛市某康教中心，年龄范围为 69—92 个月；TD 儿童选自南京市某普通小学，年龄范围为 72—93 个月。各组被试均有 6 名女生 28 名男生。另外，实验还随机招募了 30 名 19—22 岁、无视听障碍的大学生对材料进行评定，其中 20 名参加情绪韵律材料的评定，10 名参加情绪矢量图的评定。

本研究在设定被试的年龄范围时参考了前人研究。前人研究表明，4 岁儿童已经能够通过韵律线索区分说话人所表达的高兴和悲伤情绪，而 5—10 岁儿童在识别情绪韵律方面变得越来越准确（Friend & Bryant，2000；Morton & Trehub，2001）。为了尽量减少较大的年龄范围可能造成的个体差异，本研究将被试的年龄范围设定在 5—7 岁。

孤独症儿童在医院由临床神经科医生通过《精神障碍诊断与统计手册（第 4 版）》（*DSM-4*）（American Psychiatric Association，1994）诊断为孤独症。没有一个孩子被诊断为阿斯伯格综合征或待分类的广泛性发育障碍（PDD-NOS）。在进行了身体检查和病理检查后，临床神经科医生向父母询问了每个孩子的出生、身体和心理发展、疾病和精神障碍史以及其他相关问题，然后进一步向父母和护士询问了每个孩子的日常行为。最后，根据询问、学校的报告以及临床神经科医生与患者的互动，按照《精神障碍诊断与统计手册（第 5 版）》（American Psychiatric Association，2013）对每个孩子的行为进行评估。本研究小组根据中文版的孤独症谱系商数（AQ-Child；Auyeung et al.，2008）检验了诊断结果。

韦氏儿童智力量表中国修订版（龚耀先和蔡太生，1994）是由韦氏儿童智力量表（修订版）（WISC-R；Wechsler，1974）改编而成，用来测量被试的言语智商（VIQ）、非言语智商（NVIQ）和总智商（FIQ）。HFA儿童组的选取标准是个人的言语智商、非言语智商和总智商得分超过90分。两组之间在生理年龄、各智商方面没有明显差异。所有参与者都是右利手，没有表现出听力障碍或阅读障碍的症状。被试的详细情况见表1-9。

表1-9　情绪韵律识别任务的两组被试匹配情况

匹配指标	HFA 儿童（N=34）	TD 儿童（N=34）	t	p
生理年龄/月	78.82（6.74）	80.82（5.92）	−1.30	0.198
言语智商/分	104.59（12.70）	108.88（7.56）	−1.69	0.095
非言语智商/分	104.97（13.97）	105.76（9.10）	−0.28	0.782
总智商/分	105.68（12.92）	108.26（7.67）	−1.00	0.319

（二）材料

以10个言语内容为中性的句子为情绪目标句，所有情绪目标句语义上没有明显的情绪倾向，比如"这件事是他干的"。一名专业配音演员来完成实验材料的录制。每个中性语义句的录制，均为配音演员提供8个脚本，以生成8个分别表达自然强度和增强强度的高兴、愤怒、悲伤和害怕情绪的句子。最终，收集到80个句子的录音作为正式实验材料。此外，为练习准备了8个音频，练习材料涵盖了两种不同强度的四种情绪。

为每个情绪目标句设计出能自然表达和强烈表达的高兴、愤怒、悲伤、害怕四种情绪的会话脚本。每个目标情绪句子都有两个脚本，以帮助信息提供者先自发地再强烈地表现出目标情绪。例如，"这件事是他干的"是用来表达愤怒的，它有两个脚本：一个用于中等强度条件，一个用于高强度条件。说话者B说出的"这件事是他干的"句子表达了对被误认为是错误行为者的愤怒。有了这两个脚本，愤怒的例子在强度上的差异就清楚地表现出来了。在中等强度条件下，"这件事是他干的"的语词表达了说话者B对被误认为毁了别人的课本的愤怒，而在高强度条件下，"这件事是他干的"的语词表达了对被误认为出卖了自己的同学的更强烈的愤怒。最后，对目标句"这件事是他干的"录制了两个版本，一个表达适度的愤怒，另一个表达更强烈的愤怒。在录音之前，我们向配音演员解释了这两种情况的区别，强调她应该在中等强度下清晰地表达目标情绪,而在录制高强度条件下使用的话语时,她应该强烈地表现出目标情绪。

(1)自然条件下的脚本:

A:是不是你把我的英语书弄成这样的?

B:拜托你弄清楚再说,好吧。*这件事是他干的*。

(2)增强条件下的脚本:

(A刚被班主任训了一顿。)

A:是不是你告诉班主任说我昨天晚上去网吧通宵了?

B:(震怒)你别血口喷人。*这件事是他干的*。

为了确保正式实验材料所表达的情绪与脚本所要求的情感一致,随机抽取了20名大学生来评定材料的情绪。在每个实验条件下,计算每个被试的情绪韵律识别正确率(表1-10)。以情绪类型(高兴、悲伤、愤怒和害怕)和情绪强度(自然条件与增强条件)这两个因素对正确性进行重复测量方差分析,结果如下:①情绪强度的主效应不明显,$F(1,19)=0.10$,$p=0.753$,$\eta_p^2=0.005$。②情绪类型的主效应是显著的,$F(3,57)=34.31$,$p<0.001$,$\eta_p^2=0.644$。采用 Bonferroni 校正进行事后检验($\alpha=0.008$),结果表明,高兴的正确率高于其他三种情绪,$ps<0.001$,愤怒的正确率高于悲伤和害怕,分别为 $p=0.005$ 和 $p<0.001$,悲伤和害怕之间不存在显著差异。这一结果表明,成年被试对表现四种情绪的材料未能持续保持较高的识别正确率。然而,识别正确率的差异并不是配音女演员在录音过程中产生的情绪表达不准确造成的。这些差异与汉语群体对自然强度的情绪韵律的识别结果一致(Fang et al., 2018)。③情绪强度和情绪类型的交互效应不明显,$F(3,57)=1.65$,$p=0.188$,$\eta_p^2=0.080$。上述结果表明,不同的强度没有发生明显的差异。

表1-10 刺激材料四种情绪听辨的平均正确率和情绪强度得分

情绪	识别正确率		情绪强度评定	
	自然强度	增强强度	自然强度/分	增强强度/分
高兴	0.98(0.04)	0.98(0.04)	2.45(0.42)	4.48(0.32)
愤怒	0.90(0.08)	0.88(0.10)	2.49(0.41)	4.52(0.25)
悲伤	0.83(0.12)	0.79(0.11)	2.48(0.43)	4.06(0.20)
害怕	0.75(0.07)	0.79(0.11)	2.43(0.28)	4.08(0.29)

为了进一步确认在自然条件和增强条件下的感知差异，上述 20 名大学生对材料所表达的情绪强度进行了评分，评分范围从很强（5 分）到很弱（1 分）。在每个实验条件下，每个参与者对 10 个句子的强度的平均得分被计算出来（表 1-10）。对情绪强度评分的四次 t 检验表明，每个句子的同一情绪的两个强度条件之间存在显著差异，$t_{高兴}(19) = -14.85$，$p < 0.001$，Cohen's $d = 5.437$；$t_{愤怒}(19) = -20.93$，$p < 0.001$，Cohen's $d = 5.978$；$t_{悲伤}(19) = -15.80$，$p < 0.001$，Cohen's $d = 4.712$；$t_{害怕}(19) = -23.35$，$p < 0.001$，Cohen's $d = 5.789$。t 检验结果表明，增强条件下四种情绪的得分均高于自然强度条件下的得分。

由于正式实验中的儿童年龄较小，他们可能还没有学会情绪词，因此，我们利用互联网搜索引擎从图片库中选择了四张与四种情绪相对应的矢量图，以降低实验的认知难度。为此，10 名大学生对情绪和图片之间的对应程度进行了评分，评分范围从 5 分（高对应）到 1 分（低对应）。10 名大学生都给四张图片和四种情绪之间的对应关系打 5 分。最后，四种情绪的选择由文字和附带的图片来呈现，如图 1-9 所示。

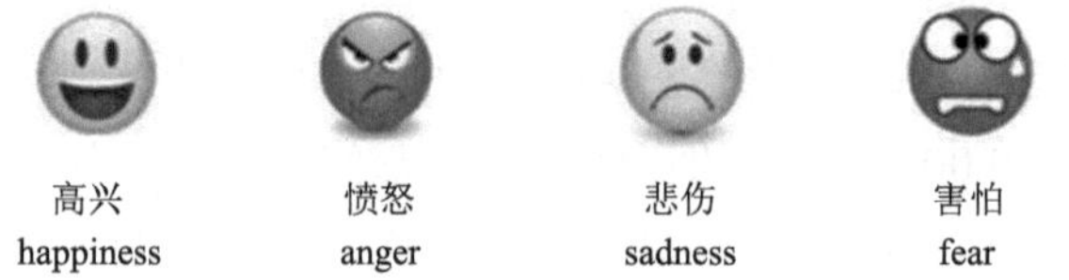

高兴	愤怒	悲伤	害怕
happiness	anger	sadness	fear

图 1-9　情绪类型选项

（三）程序

智商测试结束后，被试被要求坐在电脑前，单独完成实验。在实验之前，有四种情绪选择的图片被展示出来，并告诉参与者与每张图片相匹配的情绪名称。直到被试理解了图片和情绪之间的对应关系，实验才开始。

在听觉实验中，音频片段在笔记本电脑上用外部扬声器以舒适的音量播放。为了避免相同内容的句子连续出现，采用了伪随机顺序，用 PowerPoint 幻灯片来呈现听觉刺激。

在实验之前，共进行了 8 次练习，以使被试熟悉实验要求和程序。预实验的材料是用四个具有中性语言内容的句子记录的，这些句子不会出现在正式实验中。四个句子中的两个用于记录自然条件下的材料，另外两个句子则用于增强条件下。在自然条件下，表达高兴和愤怒的材料用同一句话记录，表达悲伤和害怕的材料用另一句话记录。在增强条件下，表达高兴和悲伤的材料用同一个句子记录，而表达愤怒和害怕的材料用另一个句子记录。这样做的目的是向被试传达"同一个句子可以表达不同的情绪，情绪类型和句子内容之间没有相应的关系"。实验者播放录音，然后让孩子辨别其语气是"高兴"、"悲伤"、"愤怒"还是"害怕"。正式实验的程序与预测试的程序相同。在正式实验过程中，实验者记录了对情绪韵律类型的判断。正式实验包含 80 个刺激物，包括 5min 的休息。完成整个实验大约需要 40 min。

（四）数据分析

首先计算 8 个条件（在两种强度条件下识别四种情绪）的正确率，然后对正确率数据进行重复测量方差分析，其中包括被试组别（HFA 儿童 vs. TD 儿童）的被试间因素和情绪强度（自然强度 vs. 增强强度）及情绪类型（高兴、悲伤、愤怒和害怕）两个被试内变量。为了研究错误模式，首先计算目标情绪被误认为其他情绪的百分比。然后，进行 16 个单因素、三水平的重复测量方差分析，用 Bonferroni 校正进行事后检验，以揭示两组人群在 8 种条件下情绪混淆情况。

三、结果

（一）HFA 儿童与 TD 儿童的情绪韵律识别表现对比

两组被试对两种强度和四种情绪类型目标句的情绪韵律识别的正确率见图 1-10。对正确率进行 2（被试组别：HFA 儿童 vs. TD 儿童）×2（情绪强度：自然强度 vs. 增强强度）×4（情绪类型：高兴、愤怒、悲伤、害怕）的重复测量方差分析。

方差分析具体结果见表 1-11。2×2×4 方差分析结果显示，被试组别的主效应显著，表明 HFA 儿童的正确率低于 TD 儿童。情绪类型的主效应显著，Bonferroni 校正用于事后检验（$\alpha = 0.008$），表明高兴比其他三种情绪韵律识别得更准确，$ps < 0.001$，悲伤和愤怒之间不存在显著差异，$p = 0.167$，愤怒和悲伤都比害怕识别得更准确，$ps < 0.001$；然而，没有发现情绪强度的主效应。

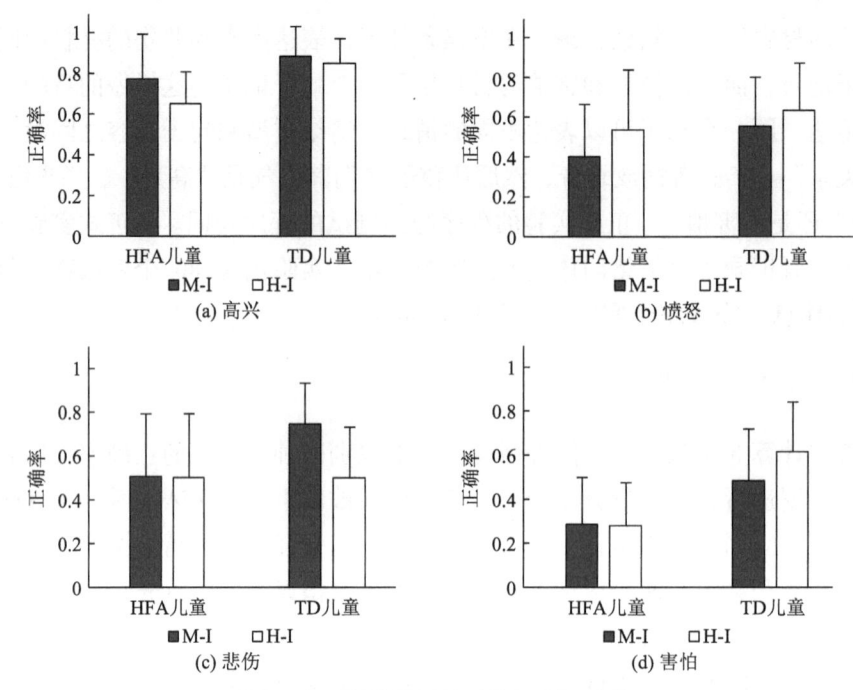

图 1-10　每种情绪的平均识别正确率

误差条表示标准偏差。M-I：自然强度；H-I：增强强度

表 1-11　方差分析结果

变量	df	F	p	η_p^2
被试组别	1 66	29.994	<0.001	0.312
情绪类型	3 198	46.281	<0.001	0.412
情绪强度	1 66	0.440	0.509	0.007
被试组别×情绪类型	3 198	2.468	0.063	0.036
被试组别×情绪强度	1 66	0.289	0.593	0.004
情绪类型×情绪强度	3 198	22.331	<0.001	0.253
被试组别×情绪类型×情绪强度	3 198	13.753	<0.001	0.172

情绪类型和情绪强度的交互效应是显著的。在情绪增强条件下，高兴和悲伤的正确率低于自然强度条件下的正确率，$ps<0.001$；然而，在情绪增强条件下，愤怒和害怕的正确率高于自然强度条件下的正确率，分别为 $p<0.001$ 和 $p=0.010$。

被试组别、情绪类型和情绪强度之间的交互效应显著。进一步分析表明，在自然强度条件下，被试组别和情绪类型之间的交互效应不显著，$F(3, 198) = 1.433$，$p = 0.234$，$\eta_p^2 = 0.021$。HFA 儿童在四类情绪韵律识别中的正确率低于 TD 儿童，分别为 $p_{高兴} = 0.028$，$p_{愤怒} = 0.019$，$p_{悲伤} < 0.001$ 和 $p_{害怕} = 0.001$。在情绪增强条件下，被试组别和情绪类型之间的交互效应显著，$F(3, 198) = 8.021$，$p < 0.001$，$\eta_p^2 = 0.108$。HFA 儿童对高兴和害怕的识别正确率低于 TD 儿童，$ps < 0.001$，而对愤怒和悲伤，两组之间没有发现明显差异，$p = 0.158$ 和 $p = 1.000$。在 HFA 儿童中，情绪强度和情绪类型的交互效应显著，$F(3, 99) = 8.645$，$p < 0.001$，$\eta_p^2 = 0.208$。情绪增强条件下高兴的识别正确率低于自然强度条件下的正确率，$p < 0.001$；情绪增强条件下悲伤和害怕的识别正确率与自然强度条件下的正确率差异不显著，分别为 $p = 0.828$ 和 $p = 0.795$；情绪增强条件下愤怒的识别正确率高于自然强度条件下，$p < 0.001$。在 TD 儿童组中，情绪强度和情绪类型的交互效应显著，$F(3, 99) = 30.031$，$p < 0.001$，$\eta_p^2 = 0.476$。情绪增强条件下高兴的识别正确率与自然强度条件下的正确率差异不显著，$p = 0.309$，情绪增强条件下悲伤的识别正确率低于自然强度条件下的正确率，$p < 0.001$，情绪增强条件下愤怒和害怕的识别正确率高于自然强度条件下的正确率，$p = 0.006$ 和 $p < 0.001$。

（二）错误模式分析

对同一组被试在特定条件下选择非目标情绪的百分比进行 16 个单因素、三水平方差分析（表 1-12）。由于进行了多达 16 个方差分析，α 水平经过 Bonferroni 校正，$\alpha = 0.05/16 \approx 0.003$。

表 1-12 显示，HFA 儿童在识别悲伤和害怕情绪时表现出与 TD 儿童相似的错误模式，即对于相同的目标情绪，两组都犯了类似的错误。具体来说，事后检验（$\alpha = 0.017$）表明，当害怕是目标情绪时，在两个强度水平上，这种情绪被两组人误认为是悲伤的错误率都明显高于被误认为是高兴或愤怒的错误率，$ps < 0.001$。当悲伤是目标情绪时，在两种强度下，TD 儿童将这种情绪误认为害怕的错误率明显高于误认为高兴或愤怒的错误率，$ps < 0.001$；HFA 儿童表现出同样的错误模式，但只是在增强条件下，悲伤被误认为害怕的错误率明显高于被误认为高兴或愤怒的错误率，$p = 0.014$ 和 $p < 0.001$。

表 1-12　两组儿童在情绪韵律识别中的错误模式分析

自然强度条件	高兴	愤怒	悲伤	害怕	$F(2,66)$	p	η_p^2
HFA 儿童							
高兴		0.10	0.07	0.06	2.008	0.142	0.057
愤怒	**0.35**		0.12	0.12	18.425	<0.001	0.358
悲伤	0.15	0.13		0.21	3.061	0.054	0.085
害怕	0.17	0.11	**0.43**		20.710	<0.001	0.386
TD 儿童							
高兴		0.05	0.04	0.03	0.368	0.694	0.011
愤怒	0.20		0.11	0.13	3.438	0.038	0.094
悲伤	0.03	0.02		**0.20**	44.408	<0.001	0.574
害怕	0.04	0.01	**0.47**		116.128	<0.001	0.779
增强强度条件	高兴	愤怒	悲伤	害怕	$F(2,66)$	p	η_p^2
HFA 儿童							
高兴		**0.17**	0.10	0.07	8.431	0.001	0.203
愤怒	**0.26**		0.08	0.11	11.500	<0.001	0.258
悲伤	0.13	0.09		**0.28**	8.631	<0.001	0.207
害怕	0.18	0.12	**0.42**		16.211	<0.001	0.329
TD 儿童							
高兴		0.07	0.03	0.05	3.289	0.043	0.091
愤怒	0.15		0.09	0.12	2.166	0.123	0.062
悲伤	0.03	0.01		**0.46**	121.817	<0.001	0.787
害怕	0.05	0.01	**0.32**		70.566	<0.001	0.681

注：列显示的是四种目标情绪，行显示的是三个备选反应选项的百分比。当方差分析显示三种非目标情绪之间存在显著差异时，使用 Bonferroni 校正进行事后检验。行中加粗的百分比是明显较高的。

然而，在识别高兴和愤怒时，HFA 儿童和 TD 儿童表现出不同的错误模式。患有 HFA 的儿童更倾向于将愤怒误认为高兴，而不是将愤怒误认为悲伤或害怕（在自然强度条件下，$ps<0.001$；在增强强度条件下，$p<0.001$ 和 $p=0.004$）；在增强强度条件下他们也更倾向于将高兴误认为愤怒，而不是将高兴误认为害怕，$p=0.001$。相反，在自然强度和增强强度条件下，TD 儿童将高兴与愤怒混淆的错误率与他们将高兴和愤怒误认为悲伤或害怕的错误率没有明显区别。

四、讨论

（一）汉语 HFA 儿童情绪韵律识别的整体性损伤

研究结果显示，在情绪自然条件下，汉语 HFA 儿童识别高兴、悲伤、愤怒和害怕四种情绪类型的正确率均显著低于 TD 儿童，这说明相对于 TD 儿童，汉语 HFA 儿童对基本情绪韵律识别存在损伤。这一结果与以英语为母语的 HFA 儿童的情绪韵律识别能力受损的发现是一致的（如 Peppé et al., 2006b, 2007），这表明 HFA 儿童的情绪韵律识别障碍是跨语言的。

那么是什么原因导致的 HFA 儿童情绪韵律识别损伤呢？根据 Mazefsky 和 Oswald（2007）的假设，HFA 儿童情绪解码所需的情绪强度阈值高于 TD 儿童，增加情绪强度后，HFA 儿童情绪韵律识别能力可能会得到提高。按照这一假设，本研究中 HFA 儿童在情绪自然条件下四种情绪韵律识别均差于 TD 儿童，可能是因为情绪自然条件下的情绪语音声学特征恰好接近或尚未达到 HFA 儿童的感知阈限，但已足够 TD 儿童进行情绪解码。因此，情绪自然条件下的情绪信息可能对 HFA 儿童而言是微弱的，其识别自然条件下的情绪会比 TD 儿童更为困难。然而，在增加了情绪强度后，本研究并没有观察到 HFA 儿童对四种情绪类型识别正确率的一致提高，因此，否定了单纯的情绪阈限高低对 HFA 儿童情绪韵律识别损伤的解释。

虽然 HFA 儿童的情绪韵律识别存在损伤，但是他们的情绪韵律识别与 TD 儿童和成人的情绪韵律识别具有相同之处。结合实验材料评定中成人的听辨正确率结果可以发现，即便是成人，对不同类型情绪的识别能力也存在差异。在三类人群中，高兴均是识别正确率最高的一种情绪，可能是个体最早或最容易习得的情绪；害怕是识别正确率最低的一种情绪（其正确率均低于愤怒，只是有时没有达到统计显著水平），可能是个体最晚或最难习得的情绪。这一相似之处似乎说明 HFA 儿童在分辨情绪时使用的认知机制与 TD 儿童一致，只是识别能力上差于 TD 儿童。为了进一步比较 HFA 儿童和 TD 儿童情绪韵律识别的认知机制，下面将分析情绪韵律识别的错误模式和情绪强度对 HFA 儿童情绪韵律识别的影响，揭示 HFA 儿童情绪韵律识别的内部认知机制。

（二）汉语 HFA 儿童情绪韵律识别的错误模式分析

对错误模式的分析表明，汉语 HFA 儿童表现出与 TD 儿童类似的错误模式，即大部分混淆发生在高兴和愤怒之间或悲伤和害怕之间。本研究中的汉语 HFA 儿童很少表现出 Brennand 等（2011）所发现的"将害怕误认为愤怒，将悲伤误认为高兴"的错误模式，他们使用有情绪韵律的假句子作为实验材料探索了 ASD 青少年（主要是 AS 患者）的情绪韵律识别能力。本研究和 Brennand 等（2011）的研究结果之间的差异可能是由材料或被试的类型以及他们的年龄不同造成的。在本研究中，错误最常发生在高兴和愤怒之间或悲伤和害怕之间的原因，可以用情绪维度理论来合理解释。

根据情绪维度理论的观点，悲伤与害怕愉悦度和控制度相近，二者仅在唤醒度上略存在差异。在声学特征上，两者在与愉悦度和控制度相关的声学特征上相似，均表现为基频变化平稳、语速较慢、共振峰较小、谐波噪声比比较低等特征。两者的区别依赖于对与唤醒度相关的声学特征的分辨（Jing，2007）。从两组被试错误模式的比较中可以发现，两组被试在识别的过程中均易将悲伤和害怕混淆，说明 HFA 儿童和 TD 儿童在依赖与唤醒度相关的声学特征的分辨上存在困难。

高兴和愤怒在唤醒度和控制度上接近，二者的区别仅在愉悦度上。在声学特征上，两者在与唤醒度相关的声学特征上相似，均表现出基频范围大、基频变化大、语速快、能量加强等特征，两者的区别依赖于对与愉悦度相关的声学特征的分辨（Jing，2007）。而从两组被试错误模式的比较中可以发现，与 TD 儿童相比，HFA 儿童更容易将愤怒错误地识别为高兴。虽然高兴和愤怒都是高唤醒度，但是两者的愉悦度截然相反，高兴表达的是积极的情绪，而愤怒表达的是消极的情绪。这说明，HFA 儿童对与愉悦度相关的声学特征的分辨能力弱于 TD 儿童。

从上述分析可以发现，HFA 儿童与 TD 儿童在情绪韵律识别中最大的差异在于 HFA 儿童分辨与愉悦度相关的声学特征时存在困难。我们推测，造成这一困难的原因可能有两个。

一是 HFA 儿童在感知高兴和愤怒的区别性特征时存在困难。研究发现谐波噪声比与愉悦度关系密切，高兴等正效价的情绪谐波噪声比相对较高，愤怒等负效价的情绪谐波噪声比相对较低（Li et al.，2012）。据此，可以推断 HFA 儿童在感知谐波噪声比特征的差异时可能存在困难。

二是 HFA 儿童感知谐波噪声比的能力完好，但是当需要根据谐波噪声比对情绪韵律的愉悦度做出区分时，由于愉悦度与情绪传达的社会性最为相关，因而对 HFA 儿童造成困扰，从而产生混淆。因此，第二个可能的原因可以概括为：

HFA 儿童感知与效价相关的声音特征的能力是完整的，但他们很难在交流中使用相应的能力。我们之所以认为第二个原因可以成立，是因为相当多的研究观察到这种基础感知能力完好而在社交过程中相应的感知能力却出现困难的现象，在孤独症个体的音高感知方面存在同样的现象。研究发现 HFA 个体在音高加工中有超强表现，例如，他们的绝对音高能力（Heaton et al., 1998）、记忆和命名乐音的能力（Heaton, 2003）以及言语音高轮廓分辨能力（Heaton et al., 2008）均好于 TD 儿童。但是，当需要根据音高变化来判断语调是陈述还是疑问时，HFA 个体便表现出困难（Peppé et al., 2007）。上述两个原因究竟哪个正确，还需要未来的研究进行考证。

（三）情绪强度对汉语 HFA 儿童情绪韵律识别的影响

Mazefsky 和 Oswald（2007）发现，强度的增加可以改善 HFA 儿童对情绪韵律的识别表现，但由于他们未能区分不同类别的情绪韵律，因此他们未能观察到强度对不同类型情绪韵律识别的影响。本研究对他们的研究进行了深化，发现强度的增加并没有提高 HFA 儿童或 TD 儿童情绪韵律识别的总体正确率。更重要的是，强度的增加对 HFA 儿童和 TD 儿童的四种情绪的识别有不同的影响。例如，对于 HFA 儿童，虽然强度的增加提高了识别愤怒的正确率，但这种增加降低了识别高兴的正确率，对悲伤或害怕的识别正确率的影响不显著。而在 TD 儿童中，强度的增加提高了愤怒和害怕的识别正确率，降低了悲伤的识别正确率，而对高兴的识别正确率没有显著影响。

研究证实，情绪强度与唤醒度等级显著相关，情绪的增强会显著提高情绪的唤醒程度（Banse & Scherer, 1996; Laukka et al., 2005）。结合错误模式和方差分析的结果分析发现，情绪强度的增加意味着唤醒度等级的增强并没有整体提高两组儿童的情绪韵律识别能力，并且对两组儿童不同情绪类型的识别能力产生了不同的影响。这种不同的影响说明了两组儿童情绪韵律识别机制的差异。虽然本研究中 TD 儿童的情绪韵律识别能力未必发展到与成人一样的水平，情绪强度对他们和成人的影响也未必一致，但是通过比较年龄和智商相匹配的两组儿童情绪韵律识别的表现，有助于揭示孤独症儿童的情绪韵律识别与其本应发展获得的情绪韵律识别机制的差别。

情绪强度增加提高了两组儿童对愤怒的识别率，这是由于对愤怒而言，强度增加，唤醒度等级也会增强，其内部的韵律特征值更为凸显，形成该情感特有的易于识别的典型声学特征（Banse & Scherer, 1996）。然而，情绪强度的增加使得 HFA 儿童更容易混淆高兴和愤怒：在情绪自然条件下，HFA 儿童仅倾向于将愤怒识别为高兴；在情绪增强条件下，除了倾向于将愤怒识别为高兴，HFA 儿童还倾向于将高兴识别为愤怒，但是 TD 儿童无论在何种强度下，都没有表现出容易混淆高兴和愤怒的倾向。这一结果说明情绪的增强使得 HFA 儿童更容易混淆在愉悦度上存在差异的情绪韵律。

强度增加没有影响 HFA 儿童识别低唤醒度的悲伤和中唤醒度的害怕。然而，Grossman 和 Tager-Flusberg（2012）发现，情绪强度的增加有助于 HFA 儿童区分高唤醒度的情绪和低唤醒度的情绪。总之，情绪强度的增加只在 HFA 儿童处理有较大唤醒度差异的情绪时有促进作用，而在 HFA 儿童处理有轻微唤醒度差异的情绪时没有影响。与 HFA 儿童不同的是，强度的增加使 TD 儿童将悲伤误认为害怕，并提高了 TD 儿童对害怕的识别正确率。TD 儿童的表现可以用强度增加后唤醒度差异的增大来解释：当区分悲伤和害怕时，随着强度的增加，唤醒度也相应增加。此外，TD 儿童更有可能将高唤醒度的刺激识别为害怕，这表现在将悲伤识别为害怕的比例较高，将害怕识别为悲伤的比例较低，从而提高了害怕的识别正确率。

因此，HFA 儿童和 TD 儿童识别四类情绪正确率高低顺序上的相似性只是一种表象，结合错误模式分析和情绪强度增强的影响，孤独症儿童表现出 TD 儿童不同的情绪韵律识别机制，他们对不同情绪类型的识别表现出不同的损伤机制。

本研究在以下两个方面有别于以往的研究：首先，将情绪强度纳入了研究范围，并调查了它对 HFA 儿童情绪韵律识别的影响；其次，本研究利用情绪维度理论分析了 HFA 儿童情绪韵律识别损伤的原因，这在孤独症人群情绪韵律识别研究中尚属首次。情绪维度理论帮助我们将各种声学线索与情绪维度关联起来，使我们明确了各声学线索在情绪韵律识别中的功能。在情绪维度理论的帮助下，我们初步推测出 HFA 儿童情绪韵律识别损伤的原因可能是难以感知情绪间的区别性声学线索，也可能是声学线索的感知能力没有损伤但却难以利用与特定维度相关的声学线索来区分情绪[详见上述四（二）部分的论述]。上述推测将孤独症人群异常的听觉信息加工方式和情绪韵律识别障碍联系起来，提示未来研究重视孤独症人群的听觉信息加工异常对其情绪韵律识别的影响。异常的感觉加工模式在《精神障碍诊断与统计手册（第 5 版）》（American Psychiatric Association，2013）中被列为孤独症的诊断标准。目前，针对孤独症人群面部表情和肢体表情识别的研究均已关注到了该人群异常的视空信息和运动信息加工方式对情绪识别的影响（Gross，2004；Eigsti，2013），但在情绪韵律识别领域，孤独症人群的听觉信息加工异常尚未得到重视。尽管如此，本研究还是有几个局限性。首先，样本量较小；因此，研究结果能在多大程度上推广到整个孤独症人群是未知的。事实上，这些发现可能只适用于讲中文的孤独症儿童。其次，所选的情绪是四种基本情绪，并不涉及复杂或社会性情绪的识别机制。因此，这些都是未来研究的可能方向。

五、结论

在自然情绪条件下，汉语 HFA 儿童的情绪韵律识别存在整体损伤。情绪强度的增加并不能改善 HFA 儿童在四种情绪韵律识别上的整体表现，而只是促进他们对愤怒情绪的识别。基于情绪维度理论的分析显示，与 TD 儿童不同，HFA 儿童难以处理与效价相关的声学特征，并容易混淆不同效价的愤怒与高兴，并且，随着强度增加，这种混淆变得更加严重。在区分有轻微唤醒度差异的悲伤和害怕时，HFA 儿童对唤醒度的增加不敏感，即唤醒度的增加对他们区分悲伤和害怕的能力没有促进作用。

第四节　汉语高功能孤独症儿童基于语言线索的情绪识别能力发展

第三节的研究表明汉语 HFA 儿童识别情绪韵律时存在一定困难。情绪的表达方式多种多样，在口语交流中，说话人还能够通过话语意义传递情绪，而这就可能与韵律线索承载的情绪信息发生互动。通常来讲，情绪韵律和情绪语义是一致的，人们会用高兴的韵律来表达高兴的语义，用愤怒的韵律表达愤怒的语义；但也会出现不一致的情况，如反讽、挖苦、开玩笑等。当韵律线索与语义线索发生冲突时，听话人会更信任哪条线索呢？前人研究结果表明，随着年龄增长，TD 儿童将从信任语义线索转为信任韵律线索（Morton & Trehub，2001；Friend & Brant，2000）。而目前尚不明确 HFA 儿童在情绪韵律和情绪语义两条线索共现时，情绪识别表现如何，也未有研究探究 HFA 儿童是否会遵循与 TD 儿童类似的发展轨迹。本节将考察在韵律和语义两条线索共现时汉语 HFA

儿童的情绪识别表现，并观察随着年龄的增长，他们的情绪识别线索偏好是否会发生转变。

一、引言

识别情绪是社会交往中极其重要的环节。交际参与者能够利用言语、面部表情、非言语声音、社会情景、动作、手势等多种线索识别交际对象的情绪（Chaby et al., 2012）。其中，人类的言语行为包含了韵律和语义两条线索来传递说话人的情绪（Friend & Bryant, 2000）。正如上文所言，在日常交流中，将言语承载的情绪韵律与情绪语义进行整合的能力对于理解说话者的情绪状态和交际意图至关重要（Wang & Tsao, 2015）。TD 儿童 4 岁就已经能够依据韵律线索推测说话者的情绪，但还是主要依据说话者的语义内容来判断情绪状态；随着年龄的增长，5—10 岁儿童识别情绪时会逐渐减少对言语语义内容的依赖（Morton & Trehub, 2001; Friend & Brant, 2000）。

大量前人研究集中于 ASD 儿童是否能够利用面部表情识别情绪，并发现其存在一定的困难（Castelli, 2005; Spezio et al., 2007; Rutherford & Towns, 2008; Riby & Hancock, 2009）。少有研究探究 ASD 人群在利用言语提供的线索识别情绪时的表现，以及在多条线索共现时的表现，且尚未取得一致结论。Stewart 等（2013）研究了 17—39 岁的 HFA 或 AS 成人和正常成人对高兴、恐惧、愤怒、惊喜、厌恶 5 种情绪的识别能力。在情绪韵律线索和情绪语义线索一致的情况下，ASD 成人和正常成人的情绪识别表现相当。然而，在情绪韵律线索和情绪语义线索不一致的情况下，以及当语义内容为中性，仅能够通过韵律线索识别情绪时，ASD 成人的情绪识别表现不如正常成人。Segal 等（2014）研究包括了 24 名 ASD 青少年被试和 56 名 TD 被试。其中 11 名 ASD 青少年在普通教育场所学习，年龄为 9.5—16.83 岁（平均年龄为 12.75 岁）；13 名 ASD 青少年在特殊学校学习，年龄为 15.91—20.33 岁（平均年龄为 16.95 岁）。被试需要在韵律和语义线索一致或不一致条件下判断词语（悲伤/高兴）的情绪义。结果表明，在韵律和语义线索不一致的条件下，普通教育场所的 ASD 青少年更加依靠韵律线索判断情绪，类似于 9—29 岁的 TD 被试；特殊学校的 ASD 青少年和 6—8 岁的 TD 儿童均更倾向于依靠语义线索识别情绪。研究者认为，教育地点和 ASD 的严重程度在一定程度上影响了 ASD 被试的韵律偏好。然而，上述研究被试中的 ASD 人群均为 ASD 青少年或成人,且年龄跨度过大,并不能充分反映 ASD 儿童的情绪识别能力,且可能掩盖 ASD 儿童情绪识别能力的发展情况。

以汉语 ASD 或 HFA 儿童为对象探究情绪识别的研究较少。其中,本章第三节的研究结果表明了汉语 HFA 儿童在单独韵律线索下的情绪识别困难。倪萍萍(2015)分别从情绪韵律和面部表情、情绪语义和面部表情两个方面对汉语 ASD 儿童的情绪识别状况进行研究,但未涉及 ASD 儿童在两条语言线索共同作用下的情绪识别能力研究。

就已有研究来看,有关汉语 HFA 儿童在情绪韵律和情绪语义两条线索共同作用下的情绪识别能力研究还尚未展开,也未有研究从发展的角度出发探究年龄对 HFA 个体情绪识别能力的影响。针对现有研究不足,本研究主要考察在韵律和语义两条线索共现(一致或不一致)时汉语 HFA 儿童的情绪识别情况。在韵律和语义一致的情况下,通过 HFA 儿童和 TD 儿童情绪识别的表现,探究 HFA 儿童和 TD 儿童的情绪识别能力。在韵律和语义不一致的情况下,探究 HFA 儿童和 TD 儿童的情绪识别偏好。同时,本研究将考察随着年龄的增长,汉语 HFA 儿童的情绪识别线索偏好是否会发生与 TD 儿童类似的转变。

二、研究方法

(一)被试

首先,征得 ASD 机构和家长同意,由熟悉 ASD 儿童的任课老师甄选出功能水平较高、语言发展相对较好的 ASD 儿童作为备选(备选人数为 500)。其次,根据 ASD 儿童在智力测试中的得分表现,筛选出实验被试。最后,根据 ASD 儿童的测试结果,进行相关指标的匹配,挑选出与 ASD 儿童相匹配的 TD 儿童作为实验被试。参与实验的 ASD 儿童和 TD 儿童均签订家长知情同意书。

选取生理年龄、言语智商、操作智商、总智商作为 HFA 儿童和 TD 儿童的具体匹配指标,详情如下:第一,生理年龄匹配。年龄均为 4—6 岁和 6—8 岁(两个年龄段之间相隔 6 个月)。结合前人研究(Lindner & Rosén, 2006; Peppé et al., 2007)可知,选择 4—6 岁和 6—8 岁儿童作为被试,不仅可以保证被试具备一定的情绪韵律、情绪语义识别能力,还可以从发展的角度来考察儿童情绪识别线索偏好是否会随年龄的增长而发生转变。第二,总智商匹配。有研究指出，智商会严重影响情绪韵律的识别，低智商会导致情绪韵律识别存在缺陷（Jones et al., 2011）。要求总智商在正常水平并匹配 ASD 儿童和 TD 儿童的总智商，可以保证被试的智商处于正常水平，排除总智商对研究结果的影响。研究采用韦氏儿童智力量表中国修订版对被试的总智商进行测试，选取总智商在 110 分以上的汉语儿童作为被试。第三，操作智商匹配。匹配 HFA 儿童和 TD 儿童的操作智商，以排除非言语智商对实验结果的影响。研究采用韦氏儿童智力量表中国修订版对被试的操作智商进行测试，本研究被试操作智商得分均在 110 分以上。第四，言语智商匹配。本研究的被试言语智商得分均在 110 分以上。

根据上述匹配指标，本研究最终选取了 100 名被试：4—6 岁的 HFA 儿童、4—6 岁的 TD 儿童、6—8 岁的 HFA 儿童和 6—8 岁的 TD 儿童各 25 名。4—6 岁 HFA 儿童的平均年龄为 59.84 个月，4—6 岁 TD 儿童的平均年龄为 58.36 个月；6—8 岁 HFA 儿童的平均年龄为 81 个月，6—8 岁 TD 儿童的平均年龄为 83.36 个月。参加实验的 HFA 儿童经医院诊断均为 ASD 儿童。参加实验的 HFA 儿童和 TD 儿童均能使用普通话交流，视力和听力正常，右利手，无神经系统疾病，无头部损伤或连续的药物使用。四组儿童的具体匹配情况如表 1-13 所示。

表 1-13　HFA 儿童和 TD 儿童的匹配情况

被试组别	生理年龄/月	言语智商/分	操作智商/分	总智商/分
4—6 岁 HFA 儿童	59.84（4.688）	110.92（18.319）	114.72（13.399）	113.92（15.182）
4—6 岁 TD 儿童	58.36（6.251）	115.48（9.661）	116.76（8.531）	117.84（8.692）
6—8 岁 HFA 儿童	81（7.171）	110.2（11.843）	111.96（8.433）	112.12（9.006）
6—8 岁 TD 儿童	83.36（7.494）	113.4（6.917）	113.04（7.834）	114.52（6.672）

独立样本 t 检验结果表明 4—6 岁 HFA 儿童和 4—6 岁 TD 儿童的生理年龄不存在显著性差异（$p = 0.348$）；6—8 岁 HFA 儿童和 6—8 岁 TD 儿童的生理年龄也不存在显著性差异（$p = 0.261$）。言语智商双因素被试间方差分析结果：组别主效应不显著，$p = 0.12$；年龄主效应不显著，$p = 0.580$；组别和年龄交互效应不显著，$p = 0.791$。操作智商双因素被试间方差分析结果显示：组别主效应不显著，$p = 0.428$；年龄主效应不显著，$p = 0.102$；组别和年龄交互效应不显著，$p = 0.807$。总智商双因素被试间方差分析结果显示：组别主效应不显著，$p = 0.132$；年龄主效应不显著，$p = 0.221$；组别和年龄交互效应不显著，$p = 0.715$。综上，本研究所选被试的生理年龄、言语智商、操作智商、总智商均匹配。

（二）任务和材料

实验任务分为韵律、语义一致条件下的情绪识别和韵律、语义不一致条件下的情绪识别。韵律和语义一致的条件是指用高兴的韵律录制高兴的语义句，用悲伤的韵律录制悲伤的语义句；韵律和语义不一致条件是指用高兴的韵律录制悲伤的语义句，用悲伤的韵律录制高兴的语义句。

实验材料大都参考汉语 4—8 岁儿童的文本、绘画读物或前人文献，收集并设计材料。材料选取步骤如下：第一，设计情绪目标句。设计出表示高兴的语义句和表示悲伤的语义句，所有语义句的句长均为 7 个音节，并且能够表达不同的情绪。如："妈妈买了新玩具（高兴义）""我的图画书丢了（悲伤义）"。选取的情绪目标句适合 4—8 岁的儿童。第二，为情绪目标句设计会话脚本。为情绪目标句设计两种会话脚本，一种是高兴的会话脚本，一种是悲伤的会话脚本。如：

[14]情绪目标句：我收到了个礼物。（高兴义）

高兴会话脚本：我收到了个礼物，是我最爱的芭比娃娃。

悲伤会话脚本：我收到了个礼物，可是是个空盒子，原来昨天是愚人节。

[15]情绪目标句：我的图画书丢了。（悲伤义）

高兴会话脚本：我的图画书丢了，正好我不喜欢这本书，可以让妈妈买新的了。

悲伤会话脚本：我的图画书丢了，这是我最喜欢的一本图画书，我好伤心啊。

第三，录制会话脚本。请专业的播音员用高兴的韵律录制高兴的会话脚本，用悲伤的韵律录制悲伤的会话脚本。会话脚本录制完成之后，使用 Audition 软件将表达不同情绪的情绪目标句从会话情境中截取出来，以".wav"格式进行保存，作为备选的实验材料。每种情绪目标句都录制两次，一次用高兴的韵律，一次用悲伤的韵律。第四，评估和筛选实验材料。25 名大学生对材料进行情绪听辨，并对情绪表达的强弱程度进行 5 度量表评分。最终选取了 5 个高兴语义句、5 个悲伤语义句。每个句子都用高兴韵律、悲伤韵律各录制一次，共 20 个句子。每个句子的正确率都高于 80%。所有句子的平均正确率及平均强度如

表 1-14 所示。

表 1-14　韵律、语义两条线索下的情绪识别正确率和平均强度

类型	一致	不一致
平均正确率	100%	93.4%
平均强度	3.37	3.34

参考前人的研究，采用"表情图片+情感词汇"的形式作为情绪备选项供被试选择。考虑到被试年龄较小，尤其是4—5岁的儿童可能不认识情感词汇，提供表情图片可以帮助被试理解选项代表的情绪类型。为筛选出符合标准的图片，选取多套分别表示高兴、悲伤、生气三种情绪的情绪矢量图，并随机选取15名4—5岁儿童对表情图和目标情绪进行识别，最后选取出一套匹配度最高的表情图片作为实验备选项。

将之前筛选好的音频材料以伪随机的方式插到PPT中，再将筛选出来的"表情图片+情感词汇"插到PPT音频材料的下方。在韵律、语义两条线索的情绪识别实验中，为防止儿童因为二选一而出现随机选择，插入高兴、悲伤、生气三种情绪的"表情图片+情感词汇"，其中生气的"表情图片+情感词汇"为干扰项。另外，在每一个实验中，选择5个音频作为预实验材料。

（三）流程

在实验开始前，主试和被试玩一个10min的小游戏，使被试得以放松。游戏结束后，主试开始说指导语："×××小朋友，电脑里面的人会说一句话，你觉得电脑里面的人是感到高兴的、悲伤的，还是生气的呢？根据你听到的，从下面几张图片或几个词语中选择一种。你可以用手指出来，也可以告诉老师你选择哪一项。"实验中，主试不对被试作选择引导。

（四）统计方法

语义、韵律两条线索一致条件下情绪识别的评分标准为：选择正确记1分，选择错误记0分。在语义、韵律两条线索不一致条件下情绪识别的评分标准为：选择韵律记1分，选择语义记0分。先登记每名被试的答案，然后分类统计出被试对不同情绪识别的得分。

三、结果

（一）韵律、语义一致情况下的情绪识别结果

为了观察汉语 HFA 儿童和 TD 儿童在韵律、语义线索一致条件下的情绪识别情况，本研究统计了被试的正确率（表 1-15）。

表 1-15　被试在韵律、语义线索一致条件下的情绪识别正确率

被试	正确率/%
4—6 岁 HFA 儿童	89.2
4—6 岁 TD 儿童	91.6
6—8 岁 HFA 儿童	99.2
6—8 岁 TD 儿童	99.6

由表 1-15 可以看出，四组儿童在韵律、语义线索一致条件下情绪识别的正确率都很高，均达到了 89% 以上，这表明四组儿童在韵律、语义线索一致条件下的情绪识别能力完好。

为了进一步考察 HFA 儿童和 TD 儿童在韵律、语义线索一致条件下的情绪识别能力是否存在差异，研究采用两因素被试间方差分析方法进行分析。结果显示，HFA 儿童和 TD 儿童组别主效应不显著，$F(1,96)=0.379$，$p=0.539$，表明 HFA 儿童和 TD 儿童的得分无显著性差异。年龄主效应显著，$F(1,96)=15.677$，$p<0.001$，表明 6—8 岁儿童的得分显著高于 4—6 岁儿童的得分。

（二）韵律、语义不一致情况下的情绪识别结果

为了直观地显示韵律、语义不一致情况下被试的情绪识别偏好，研究统计了被试选择韵律答案和语义答案的百分比（图 1-11），并作出了被试在韵律、语义不一致情况下情绪识别偏好的分布图（图 1-12）。

从图 1-11 可以看出，在韵律、语义线索不一致条件下，4—6 岁的 HFA 儿童、4—6 岁的 TD 儿童和 6—8 岁的 HFA 儿童识别情绪时选择语义的百分比明显高于选择韵律的百分比，表明这三组儿童在韵律和语义不一致时，更倾向于借助语义来识别情绪。而 6—8 岁的 TD 儿童识别情绪时选择韵律的百分比明显高于选择语义的百分比，表明 6—8 岁的 TD 儿童在韵律和语义不一致时，更倾向于借助韵律来识别情绪。从图 1-12 可以看出，4—6 岁的 HFA 儿童、4—6 岁

的 TD 儿童和 6—8 岁的 HFA 儿童识别情绪时选择语义的人数更多,而 6—8 岁的 TD 儿童识别情绪时选择韵律的人数更多,这也表明 4—6 岁的 HFA 儿童、4—6 岁的 TD 儿童和 6—8 岁的 HFA 儿童更倾向于依靠语义去判断情绪,6—8 岁的 TD 儿童更倾向于依靠韵律去判断情绪。

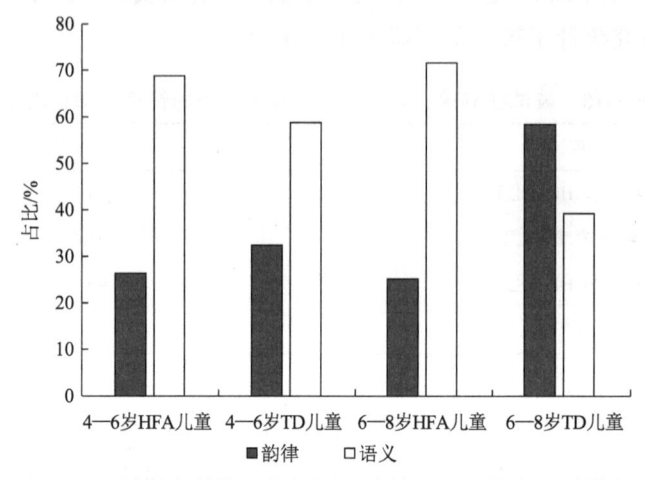

图 1-11 被试在韵律、语义不一致情况下的情绪识别偏好

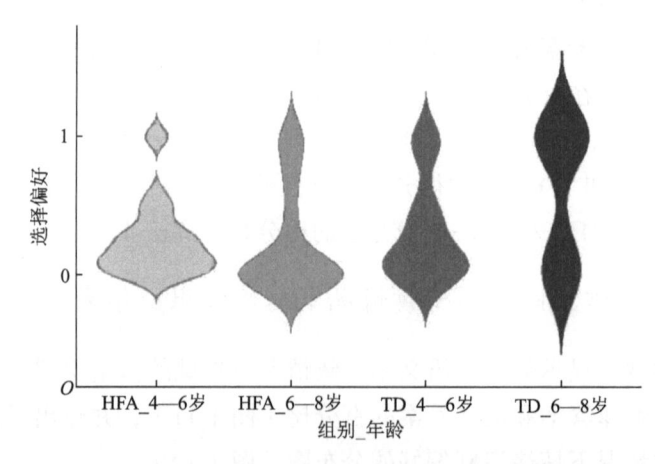

图 1-12 被试在韵律、语义不一致情况下的情绪识别偏好分布图

为了更确切地考察汉语 HFA 儿童和 TD 儿童在韵律、语义线索不一致条件下的情绪识别发展能力,采用了两因素被试间方差分析进行检验。分析结果显示,HFA 儿童和 TD 儿童组别主效应显著,$F(1,96) = 6.530$,$p = 0.012$,表明 HFA 儿童的得分显著低于 TD 儿童。年龄主效应不显著,$F(1,96) = 2.614$,$p = 0.109$,表明 4—6 岁儿童和 6—8 岁儿童的得分不存在显著性差异。组别和

年龄的交互效应边缘显著，$F(1, 96) = 3.144$，$p = 0.079$。组别简单效应分析结果显示，在4—6岁儿童组内，HFA儿童和TD儿童的得分不存在显著性差异，$p = 0.581$；在6—8岁儿童组内，HFA儿童和TD儿童的得分存在显著性差异，$p = 0.003$，HFA儿童的得分显著低于TD儿童。年龄简单效应分析结果显示，在HFA儿童组内，4—6岁儿童的得分和6—8岁儿童的得分不存在显著性差异，$p = 0.902$；在TD儿童组内，4—6岁儿童的得分和6—8岁儿童的得分存在显著性差异，$p = 0.018$，4—6岁儿童的得分显著低于6—8岁儿童。

综上，本研究发现，在韵律、语义一致的情况下，各组儿童的情绪识别正确率都很高，且无显著性差异，HFA儿童和TD儿童的情绪识别表现相当。在韵律、语义不一致的情况下，4—6岁的HFA儿童、4—6岁的TD儿童和6—8岁的HFA儿童均更倾向于借助语义进行情绪识别，而6—8岁的TD儿童更倾向于借助韵律进行情绪识别。

四、讨论

在韵律线索、语义线索一致的情况下，HFA儿童和TD儿童情绪识别的正确率都很高，且无显著性差异。这表明在韵律线索和语义线索一致的情况下，HFA儿童的情绪识别能力不存在损伤，这与前人的研究结果一致（Lindner & Rosén, 2006; Segal et al., 2014）。

在韵律线索、语义线索不一致的情况下，4—6岁的TD儿童倾向于依靠语义来识别情绪，6—8岁的TD儿童倾向于依靠韵律来识别情绪，表明随着年龄的增长，TD儿童在识别情绪时由依靠语义线索向依靠韵律线索转变。然而，4—6岁的HFA儿童和6—8岁的HFA儿童在韵律线索、语义线索不一致的情况下都倾向于依靠语义来识别情绪，他们在情绪识别时并没有实现从语义线索向韵律线索的转变。该实验结果与Stewart等（2013）的研究结果相似。Stewart等（2013）发现，ASD成人在韵律、语义线索不一致情况下更倾向于借助语义线索进行情绪识别，且ASD成人的情绪识别表现差于TD成人。但遗憾的是，Stewart等（2013）并没有对此作出进一步的解释。然而，Segal等（2014）的研究却发现了与Stewart等（2013）不一样的结果。Segal等（2014）发现，在语言线索不一致的条件下，在普通教育场所学习的ASD青少年则更倾向于借助韵律线索进行情绪识别。Segal等（2014）和Stewart等（2013）不一致的研究结果可能是由实验情绪类型、实验材料和被试匹配程度的不同带来的。首先，在情绪类型上，Stewart 等（2013）考察了高兴、恐惧、愤怒、惊讶、厌恶 5 种情绪，而 Segal 等（2014）只考察了高兴、悲伤两种情绪。相关研究认为 ASD 个体对不同类型情绪的识别能力不同（Taylor et al., 2015; Philip et al., 2010; Wang & Tsao, 2015）。其次，在实验材料上，Stewart 等（2013）的实验材料为句子，Segal 等（2014）的实验材料为词汇。尽管情绪词和情绪句都能表达情绪，但在现实生活中，人们更多地使用句子表达情绪，单个词语或短语结构可能会限制情绪韵律特征的表达，用词汇作为实验材料不一定能准确反映出 ASD 被试的情绪识别能力。最后，在被试的匹配上。Segal 等（2014）没有严格匹配 ASD 被试和 TD 被试的总智商、言语智商、操作智商，这些因素或许也会影响被试对情绪识别的表现。

韵律和语义是情绪识别的两种语言线索。韵律能够通过改变基频、语速、停顿、音强等声学特征来表达不同的情绪，传达不同的语用意图；语义能通过改变话语内容来传递不同的情绪和意图。这两条线索究竟哪条在情绪识别中占主导地位？有研究表明，当语义线索和韵律线索不一致时，成年人会通过韵律线索来识别他人的情绪（Morton & Trehub, 2001; Friend & Bryant, 2000）。Ben-David 等（2016）通过言语情绪评定测试（Test for Rating of Emotions in Speech）来探究在情绪感知中语义线索和韵律线索是如何相互作用的。结果发现，韵律信息在言语情绪识别中占主导地位，韵律信息在言语情绪识别中的作用比语义信息大得多。

在韵律和语义不一致时，6—8 岁的 TD 儿童在识别情绪时能够像正常成人一样依靠韵律线索来识别情绪，并能够整合说话者的情绪韵律和情绪语义，进而正确地理解说话者的情绪状态（Wang & Tsao, 2015）。但由于 HFA 儿童的情绪韵律识别能力存在损伤（Hall et al., 2003; Lindner & Rosén, 2006; Doi et al., 2013; Gebauer et al., 2014），导致他们在识别情绪时只能过度依赖言语语义内容进行情绪识别，这就有可能降低其情绪识别的准确性（Grossman et al., 2000）。

五、结论

在韵律线索和语义线索一致的情况下，4—8 岁的 HFA 儿童的情绪识别能力与 TD 儿童表现相当。随着年龄增长，6—8 岁的汉语 TD 儿童识别情绪时实现了由依靠语义线索向依靠韵律线索的转变。但由于 HFA 儿童的情绪韵律识别能力存在损伤，导致其过度依赖语义内容，这使得 HFA 儿童未能出现由依靠语义线索向依靠韵律线索的转变，最终导致了 HFA 儿童在社会交往时表现出情绪识别障碍。

第二章
汉语高功能孤独症儿童的词义能力对语用加工的影响

第一章主要探讨了 HFA 儿童的韵律识别、加工以及利用韵律信息进行语用推理的能力，发现该人群在识别语调类型、情绪韵律方面的困难。第一章第四节的研究结果表明，尽管汉语 HFA 儿童利用语用韵律线索进行语用推理的能力较弱，但在很大程度上表现出语义加工能力的相对完好。有趣的是，有相当数量的前人研究认为 ASD 人群在语义加工方面与 TD 人群存在差异，本章就此作为切入点，探讨汉语 HFA 儿童的词义能力与其语用障碍之间的关联。

语义是交流过程中最主要的信息承载渠道。从最小音义结合体，到由句子组合成的语篇，都包含丰富且复杂的语义信息。其中，尽管词义相对固定，但随着词出现的语境不同，听话人也需要在特定语境下明确该词的具体意义。词的褒贬义就是一个典型的例子。与词的概念义相对，词的褒贬义通常需要依据语境获得，本身具有鲜明褒贬义的词在语境中其褒贬义也可能发生反转。本章第一节即探究了 HFA 儿童利用语境信息推测词的褒贬语义的能力。

除了褒贬义，词义还能够传达说话人的主观态度：心理动词可以表示情感、意向、认知、感受等方面的心理活动或心理状态；叙实动词则与其后命题的真假判断密切相关，强事实性动词后面的命题通常为真。如"约翰知道玛丽是一名教师"这一表达中，对于"约翰"而言，"玛丽是一名教师"该命题为真。本章第二节探究了动词语义事实性是否独立于补语句法对 HFA 儿童的心理理论能力起作用。与强事实性动词后的命题通常为真相反，当说话人产出包含心理动词的句子时，听话人对心理动词后命题的真假通常不确定，说话人需要产出恰当的语用条件句进行补充，以使听话人接受心理动词后的命题为真。考虑到 HFA 儿童在语用方面的障碍，本章第三节探究了汉语 HFA 儿童是否能够使用心理动词产出语义完整、语用功能完备的句子。

日常交流中，听话人还需要知道句中的一些关键词也可能使句子产生言外之意。例如，当 A 询问 B："今天的考试难吗？"B 回道："一些学生通过了考试。"那么 A 就需要推断：B 没有说"所有学生都通过了考试"，那就意味着"所有学生都通过考试"的陈述是不成立的，这就是使用"一些"的言外之意，即"一些"的语用含义是"一些而不是所有"。既然不是所有的学生都通过了考试，那可由此推断考试比较难。不同于形式逻辑中的数量包含关系，标量词"一些"需要听话人跨越语言编码的意义进行语用推理来寻求话语背后的含义。本章第四节探究了汉语 HFA 儿童"一些"的标量推理能力。

在书面语加工中，汉字与词之间的非一一对应关系会提出额外的语义加工挑战。汉语中存在相当数量的"同形词"（多音字），即一个字形会具有两个或更多音项，且对应的意义也彼此不同，如"长"可以读为 cháng，意为"距离大"；还可以读为 zhǎng，意为"年龄大"。在阅读过程中，语境信息将帮助阅读者明确汉语同形词的读音和意义。本章第五节探究了汉语 HFA 儿童对同形词的词义表征，以及在句子语境条件下的同形词识别能力。

第一节　句子语境下汉语高功能孤独症儿童词的褒贬义加工

一、引言

词汇的褒贬语义是附属在概念义之上表达人们特定感受的意义，传递了表达者肯定或否定、褒奖或贬损性的情感和评价等，可以加速启动社会认知和评价（刘全福，1997）。词汇的褒贬语义往往取决于它所在的语境。语言中大部分词语的意义都是中性的，这些词语本身并不具备感情色彩，其褒贬意义的产生几乎完全依赖于语境；而有些词虽然本身具有十分鲜明的褒义或贬义色彩，但是在特定的语境中，其褒贬义可以发生反转（罗建华，1999）。

与词汇的概念义相比，儿童对词汇褒贬语义的感知能力更强，尤其是幼儿和学龄前儿童。在语境中碰到陌生的新词时，儿童能够根据上下文的语境信息准确地推测出词语的褒贬义，这时，词汇的褒贬义比概念义更容易掌握（魏锦虹，2005）。例如，在故事里听到"小明把玩具分享给别的小朋友，小明真是一个慷慨的孩子"，儿童可能不能完全理解"慷慨"的概念义，但是儿童如果具备了一定的语境推理能力，便可以通过"慷慨"出现的上下文语境领会其褒贬义。

除了语境推理能力之外，词语褒贬义的加工还会受到个体社会化程度的影响。在社会化的过程中，个体在与他人和环境发生的相互作用中学习社会的标准、规范、价值和所期望的行为，并根据社会规范建立或肯定或否定的态度体系（龚顺梅，2008）。在掌握了一定的社会规范后，个体才能够对语境所涉及的行为或事件作出符合社会规范的评价，形成正确的态度，进而准确推测出陌生词语的褒贬义。例如，儿童需要知道"把玩具分享给别人"是一个正确的行为，他们才会认识到"慷慨"表达了对正确行为的肯定态度，进而才能推测出"慷慨"的褒贬语义。

前人研究发现 HFA 儿童和成人均能够理解句子的基本意义，但在利用语境信息推理词汇在语境中的特点含义时表现出困难，如在加工句子中的同形异义词时，难以根据语境信息读出符合语境的发音，而更倾向于读出同形异义词较为常见的发音（曹漱芹，2009；Eberhardt & Nadig，2016；Frith & Snowling，1983；Jolliffe & Baron-Cohen，1999）。然而，也有研究发现 HFA 个体的语境利用能力不存在损伤，他们可以利用语境信息确定代词的所指（于文勃等，2019），也能够通过语境线索学习新词的意义（Lucas et al., 2017）。因此，HFA 儿童的语境推理能力是否存在损伤尚未得到定论。

已有研究在讨论 HFA 个体的语境推理能力时多要求根据语境推理词汇精确的概念义，鲜有研究考察孤独症儿童能否根据语境信息推测词汇的褒贬语义。鉴于语境推理能力和个体社会化对词汇褒贬义加工的影响，观察 HFA 儿童利用语境信息推测词汇褒贬语义的表现，不仅可以进一步检验 HFA 儿童的语境推理能力，而且可以考察 HFA 儿童对他人行为进行社会评价的能力。孤独症的社会性异常，在人际交往中常表现出不适当的行动，在行为和情感上远离他人，那么他们能否掌握社会规则评判他人行为，又能否对他人行为表达明确的态度？已有研究考察了孤独症儿童对图片、视频和故事中涉及的行为进行社会道德评价的能力，既有研究发现孤独症儿童在判断他人行为时表现出困难（Loveland et al., 2001；Pierce et al., 1997），也有研究发现孤独症儿童对他人行为的道德判断结果与典型发展儿童一致（Carter et al., 2012）。因此，孤独症儿童对他人行为的评判能力仍是一个需要检验的问题。

本节将采用词汇学习任务，观察 5—7 岁汉语 HFA 儿童根据句子语境判断词汇褒贬意义的表现，评估该人群的语境利用能力，同时考察 HFA 儿童能否对他人行为做出符合社会规范的判断和评价。在实验材料中，每个新词均由两个汉语中不存在的假音节组成，每个新词结合一个简单的句子语境，描述了儿童熟悉的各种行为，如认真听讲、检查作业等。儿童需要根据语境信息对新词的褒贬义做出判断。研究假设一：如果 HFA 儿童对词汇褒贬语义判断的正确率处于随机水平，则说明 HFA 儿童的语境推理能力受损，难以根据语境信息推测词汇的褒贬语义；如果正确率显著高于随机水平，则说明 HFA 儿童具备一定的语境推理能力。研究假设二：如果 HFA 儿童对词汇褒贬义判断的正确率低于 TD 儿童，则说明 HFA 儿童对他人行为的社会评判能力存在损伤。

二、研究方法

（一）被试

选取 24 名认知水平较高、无明显行为问题的孤独症儿童。24 名孤独症儿童均已经接受医学诊断并具有医院的诊断证明，均符合美国《精神障碍诊断与统计手册（第 5 版）》对孤独症的诊断标准。根据高功能孤独症的韦氏智力总分不低于 70 的标准（Rubin & Lennon，2004），采用韦氏儿童智力量表中国修订版测量了 HFA 儿童的言语智商、操作智商和总智商，24 名孤独症儿童三项智商得分均高于 90 分（表 2-1）。

表 2-1　HFA 儿童和 TD 儿童的基本信息及匹配情况

匹配指标	HFA 儿童（N=24）	TD 儿童（N=24）	t（46）	p
生理年龄/月	69.29（6.19）	72.08（10.91）	−1.09	0.281
言语智商/分	110.33（8.29）	114.63（10.77）	−1.55	0.128
操作智商/分	117.54（10.25）	117.50（10.22）	0.01	0.992
总智商/分	115.25（8.72）	117.29（9.08）	−0.79	0.434

与 HFA 儿童相匹配的 TD 儿童 24 名，均无其他发展性疾病。所有被试均为汉语母语者，无听力和视觉障碍，儿童经监护人和学校教师许可后参加实验。两组被试的基本信息如表 2-1 所示。独立样本 t 检验结果显示两组被试在生理年龄、言语智商、操作智商和总智商上均不存在显著性差异（ps <0.05）。

（二）材料

实验材料由 30 个语段组成，褒义语段和贬义语段各 15 个。每个语段包含一个语境句和一个目标句。语境句均为描述性语句，描述内容都提供了含有褒义或贬义的语境信息。语境句的编写依然参照了儿童读本、小学一年级语文教材中的语言素材，描述内容抽象程度较低，贴近儿童的实际生活，语法上贴近儿童的自然语言。编写完语境句后，再对目标句进行填充。目标句表达对语境句中描述内容的评价，在每个目标句中，都含有一个双音节假词，这些双音节假词由符合声母与韵母的拼合规则，但不符合现代汉语拼读规则的两个假音节随机组成。为了排除被试可能对特定声调的音节产生偏好，对两个假音节的声调进行了统一，所有假词中的第一个假音节为一声，第二个假音节为四声。这些双音节假词在句中充当形容词的功能，对上文的句义起评价作用。为了避免记忆加工水平差异对被试语义加工的影响，对语境句和目标句的长度都进行了控制，每个段落的长度在 20 个音节以内。

实验材料编写完成后，将每个语段录制为音频材料。录制时，使用普通话朗读实验材料，朗读时使用中性的语调，避免带有任何积极或消极的感情色彩。由 15 名成人对语段的褒贬义程度、合理度与自然程度进行评定，从最初的 48 条实验材料里剔除了 18 则语境句褒贬意义不明确和目标句较抽象的内容，保留了 30 个语段，褒义语段和贬义语段各 15 个。例如：

[1]褒义：他经常打扫房间。他的习惯很 bōu diàng。
[2]贬义：他经常弄脏房间。他的习惯很 muāi tiàng。

（三）程序

实验要求被试完成听句判断任务。指导语为："小朋友你好，欢迎你来参加我们的实验！接下来，你将听到几段话，每段话里都包含两个句子。在每个段落的第二句话中，你将听到一个从来没有听到过的新词语，这个词语有两种可能的意义，一种是表达一个好的意义，一种是表达了一个不好的意义，请你听完整句话后，告诉老师你认为这个没听过的新词语的意义是好的还是不好的。"正式实验开始前，先让被试进入练习阶段。练习阶段共有 4 则材料，褒、贬义语境材料各两则。确保被试理解了实验任务后进入正式实验。

正式实验中，使用 E-Prime 3.0 软件呈现实验材料。对实验材料的呈现顺序进行伪随机处理，同一语义类型的刺激不能连续出现三次及以上，避免被试在实验中寻找顺序规律。实验过程中，避免对被试进行任何提示或干扰，也不对被试进行答案正误的反馈。整个实验过程约需 20 min。被试的回答由主试在表格中用纸笔进行记录。如果被试的回答与上文语境提供的信息一致，记为正确；如果回答与上文语境相反，则记为错误。如果被试回答"不知道"或不能给出明确答案，也记为错误。

三、结果

分别统计 HFA 儿童和 TD 儿童根据语境对假词褒贬义做出正确判断和错误判断的个数，具体结果见表 2-2。

表 2-2　两组儿童假词褒贬义的判断结果

组别	正确判断数量/个	错误判断数量/个	错误率/%
HFA 儿童	578	142	19.72
TD 儿童	685	35	4.86

对两组儿童假词褒贬义的判断结果进行卡方检验，结果表明 HFA 儿童对假词褒贬义的判断结果与 TD 儿童的判断结果存在显著差异，$\chi^2(1) = 73.75$，$p < 0.001$，HFA 儿童对假词褒贬义做出错误判断的个数多于 TD 儿童。

四、讨论

本节考察了 HFA 儿童利用语境信息判断假词褒贬语义的表现。在提供了隐含褒贬语义的上文语境条件下，HFA 儿童对下文语句中假词褒贬语义的正确判断率已达到 80%，说明 HFA 儿童能够利用语境线索对词汇褒贬义进行加工，否则 HFA 儿童根据语境推测假词褒贬义的表现应处于随机水平。虽然 HFA 儿童对假词褒贬义的正确判断率明显高于随机水平，但是他们对假词褒贬义的判断表现仍与 TD 儿童存在显著差异，HFA 儿童根据语境对假词褒贬义做出正确判断的个数显著少于 TD 儿童，这说明 HFA 儿童对某些语境句所描述的行为或事件的认识不同于 TD 儿童，因而对这些行为的评价和态度与 TD 儿童存在差异。

语境是获得词汇语义的重要渠道。TD 儿童的语义理解存在语境促进效应，语境信息能够促进 TD 儿童对新词语义的理解，与机械重复相比，TD 儿童更容易从丰富的上下文语境线索习得新词的语义（刘妮娜等，2017；刘妮娜等，2019）。孤独症人群的语境利用能力一直是孤独症语言问题的研究焦点。除了难以根据语境信息识别同形异义词之外，HFA 个体也难以根据上下文语境理解有歧义的句子，在整合语境进行情节推理时也表现出困难（Jolliffe & Baron-Cohen, 1999, 2000）。本节发现 HFA 儿童利用语境信息判断假词褒贬义的正确率达到 80%，说明 HFA 儿童能够将实验材料中的两个句子统整起来，并且能够根据第一句提供的语境信息判断第二句中假词的褒贬语义。

利用语境信息加工词汇语义与个体推理和整合信息的能力有关，对语境线索的利用需要个体将词汇语义与已经获得的语境信息整合起来。有研究者认为孤独症人群受损的语境利用能力支持了弱中心统合能力观。该观点认为孤独症个体无法整合概括广泛的刺激和背景，在加工复杂刺激时会倾向于将其理解为相分离的部分，因而难以整合成有意义的整体（Frith, 2003；Happé, 1999），而较弱的语境利用能力仅是弱中心统合能力在语言中的表现。然而，近年来，越来越多的研究发现孤独症人群能够进行整体加工（Barzy et al., 2020），他们能够利用语境信息完成代词加工和新词学习（于文勃等，2019；Lucas et al., 2017），弱中心统合能力观被质疑，本节的结果同样不支持弱中心统合能力观。

在本节中，无论是 HFA 儿童还是 TD 儿童，5—7 岁的年龄阶段均处于社会性发展阶段。5—7 岁的 TD 儿童对词汇褒贬义的判断结果已表现出天花板效应，说明 TD 儿童已掌握与实验材料所涉及的行为或事件相关的社会规则、规范，因而能对语境所描述的行为或事件形成与社会规则一致的评价和鲜明的褒贬态度。而 5—7 岁的 HFA 儿童对词汇褒贬义判断的正确个数显著少于 TD 儿童，说明他们掌握的有关行为或事件的规则少于 TD 儿童，由于尚未掌握某些行为或事件的规则，而对这些行为或事件未能形成正确的社会评价和明确的褒贬态度。

有研究者认为孤独症人群错误的社会评价（social misjudgment）可能与该人群受损的心理理论能力有关（Baron-Cohen, 1995）。由于心理理论能力受损，孤独症人群在与他人的互动中难以理解和推理他人的心理状态，因而在评估某一行为对他人造成的影响时便会出现困难，从而无法判断行为的好坏，难以掌握社会行为规则。然而，在本节中，虽然 HFA 儿童与 TD 儿童对词汇褒贬语义的推测存在差异，但是 HFA 儿童对行为或事件的褒贬评价正确率达到 80%，说明他们具备了一定社会规则习得能力，已经掌握了一些社会规范，并且能够根据社会规范对句中描述的行为或事件进行或好或坏的社会评价。同样，情绪语义识别的研究发现孤独症儿童能够很好地识别句子语境信息传递的有关个体内心的情绪状态，例如，孤独症儿童可以识别出"我得到了一等奖"传递的高兴情绪（Lindner & Rosén，2006）。这些结果说明孤独症儿童可以对行为或事件进行社会认知，推测出行为或事件传递的情绪，判断行为是否符合社会规范，心理理论能力受损的观点无法解释这些研究结果。HFA 儿童词汇褒贬义的判断能力落后于 TD 儿童是否仅是一种发展滞后的表现？即 HFA 儿童是能够掌握社会规则的，但由于社会交往缺陷，他们掌握社会规则的速度可能慢于 TD 儿童。随着年龄的增长，HFA 儿童与 TD 儿童之间的差异是否会消失？前人研究发现年龄更大的 HFA 儿童（平均年龄为 9 岁）已经能够对非言语行为（与本节涉及的行为类似，如偷别人的东西）做出与 TD 儿童一致的社会评价，但是评价言语行为（例如，与别人问候时说："你的父亲死了吗？"）的好坏时所犯的错误仍多于 TD 儿童（Loveland et al.，2001）；即便年龄更大的 HFA 儿童（平均年龄为 13 岁）能够与 TD 儿童一样对行为进行正确的社会评价，但是他们无法用语言解释评判的结果，他们在对行为进行社会评价时激活的大脑区域也不同于 TD 儿童（Carter et al.，2012）。因此，孤独症人群的社会评价能力及其损伤原因仍有待进一步探究。

五、结论

本节实验发现，5—7 岁的汉语 HFA 儿童能够根据隐含褒贬语义的上文语境推测下文语句中假词的褒贬义，但是他们对假词褒贬义的判断结果仍与 TD 儿童存在差异，说明 HFA 儿童对社会规则和规范的认识可能存在不足，影响了对上文语境中行为的社会评判，形成了与社会规范相违背的褒贬态度，从而阻碍了对词汇褒贬语义的加工。

第二节 汉语高功能孤独症儿童动词语义事实性加工

本章第一节研究表明 HFA 儿童具备一定的利用上下文语境推测假词褒贬语义的能力，这可能说明这些词的褒贬义具有固定性和独立性，不太要求听话人过多评估说话人的心理状态。但有些词不一样，要准确理解它们的意义，就得具备他人眼光，理解他人看待世界和认识世界的视角。这一节讨论的一些心理动词就是这样，这些动词在"事实性"这一语义特征上强弱不同，因而要求听话人能够把握有强度区分的心理状态。前人研究曾指出心理理论能力和补语句法能力与动词语义事实性密切相关，本节将重点探究动词语义事实性对 HFA 儿童心理理论能力的独立作用。

一、引言

心理理论（ToM）指的是个体理解他人心理状态并根据这些信息进行推理，以解释和预测他人行为的能力（Premack & Woodruff，1978）。Baron-Cohen 等（1985）最早发现 ASD 儿童在心理理论能力方面存在障碍。他们使用 Wimmer 和 Perner（1983）木偶游戏测验考察儿童的心理理论能力，结果发现 85%的 TD 儿童可以通过这一任务，但只有 20%的高智龄 ASD 儿童才能通过这一任务。因此，作者认为该群体在推断他人的心理状态过程中存在困难。由于 ASD 儿童同时表现出明显的语言使用障碍和较弱的心理理论能力，那这两个因素之间是否有关系呢？

错误信念（false belief）任务是被广泛接受的评估心理理论能力的测验。以 Sally-Anne 任务为例，首先会给儿童讲一个故事，里面有两个人物：Sally 和 Anne，Sally 先把玻璃球放进篮子里，然后出去了。Anne 随后把玻璃球拿出来放进她的盒子里。紧接着，Sally 回来想找她的玻璃球。所设置的错误信念问题是：Sally 会在哪里寻找她的玻璃球。为了准确地回答问题，儿童必须建构两个独立的心理表征，即玻璃球所在的真实位置和 Sally 认为的玻璃球被自己放置的位置。心理理论能力的发展可能是基于儿童的世界知识和社会经验，而语言作为人们交流思想的符号系统，传递着外部事件和内部意识，为儿童提供了获取个人知识和经验的有效途径，能够促进儿童与他人的互动。Feldman 和 Lynch（1988）提出心理理论能力和语言的使用具有相同的递归规则，也就是说，心理理论能力的发展可能取决于句法发展的最低水平（de Villiers & de Villiers，2000）。

目前研究者普遍认为，个体很可能依赖语言推理实现心理理论推理所需的表征过程，研究者也在猜想到底语言系统中的哪些成分会影响心理理论能力的发展。大多数研究者认为，补语句法在其中发挥重要作用，在补语句法结构中，主句中动词的一个命题论元是由一个从句实现的。例如，补语从句"小华已经回家了",可以嵌入主句"爸爸相信"中,从而产生一个复合句"爸爸相信小华已经回家了"。在补语句法中,从句的真值情况不干扰主句的真值,即不符合实际的命题从句也可以嵌入主句中,如"小明以为苹果是黑的"这句话是真的,但补语从句所表达的命题是假的。

以往的研究表明,儿童对补语句法的理解与心理理论能力发展有着密切的关系(Jenkins & Astington, 1996; de Villiers & Pyers, 2002; Lind & Bowler, 2009; Durrleman & Franck, 2015)。在 Durrleman 和 Franck(2015)的工作中,他们考察了 6—16 岁 ASD 儿童和非言语智商匹配的 TD 儿童的错误信念任务成绩、补语句法理解能力和执行功能成绩。结果表明,两组被试在三项任务上的表现相似,但当使用言语错误信念任务评估心理理论能力时,ASD 儿童组与 TD 儿童组相比有明显差异,更重要的是,对于两组儿童来说,错误信念任务得分和由沟通动词引导的补语从句任务得分显著相关。鉴于这一相关关系,作者认为 ASD 儿童的补语句法理解能力是他们通过心理理论测试的必要条件。

在 ASD 儿童群体内,虽然补语句法理解和错误信念任务成绩的相关关系已经被证实,但是以往研究对补语句法理解能力的评估存在不足。补语从句常由心理动词(如 think、assume)和沟通动词(如 tell、say)引导,当我们要确定补语从句的真值时,被试必须能理解心理动词的语义内容并且掌握补语句法知识。以往研究证实 ASD 儿童在理解和产出心理动词时存在困难(Song et al., 2017; Yi et al., 2013; Ziatas et al., 1998),尽管他们能够掌握动词含义,并从心理动词中推断出给定或预设的知识,但他们较少能推断出心理动词在语境中的隐含义,也很难使用社交脚本进行推理(Dennis et al., 2001)。因此,以往研究中对补语句法理解能力的考察可能杂糅了心理动词的理解,这就导致我们无法确定是哪个语言结构能够预测孤独症儿童的心理理论能力。

除了补语句法外,动词语义事实性也被认为会影响儿童的心理理论能力(Ruffman et al., 2003)。为了考察语言在儿童心理理论能力发展轨迹中所扮演的角色,Ruffman 等(2003)考察了儿童的错误信念任务表现和一些语言相关能力的情况,包括语法和语义两个方面。相关分析表明,心理理论能力与一般语言能力有关,但单一语法或语义成绩无法解释心理理论能力。这一结果提示我们,心理动词语义事实性理解在心理理论的推理中也可能发挥一定的作用,而且有以下三方面的证据支持这一猜想。

首先,儿童如果能够接触更多的心理动词,那么他们在心理理论测验中将会表现更好。行为研究显示,当父母在与孩子交流时使用更多的心理动词时,他们的心理理论能力就会得到发展（Slaughter et al., 2007）。同时，尽管 ASD 儿童在使用心理动词方面表现出明显的困难和迟钝，但他们对这类动词的习得和使用与心理理论能力的发展密切相关（Ziatas et al., 1998）。其次，心理动词的语义事实性可以预测其引导从句的真值情况。Leech（1983）将动词分为事实性动词和非事实性动词。事实性动词表明补语从句是一个真实的陈述，如"我认为是在下雨"，而非事实性动词则表示补语从句真值为假，如"我以为是在下雨"。动词语义事实性不仅反映了说话者的思维内容，还反映了说话者的主观态度。如上文所述，能否通过错误信念任务的关键在于能否成功构建他人的心理状态，而动词语义事实性能有效帮助听话者分离说话人的心理表征与现实情况，从这一角度看，心理动词语义事实性很可能与错误信念推理有着密切关系。同时，最近针对典型发展儿童的研究表明，错误信念任务的表现受动词语义事实性的影响（Lee et al., 1999; Cheung et al., 2009; Tardif et al., 2004）。Lee 等（1999）的研究发现，3—5 岁儿童在包含不同事实性类型动词的错误信念任务中的表现有明显差异，当用"以为"和"当"等强非事实性动词对信念问题进行提问时，被试的得分显著高于用"想"等这种中性事实性动词，这一结果表明，心理动词语义事实性在理解错误信念中起着重要作用。张长英（2012）也发现，理解心理动词，特别是对其语义事实性的理解，是学龄前儿童理解错误信念的重要预测因素。然而，对于孤独症儿童，动词语义事实性对错误信念任务的独特贡献尚不清楚。更为关键的是，如果动词语义事实性和补语句法确实都影响了 ASD 儿童的心理理论能力，那么动词语义事实性的作用是否独立于补语句法尚不清楚。

　　本研究旨在探讨在排除补语句法理解成绩后，ASD 儿童的动词语义事实性理解与心理理论能力之间是否存在相关关系。我们采用韦氏儿童智力量表中国修订版对儿童的言语智商、操作智商和总智商进行评定，同时通过补语句法理解测验评估参与实验被试的补语句法理解能力，只有对补语句法有较好理解能力的 HFA 儿童才可以参加接下来的任务，即动词语义事实性理解测试和错误信念任务。鉴于典型发展儿童心理动词语义事实性理解与心理理论能力之间存在着密切关系，我们预期在 ASD 儿童群体中同样能够发现这一关系。此外，为了更好地构建动词语义事实性在心理理论能力发展中的作用，我们将心理动词和动作动词都纳入到动词语义事实性理解测试中。最后，希望本研究能为干预 HFA 儿童的社会交际能力提供新的方向。

二、研究方法

（一）被试

本研究的研究对象均为 HFA 儿童，来自青岛市某康教中心和南京市某些小学。在教师和家长的帮助下，选择语言能力和合作意愿较好的 45 名孤独症儿童（男：41，女：4）。所有 HFA 儿童年龄均在 48—84 个月，而且都是以汉语为母语，均为右利手，并且没有视听缺陷和其他神经性疾病。采用韦氏儿童智力量表中国修订版测量被试的言语智商、操作智商和总智商，参加实验儿童的言语智商至少应达到 90 分。

（二）感知动词补语句法理解测验

由于没有专门的适合普通话儿童的补语句法理解测验，因此我们采用 Durrleman 和 Franck（2015）所编制的测验并进行修订。在 Durrleman 和 Franck（2015）的研究中，作者使用了三种类型的动词（沟通动词、认知动词和感知动词）。但考虑到前两类动词对 4—7 岁儿童来说比较难，因此，我们仅通过感知动词（看）所引导的补语从句来衡量儿童的补语句法理解能力。

感知动词补语句法理解测验任务包括三个阶段：热身、练习和正式测试。热身阶段和练习阶段的目的是确保儿童能够分别识别场景中的人物和理解正式测试中使用的感知动词。三个阶段中每一个试次的句子都与一张图片相匹配，每个图片展现的场景都包含该年龄段儿童非常熟悉的动物角色，如鸭子、大象。在热身阶段，儿童被要求根据主试的要求指出动物，如"请把鸭子指给我"。练习阶段的句子只包含感知动词"看"，没有其引导的补语从句，如"大象在看鸭子"（图 2-1 左）。听完句子后，被试被要求判断句子和图片的匹配程度。

由于 HFA 儿童在热身和练习阶段表现较好，可以断定本研究的 HFA 儿童的语言能力能够达到完成感知动词补语句法理解测验任务的前提条件。因此，被试能否通过感知动词补语句法理解测验的关键仅为能否理解主句和从句之间的补语关系，正式测试总共有 12 个试次。这些句子由主试口头念给每个儿童，然后要求他们依据图片对给出句子的真值做出判断。正式测试中的补语从句都是由感知动词引导的，如"大象看老鼠踢足球"（图 2-1 右）。在 12 个试次中，有一半与图片描述相符，另一半与图片描述不符，儿童每答对一题得 1 分，满分为 12 分。

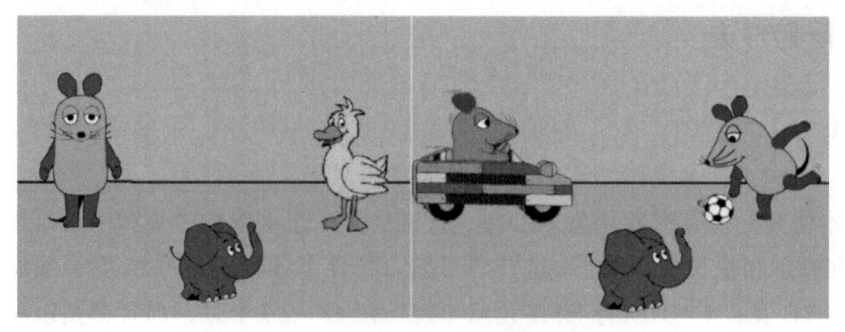

图 2-1　感知动词补语句法理解测验示例

为了排除补语句法对心理理论能力的预测作用，本研究筛选被试的另一个重要标准是只要求在补语句法理解测验中表现较好的被试参加动词语义事实性理解测试任务和错误信念任务。由于补语句法理解测验采用 12 个题目的强迫选择任务，根据二项分布原理 $np + Z_{0.05} \cdot \sqrt{np(1-p)} = 8.85$，每个被试只有在回答正确 9 个题目或以上时才能说明该被试真正掌握了这一能力。最终，38 名 HFA 儿童符合要求，全部参加接下来的实验，其中，11 名儿童仅参加了动作动词的语义事实性理解测试，14 名儿童仅参加了心理动词的语义事实性理解测试，13 名儿童参加了两种类型动词的语义事实性理解测试。表 2-3 为被试的基本特征数据。

表 2-3　被试的基本情况及各项测试得分

组别	生理年龄/月	言语智商/分	操作智商/分	总智商/分	补语句法理解测验得分/分
动作动词组（N=24）	69.33（11.65）	117.46（15.23）	117.88（12.33）	119.42（12.61）	11.75（0.61）
心理动词组（N=27）	74.48（13.92）	118.11（14.68）	116.30（12.81）	118.93（13.22）	11.69（0.63）

（三）错误信念任务

由于大多数儿童都是学龄前儿童，因此我们采用一级错误信念任务来考察他们的心理理论能力。本研究采用了三个意外地点任务，每个场景由 8 张图片组成（Baron-cohen et al., 1985）。例如，第一个场景中有两个任务角色和一个目标物体（篮球），如图 2-2 所示。首先，被试被要求根据图片讲述一个故事，故事应该包括以下要点：男孩把篮球放进盒子里，然后离开了教室。随后，一个女孩走进教室，把篮球拿出来放在讲台附近。过了一会儿，男孩回到教室。

故事讲完后,孩子们被要求回答两个问题:①当男孩回到房间时,他要去哪里找篮球?②他为什么要在那里找篮球?

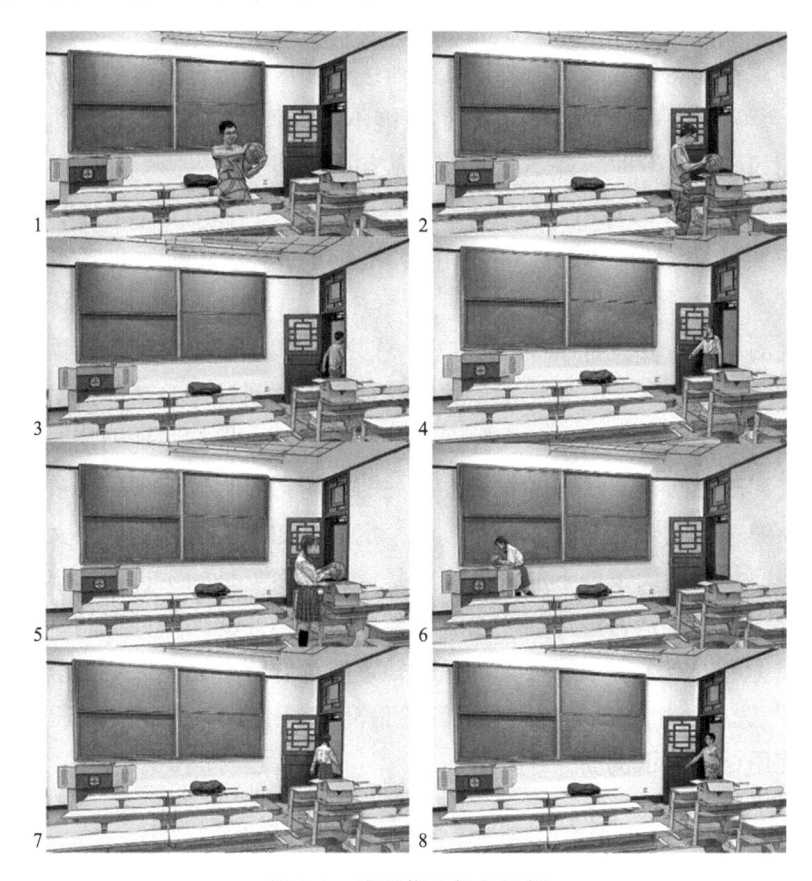

图 2-2　错误信念任务示例

为了准确地回答问题,儿童必须将自己转换到第一个角色(即男孩)的视角,从而构建一个连贯的情境模型。对于第一个问题,正确答案应该体现男孩会到他放置篮球的位置寻找篮球等相关含义;对于第二个问题,正确答案应该体现男孩并不知道有人将篮球放在了别处等相关含义。只有当被试正确回答这两个问题后,才能得 1 分,错误信念任务的总分为 3 分。

(四)动词语义事实性理解测试任务

在 Cheung 等(2009)的研究基础上,我们采用语义理解任务考察被试对动词语义事实性的理解,该任务要求被试判断主试所说补语从句的正确性。事实性动词分为三类：强事实性动词、中性事实性动词和强非事实性动词。

在心理动词组中，强事实性动词"知道"能肯定补语内容的真实性，如"约翰知道玛丽是一名教师"，表示玛丽确实是一名教师，然而，像"以为"这样的强非事实动词会导致听者对补语从句所表示的内容做出否定的推断。例如，"约翰以为玛丽是一名教师"暗示玛丽可能不是教师。另外，当句子包含中性事实性动词如"认为"时，并不会对补语从句的真实性产生影响。在动作动词组中，表达补语内容的强事实性动词为"发现"，对补语内容无判断倾向引导的中性事实性动词为"听说"，突出补语从句否定意义的强非事实性动词为"假装"。

本次测试中总共设计了30个句子，总共6个动词（3个动作动词和3个心理动词），分别涵盖5个句子。正式实验之前，分别对每个动词组中的三个动词进行一次练习实验。每个试次包含两个句子：一个带有心理动词或动作动词的陈述句和一个与补语从句的真实性有关的疑问句。听完句子后，被试必须从四个选项中选择一个：是的、没有、不一定、不知道。根据动词语义事实性的预设，强事实性动词条件下的正确答案是肯定选项（是的），强非事实性动词条件下的正确答案是否定选项（没有），中性事实性动词条件下的正确答案是中性选项（不一定）。如果被试真的不知道问题的答案，主试会要求被试选择"不知道"选项。每个动词类别下的测验最高分都是15分。表2-4提供了本次测试中使用材料的示例。

表2-4 动词语义事实性理解测试示例

动词组别	心理动词	动作动词
强事实性	小明知道姐姐带钥匙了，姐姐带钥匙了吗？ **A. 是的**　B. 没有 C. 不一定　D. 不知道	小明发现小华换衣服了，小华换衣服了吗？ **A. 是的**　B. 没有 C. 不一定　D. 不知道
中性事实性	小华认为妈妈扫地了，妈妈扫地了吗？ A. 是的　B. 没有 **C. 不一定**　D. 不知道	小华听说小明买电脑了，小明买电脑了吗？ A. 是的　B. 没有 **C. 不一定**　D. 不知道
强非事实性	爸爸以为小明拿筷子了，小明拿筷子了吗？ A. 是的　**B. 没有** C. 不一定　D. 不知道	小雨假装自己去操场了，小雨去操场了吗？ A. 是的　**B. 没有** C. 不一定　D. 不知道

注：正确答案加粗标识。

三、结果

三个错误信念场景共有六个问题，如果被试正确地回答了每个场景中的两个问题，那么我们就认为被试通过这一场景的测试；如果他们至少通过两个场景，那么他们会被认为是具备较好的心理理论能力。在两个动词组中，大约一半的 HFA 儿童通过了错误信念任务测试，如表 2-5 所示。

表 2-5　HFA 儿童错误信念任务成绩和动词语义事实性理解测试成绩

组别	错误信念任务 通过	错误信念任务 失败	动词语义事实性理解测试 通过	动词语义事实性理解测试 失败
动作动词组（N=24）	12（50.00%）	12（50.00%）	16（66.67%）	8（33.33%）
心理动词组（N=27）	12（44.44%）	15（55.56%）	16（59.26%）	11（40.74%）

被试在动作动词组的动词语义事实性理解测试得分均值和标准差分别为 9.50 和 4.06，心理动词组为 8.48 和 3.60。两个动词组别中，动词语义事实性测试得分与随机水平（0.25×15=3.75）差异显著（动作动词组：$t(23)=6.93$，$p<0.001$，心理动词组：$t(26)=6.83$，$p<0.001$）。为了考察动词语义事实性与错误信念理解（false belief understanding, FBU）成绩之间的关系，我们对每类动词分别进行了逻辑斯谛回归，重点考察了动词语义事实性测试的成绩是否能够预测错误信念任务的成功。然而，在 R 统计软件中运行的模型由于拟合概率为 0 或 1，在数值上无法收敛，因此，我们采用卡方检验（chi-square test）考察 HFA 儿童的心理理论能力与动词语义事实性理解的关系。根据动词语义事实性理解测试任务的得分，将得分为 7 分（ $np+Z_{0.05}\cdot\sqrt{np(1-p)}=6.60$ ）或以上的儿童划为高水平组，其余的为低水平组。如果错误信念理解与动词语义事实性理解之间存在相关关系，那么在动词语义事实性理解测试任务中得分较高的儿童，通过错误信念任务的比例将高于得分较低的儿童。

在动作动词组中，卡方检验结果表明，错误信念和动词语义事实性之间存在显著的交互效应（$\chi^2(1)=9.19$，$p=0.002$）。动词语义事实性理解测试任务中的高水平被试更容易通过错误信念任务（$\chi^2(1)=1.33$，$p<0.001$），而低水平被试通过错误信念任务与否的差异不显著（$\chi^2(1)=12.00$，$p=0.25$）。心理动词组也有类似的交互效应（$\chi^2(1)=11.97$，$p<0.001$）。简单效应分析结果表明，在动词语义事实性理解测试任务中表现较好的被试更容易通过错误

信念任务（$\chi^2(1) = 12.00, p < 0.001$），反之亦然（$\chi^2(1) = 3.27, p = 0.07$）。两个动词组的交互效应结果如图 2-3A 所示。此外，本研究还利用卡方检验考察补语句法理解能力能否预测错误信念任务的成绩，因为本研究所有被试都具有较好的补语句法理解能力，如果这一关系成立，那么，所有儿童都应该通过错误信念任务。然而，无论是动作动词组还是心理动词组，被试补语句法理解测试结果与错误信念任务成绩均无显著相关（动作动词组：$\chi^2(1) = 0.00, p > 0.05$，心理动词组：$\chi^2(1) = 0.33, p = 0.56$）。此外，动词语义事实性与补语句法理解能力无显著相关（动作动词组：$r(23) = 0.16, p = 0.46$，心理动词组：$r(26) = 0.07, p = 0.71$）。上述实验结果如图 2-3B 和图 2-3C 所示。最后，我们用错误信念任务的得分和动词语义事实性理解测试的得分进行肯德尔相关分

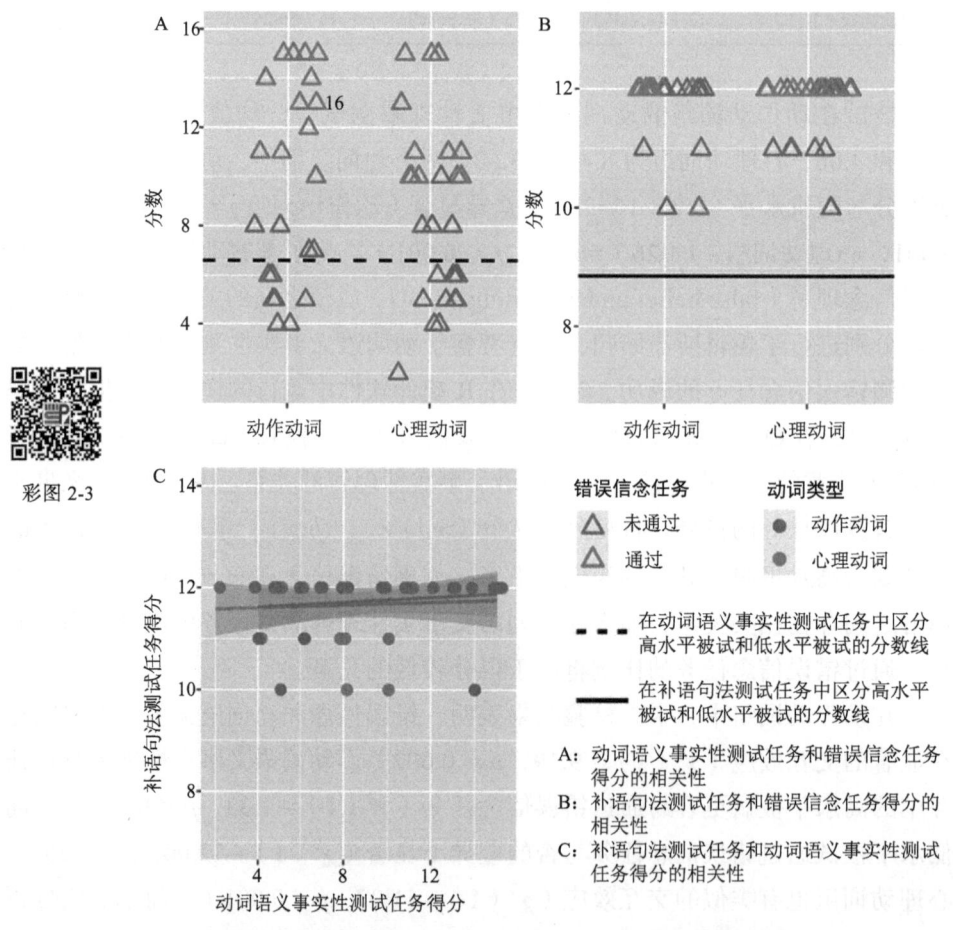

图 2-3 相关分析（错误信念任务，补语句法，动词语义事实性）

析。在动作动词组和心理动词组中，错误信念任务成绩与动词语义事实性显著相关（动作动词组：$\tau(23)=0.71, p<0.001$，心理动词组：$\tau(26)=0.71, p<0.001$）。但是，错误信念任务成绩与补语句法理解测试任务之间无显著相关关系（动作动词组：$\tau(23)=0.18, p=0.36$，心理动词组：$\tau(26)=0.30, p=0.11$）。

四、讨论

许多研究者认为，较弱的补语句法理解能力可以解释为什么 ASD/HFA 儿童在完成错误信念任务时会遇到困难。除了这种语言结构外，本研究还旨在探讨动词的语义事实性是否也会在 HFA 儿童的心理理论推理中发挥作用。结果表明，HFA 儿童动词语义事实性理解测试任务的成绩与错误信念任务成绩之间存在相关关系。此外，尽管被试具有较好的补语句法理解能力，但他们通过错误信念任务的比例与随机水平没有显著差异。这些结果表明，动词语义事实性理解能力能够独立预测 HFA 儿童的心理理论能力。

补语从句的结构通常由两个并行知识表征组成，这促使语言使用者构建两种独立的心理状态，这种能力很有可能是个体通过错误信念任务所必需的。基于此，许多研究验证了在典型发展儿童（de Villiers & de Villiers, 2000）、听障儿童（Peterson & Siegal, 1995; Schick et al., 2007）以及孤独症儿童组（Happé, 1995; Tager-Flusberg, 2000; Durrleman & Franck, 2015），补语句法的掌握程度和错误信念任务成绩存在显著的相关关系。值得注意的是，除了补语句法，心理动词的语义事实性同样可以帮助听话者建构说话者的心理表征，例如，当句子"爸爸去公司了"嵌入在强事实性动词（知道）后而非强非事实性动词（以为）时，命题更可能是真的。心理动词的语义事实性通常表达说话人对句子的态度和内心的言语行为，会引导听者识别出真实的行为和思维。但是，这一猜想是否能够得到实证数据的支撑，是本研究所关注的问题。

为了考察动词语义事实性对 ASD 儿童心理理论能力的解释作用，我们利用感知动词补语句法理解测验来筛选出补语句法理解较好的 HFA 儿童。卡方检验和相关分析都证实了我们的假设，即错误信念任务得分与理解心理动词的语义事实性密切相关。这些结果与以往研究结果基本一致，例如，Ziatas 等（1998）发现阿斯伯格障碍儿童的心理理论能力受损，并且他们很少使用信念术语（如思考、知道、猜测）；此外，Siller 等（2014）还发现 TD 儿童和 ASD 儿童在叙事任务中对情感词语的使用情况都与他们心理理论能力任务的表现相关。

在语言的使用中，信息通常用来传达说话者对客观世界的看法和观点。动词的语义事实性不仅反映了说话人的内心世界，而且可能与现实世界并无关联（陈振宇和甄成，2017）。要理解心理动词语义事实性，就需要了解说话人的思维与真实行为的差距，甚至是说话者想要表达的信息。要想掌握"知道""以为"等动词的语义事实性，需要基于语境信息进行准确推理，并能洞察人物的心理状态。以实验中的场景一为例，在动词语义事实性理解测试中表现较好的HFA儿童可能可以更好地分离两种心理表征，即男孩认为篮球仍然在盒子里，但女孩把篮球放在了讲台旁。因此，本研究中所发现的错误信念任务成绩与儿童心理动词语义事实性理解测试得分显著相关这一结果，提示动词的语义事实性可以作为儿童推断说话人的心理表征、处理内心世界与现实关系的工具。此外，我们还发现动作动词的语义事实性理解与错误信念理解之间也存在着较强的相关性，这很可能因为材料中的动作动词具有心理动词的一些特点，如"假装"等动词要求儿童建构一个与现实世界相反的心理表征。总之，HFA儿童的心理理论能力与他们对两种动词语义事实性的理解均有着较强的关系。

本研究发现 HFA 儿童的补语句法理解能力与错误信念理解能力并无显著相关，也与以往研究结果一致（Durleman et al., 2016; Durrleman & Franck, 2015），即当以感知动词引导的补语句法结构作为实验材料时，其成绩与心理理论能力没有显著关系。与理解心理动词和沟通动词相比，理解感知动词较为容易，不会给 HFA 儿童带来认知负荷，从而可以更好地考察 HFA 儿童的补语句法理解能力。因此，结合前人的研究表明，补语句法理解本身无法直接解释该群体错误信念任务的成绩，而是与引导补语从句的动词一同发挥作用。

本研究最大的价值在于考察动词语义事实性和心理理论关系之前，排除了补语句法理解能力的干扰。尽管参加本研究的 HFA 儿童在补语句法理解测验任务中表现良好（两个动词组儿童的测验得分均值都显著高于随机水平），但仍有近三分之一的儿童在动词语义事实性理解测试任务中表现较差（得分 6 分甚至更少），如图 2-3A 所示。此外，我们的结果还发现补语句法理解测验任务的表现与心理动词或动作动词语义事实性的理解成绩均无显著相关性。虽然这种不显著的结果可能是补语句法理解测验任务成绩出现天花板效应造成的，但考虑到补语句法在预测错误信念理解成绩方面没有显著性，本研究结果表明两种语言成分在解释心理理论能力方面并不重叠。因此，我们倾向于认为动词语义事实性能够独立影响 HFA 儿童对错误信念的理解。

需要指出的是，尽管本研究所得出的结果并不是因果关系，但这与目前主流的关于心理理论和语言能力之间存在因果关系的观点相一致。具体来看，无论是补语句法还是动词语义事实性，似乎都被看作是儿童表征他人观点和信念的认知信号。Olson（1988）强调语言技能发展的同时促进了心理理论能力的发展。当孩子们学习使用心理动词，例如 think、believe 时，他们就开始理解他人内心世界的意义。儿童理解错误信念的能力在学龄前开始出现，在这一时期，儿童也开始掌握心理动词所表达的不确定性含义。此外，在干预康复领域，对于 TD 儿童来说，补语句法能力的提升可以提升他们的心理理论能力（Hale & Tager-Flusberg, 2003; Lohmann & Tomasello, 2003），但心理理论能力的提升无法提升补语句法能力。与此类似，对于成人和特异性语言损伤的儿童来说，语言和社会交往能力之间的因果关系同样已被验证（Dodell et al., 2018; Andrés-Roqueta et al., 2013）。

针对以往研究的不足，我们着重考察动词语义事实性是否会影响 HFA 儿童的心理理论能力，同时，我们通过补语句法理解测验筛选被试。在以往的研究中，执行功能和形态句法测验也常被包含在相关的分析中，但我们并未将它们设置为协变量，这是因为本研究所关注的问题是动词语义事实性是否是除了补语句法以外能够影响 HFA 儿童心理理论能力的语言成分。我们的研究也确实证实了这一假设。未来的研究可以在评估儿童的心理理论能力时，采用语言任务和非语言任务两种方式，并且将动词语义因素、补语句法以及形态句法等因素纳入实验，考察它们之间的直接、间接关系。本研究的另外一个不足是样本量较少，在动作动词组中被试共 24 人，心理动词组中被试共 27 人，在这种情况下极端数据很容易影响相关分析的结果。本研究中 13 名 HFA 儿童同时参加了两类动词的语义事实性理解测试，这导致我们无法比较两组被试在不同动词类别上的差异，今后的研究中应该扩大样本量并且适当采用纵向设计来考察语言成分和心理理论能力发展的问题。

最后，本研究的结果对临床实践也有一定的价值，实验结果发现 HFA 儿童的社会交往技能——心理理论能力受到他们对动词语义事实性理解的影响，那么在今后的干预治疗中，可以将语言干预作为辅助手段提高 HFA 儿童的社会交往技能。

五、结论

综上所述，本研究在控制 HFA 儿童补语句法理解能力后，发现动词语义事实性与错误信念任务成绩存在稳定的相关关系。这一结果不仅有助于分析语言和社会交往技能之间的关系，还可以指导干预课程将语言训练纳入到 HFA 儿童的治疗中。

第三节　汉语高功能孤独症儿童心理动词的话语生成

第二节的研究结果表明了汉语 HFA 儿童在动词语义事实性测试的良好表现，与更好的心理理论能力有密切联系。作为特殊的动词类别，心理动词同样能够传达说话人的信念和主观态度。与叙实动词不同，心理动词后的命题真假，通常需要说话人产出恰当的语用条件句进行说明。本节将通过考察汉语 HFA 儿童利用心理动词造句的能力，探究该人群是否能够产出合适的宾语论元类型和语用条件句。

一、引言

心理动词是动词的一个子类，表征人内隐的心理活动，如"相信"和"害怕"；而动作动词因为对应于人体某个或某系列的外显行为，所以能形成具体、可视的表征意象，如"盯着"和"打扫"。心理动词的习得过程与动作动词也不相同，其习得会经历较为漫长的时期。儿童 4 岁就能理解简单心理动词（Moore & Furrow，1991），但大约要到青少年期，才能达到理解高级心理动词（如惊奇、猜测、推论、假设）的水平（Astingtom & Olson，1990）。

有研究发现，孤独症儿童在心理动词上存在比典型发展儿童更大的困难，他们对心理状态及社会情感类词汇的语义和语用理解均表现出明显障碍（Eskes et al.，1990；Tager-Flusberg，1994；Yi et al.，2013）。McConnell（2010）比较了 ASD 儿童抽象动词和具体动词的句子生成能力，他们选取的抽象动词均为心理动词，具体动词均为动作动词。结果发现，在给词造句任务下，ASD 儿童心理动词生成语句的从句密度和句子复杂度显著高于具体动词生成的语句。这说明，ASD 儿童能够使用心理动词产出复杂的句子结构，并且动词的语义类型会影响句子生成的复杂性，心理动词倾向于诱发更复杂的表达。但通过分析 McConnell（2010）的实验材料发现，其实验所选取的心理动词的论元结构比动作动词更复杂：10 个动作动词中，能带小句宾语的只有 pronounce 1 个，只能带体词宾语的高达 9 个；而 10 个心理动词中能带小句宾语的却有 8 个。这样的实验材料会导致低估 ASD 儿童动作动词生成的句子的复杂度，而高估心理动词生成的句子的复杂度。因此，ASD 儿童是否在心理动词句子生成的表现上要优于动作动词还需要进一步检验。

通过对 McConnell（2010）的分析可知，论元类型特别是宾语论元的复杂性可能是影响心理动词句子生成的因素之一。论元结构属于动词的次范畴化层面（MacDonald et al., 1994; Trueswell et al., 1993），是动词重要的句法表现。动词是句子的核心，对句中名词起支配作用。动词与其支配的必有名词性成分共同构成的论元结构，对句子生成具有关键作用（Hare et al., 2003）。动词的论元结构与其语义密切相关，动词的有些意义成分会决定该动词的句法行为，因此动词的语义差异也往往决定了其句法表现的差异（Grimshaw, 1990; Argaman & Pearlmutter, 2002; Owen & Leonard, 2006）。例如，"打"和"给"的语义成分存在差异，"打"的语义成分为"存在着施事（A）和受事（B）；A 撞击 B"，其论元结构基本式为"A+打+B"；而"给"的语义成分为"存在着给予者（A）和接受者（B）；存在着给予者所给予，亦即接受者所接受的事物（C）；A 主动地使 C 由 A 转移至 B"，"给"的论元结构基本式为"A+给+B+C"。

要正确运用一个动词，就需要掌握与其论元结构有关的知识。不同语义类型的动词可以有相同的论元类型，比如心理动词和动作动词中均存在只能带体词宾语的动词，如"打扫"和"喜爱"，也均存在既能带体词宾语又能带小句宾语的动词，如"谈论"和"讨厌"。但语义类型的不同有时会影响对论元类型的选择。Hare 等（2003）认为既表示具体动作义又表示抽象心理义的动词会生成不同类型的宾语论元。例如，find 既包含视觉上"发现"客观事物的具体动作义，也包含心理事件和态度"发现"的抽象心理义。当 find 表示"发现客观事物"时，后面只能接体词宾语（he found the book on the table）。而当 find 表示"发现心理事件或心理态度"时，其论元存在交替因素，其后既能带体词宾语（He found nothing but confusion）又能带小句宾语（he found the plane had left without him），但是更倾向于接小句宾语用来描述事件或情形。Hare 等（2003）提供了重要的启示，即因为语义的抽象性，心理动词会倾向于选择复杂论元为宾语。但因为上述例子中，表示动作义的 find 只能接 NP 为宾语，所以尚不可知的是，如果提供论元类型一致的心理动词和动作动词，那么心理动选择复杂论元为宾语的倾向是否还会比动作动词明显？考虑到 ASD 儿童在解读心理状态和社会情感词汇方面的障碍，以及已有研究发现的 ASD 儿童的词汇语义损伤会波及其句法表现（McGregor et al., 2012），所以 ASD 儿童是否会因动词语义不同而表现出句法加工上的差异是一个值得探讨的问题。具体而言，既然动词语义会对论元类型的选择产生影响，那么，ASD 儿童在加工论元类型一致的心理动词和动作动词时，是否会因动词语义不同而出现差异性表现？

理论语言学的研究除了表明心理动词的语义会对其论元选择产生影响外（Hare et al., 2003），来自语用学的研究还进一步认为，心理动词的语义特殊性使得其运用需要更多的言据性支持（尹岗寿，2013；劳勃，2007）。语言中的言据性是为了完成言者和听者之间的信息传递。由于语言是人类最重要的交际工具，而人类交际的一个主要目的是传递信息或命题，而信息（命题）存在真伪之分，因此当需要证明自己所传达的信息是真实的时候（不是事实上的信息的真实与否），人类通常需要调动各种手段力图证明其真实性，使听者信服，言者所运用的各种证明手段就是语言学研究中所谓的"言据性"。而心理动词所表达的语义是内隐的、弱化的内在实施行为，听话者无法判断心理动词所表达命题的真实性，这就要求说话者提供心理行为的言据性进行说明，以使听话者理解或接受命题。从话语形式上看，体现言据性的一个重要表现就是人们在使用心理动词时，会提供足够充分的上下文，来满足对包含心理动词的基本命题的修饰。例如，劳勃（2007）通过分析包含心理动词的语料发现，人们使用心理动词时，习惯提供心理动词所表状态的一个动源或刺激。我们根据言据性的定义认为这些"原因"为导致感受者处于这种心理状态的原因，因而能够提高心理动词所表达命题的可信度。除了"原因"之外，只要是在基本命题之外出现的，为满足言据性要求而生成的句子，我们都称之为"语用条件句"。例如"我喜欢大海，每个假期都会去看海"中，"我喜欢大海"为包含心理动词"喜欢"的基本命题，而"每个假期都会去看海"则为语用条件句。显然，"每个假期都会去看海"增强了"我喜欢大海"的真实性和可信度。虽然"我喜欢大海"在句法和语义上都正确，但对于娴熟的说话者而言，他们会自然地使用语用条件句来提高句子的人际交流功能。毫无疑问，与心理动词相比，动作动词的言据性要求不那么强，因为动作动词表达的动作是人的外部行为，是客观的，听话者可以根据自身感官进行观察和验证。

语用障碍是 ASD 儿童的核心发展问题之一。那么在使用心理动词进行造句时，他们能否习得心理动词的言据性特征，并产出恰当的语用条件句呢？目前，针对 ASD 儿童语用障碍的研究证实了他们在利用语境信息进行话语特定意义的推理上存在损伤（Perko & McLaughlin，2002；Dennis et al.，2001；MacKay & Shaw，2004），也有研究发现，ASD 儿童对词义理解的损伤会导致语用损伤（Chevallier et al.，2010；Pijnacker et al.，2009）。但是，目前尚未有研究考察 ASD 儿童能否根据语境的需要产出具有语用功能的句子。针对心理动词句子生成的研究也未考察 ASD 儿童能否使用心理动词产出语义完整、具有语用功能的句子（McConnell，2010）。

鉴于心理动词的句子生成会受到论元类型和言据性语用要求的影响，本节拟从心理动词产出的宾语论元类型和语用条件句两方面来考察 HFA 儿童心理动词的句子生成能力。在严格控制动词论元结构复杂性的条件下，考察以下两个问题：一是句法层面，在论元复杂性可选择的条件下，HFA 儿童是否存在心理动词论元选择的复杂性倾向；二是语用层面，HFA 儿童使用心理动词生成句子时能否产出语用条件句，如能够产出，产出的比率与 TD 儿童是否存在差异。

二、研究方法

（一）被试

分别选取 16 名 HFA 儿童和 16 名 TD 儿童。HFA 儿童来自青岛某孤独症学校和南京某孤独症培训机构。其中，男生 11 名，女生 5 名。根据汉语儿童语言发展阶段理论，6—7 岁儿童的句法能力已发展较完善（周国光，2001；周兢，1997），已经具备了更为高级的句法结构能力，能够掌握并列、顺承、选择、条件、因果、转折等合成关系。匹配组的 TD 儿童来自青岛等地的普通幼儿园和小学。年龄在 6—7 岁，平均年龄为 6.22 岁，男女比例为 1∶1。两组被试的年龄不存在显著差异，$t(30) = 0.36$，$p > 0.05$。所有被试均为右利手，无听力损伤和构音障碍。

采用韦氏儿童智力量表中国修订版测量被试的语言能力和总智商。韦氏儿童智力量表中国修订版包括言语测试和操作测试两部分。测试时，为了维持被试的兴趣，避免疲劳和厌倦，言语项和操作项交替进行。整个测试施测时间在 55—80min。智商测试的具体结果见表 2-6。t 检验表明，两组被试的言语智商和总智商均不存在显著差异，$t_{言语智商}$（30）= 0.20，$p > 0.05$；$t_{总智商}$（30）= 0.53，$p > 0.05$。HFA 儿童的智商均高于 80 分。

表 2-6　HFA 儿童和 TD 儿童的平均年龄和智商

组别	生理年龄	言语智商	总智商
HFA 儿童（N=16）	6.27（0.41）	108.31（17.41）	109.19（13.67）
TD 儿童（N=16）	6.22（0.34）	109.41（12.46）	111.53（11.21）

（二）材料

选取只能带体词宾语（N-only）的动作动词（如打扫）和心理动词（如尊敬）以及既能带体词宾语又能带小句宾语（N or C）的动作动词（如遇到）和心理动词（如害怕），正式实验材料各 10 个和练习材料各 1 个，共 44 个动词。所有刺激词均为二价动词。其中，只能带体词宾语的动作动词选自袁毓林《汉语配价语法研究》中的具体二价动词；只能带体词宾语的心理动词选自北京语言大学文雅丽（2007）的博士论文《现代汉语心理动词研究》；既能带体词宾语又能带小句宾语的动作动词和心理动词均来自《汉语动词用法词典》（孟琮等，1999），选取其中词条注明"体词性宾语""小句宾"的动词。如前所述，心理动词的分类尚存在争议，因此，在选取心理动词时，排除述说类和询问类等争议较多的动词，选取表示情感、认知和感受的，研究者公认为是心理动词的词语。

40 个目标动词均为 6—7 岁 TD 儿童熟悉的，并可以用之生成语句的词语，少数刺激词经主试讲解后可以生成语句（正式实验获得的语义不合理句的百分比很低，也证明了被试对目标词词义的习得）。为了避免词频因素对实验结果的影响，从《现代汉语频率词典》中获得 40 个目标词的词频。单因素方差分析结果显示，四类刺激词的词频差异不显著，$p = 0.221$。多重比较分析发现，各类动词内部两两之间差异也不显著，$p > 0.05$。

（三）程序

每个被试的实验单独进行。指导语为："×××，我们来学习一下用词造句吧！接下来电脑上会出现一些词，每次只出现一个词。当你看到卡片上的词之后，请你大声读出来。读完之后，你要用这个词来说出一个句子，你说的句子要尽量长，尽量丰富。比如，'喜欢'这个词，你就可以说'小猫喜欢鱼。'

你还可以再说长点，比如'老师告诉我小猫喜欢鱼。'还有'相信'这个词，你就可以说'虽然这次我没画好，但我相信我下次能够画得更好。'明白了吗？"在被试明白实验任务之后，使用4个练习材料进行练习。在练习过程中，如果被试生成的句子不完整，或过于简单，主试可以进行指导补充，让被试有意识地生成复杂语句。进入正式实验之后，主试只能给予一般性的鼓励，但不对被试生成的话语或内容作正确与否的评价。如果被试不知道这个刺激词，则主试可以现场解释词的意思，如果被试还是不能生成语句，则跳过进入下一个刺激词。实验过程中，主试用录音笔对实验进行录音，记录员对被试生成的句子进行书面记录。指导语给出了两种增加句子长度的造句示例。通过引言部分的介绍可知，"小猫喜欢鱼"和"我相信我下次能够画得更好"为包含心理动词的基本命题，而"老师告诉我"和"这次我没画好"为语用条件句。在示例中提供给被试语用条件句，是希望被试能够体会增加句子的长度不是无目的的行为，它们对基本命题有修饰作用。

三、结果

由于未能完成全部实验，一名TD儿童和一名HFA儿童的数据被剔除，未纳入统计分析。

（一）产出非典型语义句的儿童数量

鉴于平均语义异常率水平较低，且不服从正态分布，本节采用了卡方检验对比了产出和未产出非典型语义句的儿童数量，如表2-7所示。结果表明，在使用动作动词造句时，无论宾语论元是何类型，TD儿童和HFA儿童在产出和未产出非典型语义句的人数上不存在显著差异（$\chi^2_{\text{N-only}} = 1.03$, $p = 0.500$; $\chi^2_{\text{N or C}} = 2.14$, $p = 0.241$）。然而，当使用心理动词造句时，两组儿童在产出和未产出非典型语义句的人数方面存在显著差异（$\chi^2_{\text{N-only}} = 8.89$, $p = 0.004$; $\chi^2_{\text{N or C}} = 13.89$, $p < 0.001$）。当宾语论元类型相同时，在使用动作动词和心理动词产出非典型语义句的TD儿童数量上无显著差异（$\chi^2_{\text{N-only}} = 2.14$, $p = 0.241$; $\chi^2_{\text{N or C}} = 1.03$, $p = 0.500$）；然而，使用心理动词造句时，产出非典型语义句的HFA儿童数量显著多于使用动作动词造句的条件（$\chi^2_{\text{N-only}} = 11.63$, $p = 0.001$; $\chi^2_{\text{N or C}} = 11.00$, $p = 0.001$）。

表 2-7　产出非典型语义句的儿童数量

宾语论元类型	TD 儿童（N=15）		HFA 儿童（N=15）	
	动作动词	心理动词	动作动词	心理动词
N-only	0	2	1	10
N or C	0	1	2	11

（二）宾语论元类型分析

被试使用论元存在交替因素的动词生成小句的具体结果见表 2-8。

表 2-8　TD 儿童和 HFA 儿童产出的小句宾语

指标	TD 儿童（N=15）		HFA 儿童（N=15）	
	动作动词	心理动词	动作动词	心理动词
从句论元动词百分比	0.23（0.20）	0.41（0.18）	0.19（0.10）	0.21（0.13）
宾语论元的从句密度	0.27（0.27）	0.54（0.30）	0.19（0.11）	0.20（0.12）
宾语论元句法复杂指数	0.27（0.25）	0.71（0.50）	0.20（0.11）	0.21（0.15）

对上述三个指标进行 2（被试类型：HFA 儿童/TD 儿童）×2（动词类型：动作动词/心理动词）重复测量方差分析。三项测量的结果（表 2-9）是一致的，都表现出两个显著的主效应和交互效应。被试类型的显著主效应表明，TD 儿童的三项指标明显高于 HFA 儿童。动词类型的主效应显著表明，心理动词的三项指标均显著高于动作动词。针对显著交互效应的简单效应分析结果表明，TD 儿童使用心理动词造句时三项指标明显高于动作动词，$ps < 0.01$；HFA 儿童使用两种动词类型造句时三项指标没有显著差异，$ps > 0.05$。在心理动词方面，TD 儿童的三项指标明显高于 HFA 儿童，$ps < 0.01$；在动作动词方面，两组之间的三项指标无明显差异，$ps > 0.05$。图 2-4 展示了上述两种因素对宾语从句法复杂指数的显著交互效应。

表 2-9　小句宾语的三个重复测量方差分析结果

类型	从句论元动词百分比		宾语论元的从句密度		宾语论元句法复杂指数	
	$F(1, 28)$	p	$F(1, 28)$	p	$F(1, 28)$	p
被试类型主效应	5.96	0.021	8.26	0.008	9.16	0.005
动词类型主效应	13.23	0.001	19.07	<0.001	22.06	<0.001
被试类型和动词类型的交互效应	8.32	0.007	17.26	<0.001	20.75	<0.001

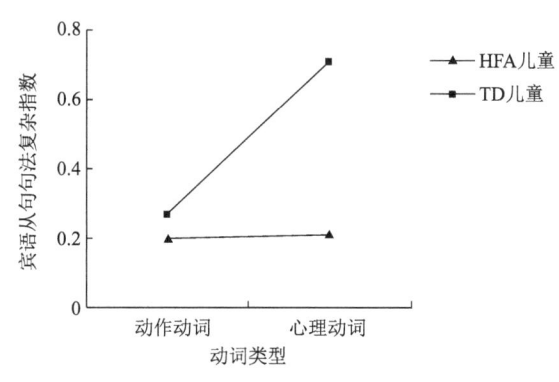

图 2-4 两种因素对宾语从句句法复杂指数的显著交互作用

(三)语用条件句分析

被试产出语用条件句的具体结果见表 2-10。2(被试类型：HFA 儿童/TD 儿童)×2(宾语论元类型：N-only/N or C)×2(动词类型：动作动词/心理动词)的重复测量方差分析对上述指标的分析获得了一致结果，见表2-11。被试类型和动词类型的主效应显著，以及它们之间的交互效应显著。被试类型的显著主效应表明，TD 儿童的三项语用指标显著高于 HFA 儿童。动词类型的主效应显著表明，心理动词的三项语用指标显著高于动作动词的三项语用指标。简单效应分析结果表明，对 TD 儿童来说，使用心理动词造句时的三项语用指标明显高于动作动词条件，$ps < 0.01$；对 HFA 儿童来说，在两种动词类型中没有发现三项语用指标的显著差异，$ps > 0.05$。在心理动词中，TD 儿童的三项语用指标显著高于 HFA 儿童，$ps < 0.01$。在动作动词中，两组之间的三项语用指标达到不同的显著水平：两组在语用条件句的动词比率和语用条件句的句法复杂指数上的差异达到 0.05 的显著水平；而两组在语用条件句的从句密度上的差异达到 0.01 的显著水平。图 2-5 展示了上述两种因素对语用条件句的句法复杂指数的显著交互作用。

表 2-10 TD 儿童和 HFA 儿童产出的语用条件句

指标	TD 儿童 (N=15)				HFA 儿童 (N=15)			
	动作动词		心理动词		动作动词		心理动词	
	N-only	N or C	N-only	N or C	N-only	N or C	N-only	N or C
语用条件句的动词比率	0.37 (0.27)	0.34 (0.30)	0.4 (0.34)	0.55 (0.32)	0.12 (0.09)	0.23 (0.19)	0.11 (0.11)	0.20 (0.18)

续表

指标	TD 儿童（N=15）				HFA 儿童（N=15）			
	动作动词		心理动词		动作动词		心理动词	
	N-only	N or C	N-only	N or C	N-only	N or C	N-only	N or C
语用条件句的从句密度	0.68（0.38）	0.45（0.43）	0.91（0.59）	0.86（0.67）	0.12（0.09）	0.23（0.20）	0.13（0.12）	0.20（0.18）
语用条件句的句法复杂指数	0.88（0.59）	0.58（0.50）	1.60（1.28）	1.38（0.97）	0.14（0.12）	0.27（0.26）	0.15（0.18）	0.23（0.20）

表 2-11　语用条件句的重复测量方差分析结果

项目	语用条件句的动词比率		语用条件句的从句密度		语用条件句的句法复杂指数	
	$F(1,28)$	p	$F(1,28)$	p	$F(1,28)$	p
被试类型主效应	12.49	0.001	11.52	0.002	26.89	<0.001
动词的宾语论元类型	3.56	0.070	0.08	0.776	0.29	0.595
动词类型主效应	11.03	0.003	6.03	0.021	20.28	<0.001
被试类型和动词的宾语论元类型的交互效应	1.82	0.189	1.95	0.174	2.23	0.146
被试类型和动词类型的交互效应	18.04	0.003	6.84	0.014	21.87	<0.001
动词的宾语论元类型和动词类型的交互效应	0.84	0.368	0.49	0.491	0.01	0.939
三因素交互效应	2.50	0.125	1.03	0.318	0.04	0.836

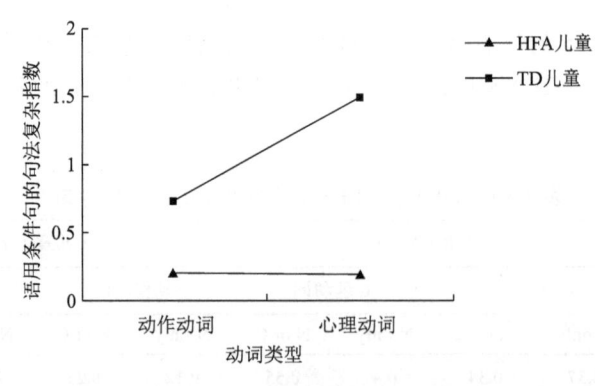

图 2-5　两种因素对语用条件句句法复杂指数的显著交互作用

四、讨论

（一）HFA 儿童心理动词宾语论元的选择倾向

在宾语论元复杂性可选择的条件下，HFA 儿童对心理动词宾语论元更倾向于选择体词。通过分析宾语论元存在交替因素的动词发现，在 TD 儿童组，心理动词生成的句子中，宾语论元为小句的比率要显著大于动作动词，虽然这一比率尚未达到 50%。这可能是由于 6—7 岁的 TD 儿童对心理动词语义和句法的习得仍处于发展过程中。另外，在 TD 儿童组，心理动词的论元为小句的比率、宾语论元的从句密度和宾语论元句法复杂指数均显著大于动作动词。而在 HFA 儿童组，心理动词生成的句子中，宾语论元为小句的比率、宾语论元的从句密度和宾语论元句法复杂指数与动作动词生成的句子均不存在显著差异。并且 HFA 儿童动作动词的三项指标与 TD 儿童差异不显著，但是心理动词的三项指标均显著小于 TD 儿童。这说明 TD 儿童对既可以接体词宾语又可以接小句宾语的心理动词倾向于接小句宾语，对既可以接体词宾语又可以接小句宾语的动作动词倾向于接体词宾语，表现出心理动词的论元复杂性效应，而 HFA 儿童没有这样的表现。

HFA 儿童对动作动词和心理动词的论元结构生成均倾向于接体词宾语，说明 HFA 儿童生成的句子结构较匹配组的 TD 儿童简单。语料显示，他们生成的多为简单的"名词+动词+名词"的主-谓-宾结构，如"我推翻椅子""我移动桌子"，而 TD 儿童会生成包含修饰语和主语动词移位的结构，如"我把一个木头房的积木推翻了"，虽然这种现象的论元句法复杂性为 0，但是整个句子的结构已经较"主-动-宾"结构复杂。儿童句法结构发展的进程是由简单到复杂，习得的总体趋势是不完整句、主-谓、主-动-宾、主-动-补、主-动-宾-宾、简单修饰语句、各级从句（周国光和王葆华，2001；朱曼殊等，1979）。本节中，HFA 儿童生成的话语多为主-动-宾式，相当于 TD 儿童 2 岁半左右的句法复杂度。

一直以来，针对 HFA 儿童句法能力的研究多采用句法理解任务，发现 HFA 儿童的句法理解能力在某些方面存在损伤。例如，研究发现，HFA 儿童理解特殊疑问句和反身代词的能力落后于年龄匹配的 TD 儿童（Goodwin et al., 2012；Janke & Perovic, 2015；Zebib et al., 2013）。Tager-Flusberg（1981）发现，ASD 儿童的句子理解总分明显低于心理年龄匹配的 TD 儿童。但是，ASD 儿童和 TD 儿童都能够使用将名词-动词-名词序列解释为主语-动词-宾语这一句法策略来帮助其理解句子。迄今为止，少有研究采取句子生成任务考察 HFA 人群的句法能力。Price 等（2008）考察了智力存在损伤的共患脆性 X 综合征的孤独症男孩 b 的句子生成能力，发现其生成的句子的长度和复杂度都明显低于智力、词汇水平、教育背景和家庭经济条件等因素匹配的典型发展男童。Kelley 等（2006）发现，PDD-NOS 或阿斯伯格综合征儿童在理解动词的论元结构上落后于生理年龄或语言水平匹配的典型发展儿童，而在理解复杂句法方面与典型发展儿童没有差异。以上研究与本节选取的被试差异较大，任务也不完全一致，因而无法与本节的结果进行对比。

本节句子生成任务的结果发现 HFA 儿童能够正确产出论元结构，但是生成的论元结构较为简单，多为以"名词-动词-名词"形式产出的"主-谓-宾"结构，这说明 HFA 儿童能够正确使用绝大多数动词产出句法合格的句子。与 McConnell（2010）的结果一致的是，本节发现 HFA 儿童也能够使用论元存在交替因素的心理动词产出句法复杂的小句（虽然概率只有 21%）；但是控制了心理动词和动作动词的论元复杂性后，在论元复杂性可选择的条件下，他们更倾向于选择体词作为心理动词的宾语，他们在此类心理动词上生成的句法结构的复杂性与动作动词的差异不显著。涉及 HFA 儿童言语产出的研究，均很难排除在没有必要的情况下 HFA 儿童更不愿意在谈话中产出长句子的可能性。因此，我们只能推测，HFA 儿童心理动词的句法属性存在损伤，他们难以使用心理动词生成句法结构复杂的小句,其生成复杂句法结构的能力弱于匹配组的 TD 儿童。

（二）HFA 心理动词语义损伤对论元选择倾向的影响

根据动词语义会影响动词论元选择的观点推理，HFA 儿童对宾语论元类型存在交替因素的心理动词更倾向于选择体词为宾语，除了生成复杂句法结构能力弱之外，是否还可能是由于他们不能区分动作动词和心理动词的语义而无法表现出心理动词的论元复杂性效应？

我们通过统计儿童生成的句子中句法正确但是语义不合理的句子发现，HFA 儿童使用心理动词生成的句子中语义不合理句的比率显著高于 TD 儿童，而两类儿童动作动词的语义不合理句则不存在显著差异。通过具体分析 HFA 儿童的语料发现，HFA 儿童语义不合理的句子来源于对语义不同的心理动词使用同样的结构，生成的句子结构合法，语义却不合理。例如，将"我怀疑妈妈"、

"我讨厌妈妈"和"我心疼妈妈"的句式套用到动词"考虑"上,生成"我考虑妈妈"这一句法上成立但语义不可接受、语用不适切的句子。值得注意的是,HFA 儿童动作动词的句法生成中却没有出现这样的句法刻板现象。这说明,HFA 儿童的句法刻板具有选择性,与心理动词的性质有关,HFA 儿童心理动词论元结构的生成存在特异性损伤。

  研究发现,ASD 儿童心理动词的语义表征存在损伤(Eskes et al., 1990; Tager-Flusberg, 1994)。从习得过程看,动作动词可以通过观察将词与可看到的物体或场景联系起来习得,而抽象心理动词往往需要借助"句法自举"(syntactic bootstrapping)的方式习得。句法自举是指在建立了具体词词库后,利用具体词在句中出现的位置,并依据特定的情景来理解抽象动词的意义(Gillette et al., 1999)。根据这一观点可知,与动作动词相比,儿童应该需要更多的句法自举来帮助推导抽象心理动词的所指。因此,ASD 儿童心理动词的语义损伤很可能是由其特殊的习得过程导致的。例如,当习得动作动词"打"的语义和句法属性(如"我打他")时,因为"打"这个动作的可视性,儿童可将直接而具体的感知觉经验与符号相联系。但是,抽象心理动词"爱"的习得则不同。"爱"的语义没有与之直接对应的具体感觉经验,所以对"爱"的习得需要借助"打"类动词的句法自举。通过"爱"和"打"在句子"我爱你"与"我打你"中出现位置的类比,儿童可以推导出心理动词"爱"的句法语义属性与动作动词"打"类似,都表达了"我"对"你"实施的一种行为。而"爱"的完整语义则需要儿童在不同的情景中,对各种事件和行为现象进行归纳和抽象才能获得。ASD 儿童在解读自我与他人的心理状态上存在障碍,因而从情景中归纳从而习得心理动词的抽象语义会存在困难,对心理动词的语义表征更多地停留在与动作动词类比的阶段,而难以形成完整的抽象语义。根据类比习得的语义可以帮助 ASD 儿童获得心理动词论元结构方面的句法属性,生成句法合格的句子,但是类比无法使 ASD 儿童获取心理动词完整的语义表征。

  综上,我们推论,ASD 儿童心理动词的句法刻板效应及其对心理动词倾向于选择简单论元,均可能是未能充分习得心理动词的语义信息所致。由于心理动词的语义损伤,ASD 儿童无法对动作动词和心理动词的语义加以区分,因而句法生成只能刻板地套用"主语+动词+体词宾语"句法形式,对既能带体词宾语又能带小句宾语的心理动词和动作动词均倾向于生成简单句法,同时生成的话语也容易出现语义不合理现象。而 6—7 岁的 TD 儿童能够从情景中归纳而习得心理动词的抽象语义,形成较完整的心理动词语义表征,生成句法结构相对复杂的话语，并且能够根据动作动词和心理动词的语义差异，对两类动词的次范畴加以区分，对心理动词生成的句法复杂度要显著大于动作动词。

（三）HFA 儿童心理动词语用特征习得的损伤

分析心理动词和动作动词生成的语用条件句发现，在 TD 儿童组，产出语用条件句的心理动词比率达到了 55%，即 TD 儿童在约一半的心理动词中均产出了语用条件句，并且这一比率要显著大于动作动词。在 HFA 儿童组，产出语用条件句的心理动词比率仅为 20%，并且这一比率与动作动词的语用条件句产出比率差异不显著。另外，HFA 儿童产出的语用条件句的从句密度和句法复杂指数与其动作动词产出的语用条件句的差异不显著，均显著小于 TD 儿童。还有一点值得注意的是，两组儿童心理动词语用条件句的产出差异没有受到心理动词论元类型的影响，无论是只能带体词的心理动词，还是既能带体词又能带小句的心理动词，TD 儿童产出的语用条件句的数量和复杂度均显著大于 HFA 儿童。这说明，TD 儿童能够创造上下文并使用更加复杂的句法结构来说明心理动词的言据性，这一语用表现是基于心理动词和动作动词的语义差异而产生的，与动词论元的类型无关。

结合 Nuyts（1993，2001）和 van Bogaert（2010）对心理动词言据性的论述可以发现，HFA 儿童在心理动词的语用特征方面存在损伤，没有习得心理动词有别于动作动词的言据性要求。他们对心理动词生成的话语十分刻板，不存在解释说明的内容，不同动词所生成的话语存在很高的一致性，如"我喜爱妈妈""我佩服妈妈""我同情妈妈"等等。在 TD 儿童组，与动作动词相比，TD 儿童使用心理动词生成的话语中往往包含解释和说明的内容，如"我喜爱绘画，每周末都会去写生"。

与对"HFA 心理动词论元生成的句法刻板性和选择简单结构的倾向性"的解释一样，我们推测 HFA 儿童心理动词很少产出语用条件句也是由其心理动词的语义损伤导致的。由于心理动词的语义损伤，HFA 儿童意识不到心理动词较高的言据性说明的要求。然而，TD 儿童在句子生成时会对心理动词表达的命题进行说明和解释，从而提高了心理动词语用条件句的产出比率。HFA 儿童存在由己及人的困难，很难理解他人对命题的真实可靠程度信息的需要，导致对心理动词生成的话语缺少人际功能所需的言据性，只是按照动词的句法属性刻板地产出句子，不存在对命题真实性的修饰成分，因而降低了心理动词生成句法的复杂度，使其与动作动词生成的句法复杂度处于同一水平。

因为我们没有对心理动词的表征进行直接测试，根据本节第二部分和第三部分，我们只能做出推测，HFA 儿童心理动词的概念性和言据性的语义特征损伤以及体现在话语行为中对应的命题功能和人际功能的语用特征损伤（语义-语用缺陷）是导致 HFA 儿童心理动词句子生成存在损伤的原因，这一结果还有待未来研究的进一步验证。另外，本节仅选取了学龄初期的 HFA 儿童作为研究对象，选取的心理动词均为儿童容易习得的，没有涉及青少年时期才能习得的高级心理动词。因此，结果仅能展现学龄初期 HFA 儿童的句子生成能力，无法观察到 HFA 儿童心理动词的语义和句法习得的年龄发展趋势。未来研究可以尝试选取不同年龄段的 HFA 儿童和更加高级的心理动词，探寻 HFA 儿童心理动词语义和句法习得的轨迹。

五、结论

与生理年龄和智力匹配的 TD 儿童相比，处于学龄初期的 HFA 儿童心理动词产出的论元结构刻板而且简单，并且他们很少主动产出语用条件句。这可能是由于其心理动词的语义-语用缺陷导致的，该缺陷使得汉语 HFA 儿童能够习得动词的句法框架，但从情景中习得动词隐含的人际功能性信息的能力存在缺陷。

第四节　汉语高功能孤独症儿童"一些"的标量推理能力

第二节和第三节讨论的都是动词语义损伤给 HFA 儿童带来的语用障碍，标量词是另一种体现语义对语用产生影响的词类。使用标量词的句子不能做字面意义解读，而必须进行言外之意的推导。本节通过考察汉语 HFA 儿童标量推理的加工，探讨该类人群加工言外之意的情况。

一、引言

语言中存在着一些指示同一范畴但具有信息量差异的表达词，如"所有"和"一些"、"总是"和"有时候"、"一定"和"可能"等。它们所属的范畴不同，有的反映数量的差异，有的表示频率或程度的高低。根据 Horn（1972），同属一个范畴的表达词在句法中往往处于相同的位置，可替换，它们依据信息量差异构成等级，以信息量大小的顺序排序，信息量大的在前，信息量小的在后，如<所有，一些>。这些依据信息量强弱差异构成的不同等级的词，即称为"标量词"。

强弱标量词之间存在语义蕴含关系，强标量词的语义范围蕴含弱标量词，当强标量词"所有"成立时，弱标量词"一些"在语义上也是成立的。如实际情况是"所有的学生都通过了考试"，若交际者提出"一些学生通过了考试"，在逻辑语义上，交际者的弱标量表达也没有任何错误。但交际是理性的合作行为，根据 Grice 合作原则（Grice，1975）中的量准则以及 Levinson 三原则（Levinson，1987）中的数量原则和信息原则，人们在交际过程中，会依据交际所需的信息量选择恰当的标量词而又不超出信息量所需。如果在强标量词成立的情况下，交际者选择使用弱标量词，虽然弱标量词在逻辑语义上也是正确的，但却违反了数量原则，因为交际者没有提供交际所需的最大信息量或他所知的最强信息。相反，在弱标量词成立的情况下，如果交际者在交际中确实选择使用了弱标量词，这就会促使听者进行推理，认为说者知道强信息陈述是错误的，或者说者不能确定强信息量是否真实。因此，当交际者使用弱标量词时，听者会依据语用原则进行推理，否定强标量词的语义范围，将弱标量词"一些"理解为"一些但不是所有"，这种标量词语义之外的意义即标量含义（scalar implicature，SI；Horn，1972）。简言之，"一些"的逻辑意义是"一些也可能是所有"，而进行了标量推理之后的语用意义是"一些但不是所有"。

HFA 个体虽在语音、语义和语法上不存在显著困难，却普遍存在语用缺陷。他们一般不能参与即时的非言语交际行为如挥手和指示（Mitchell et al.，2006），在词语习得和其他的语用任务中考虑听者交际意图的能力较差（Bloom，2000；Surian & Siegal，2008）。有实验证据表明 HFA 个体在隐喻、反语、讽刺和笑话的理解上表现较差（Dennis et al.，2001； Happé，1993；Martin & McDonald，2004），对格赖斯准则的违反不敏感（Surian et al.，1996）。因此，HFA 个体在结合语境的推理上存在困难（Jolliffe & Baron-Cohen，1999，2000），他们难以超越语言编码的意义来推断交际者的意图，从这个角度来说，似乎可以预测其标量推理能力的损伤。

来自 TD 儿童的研究证据表明，儿童的标量推理能力是一个逐渐发展的过程，一开始儿童倾向于对弱标量词进行逻辑意义解释，随着语用能力的发展，逐渐转为语用解释（Noveck，2001；Papafragou & Musolino，2003；Pouscoulous et al.，2007）。有关孤独症个体标量推理能力的研究较少，目前查到的文献有三篇。

　　Chevallier 等（2010）对孤独症个体在连词"或者"上的标量推理能力进行了研究。实验被试为 22 个平均年龄为 13 岁 4 个月的孤独症个体和 22 个平均年龄为 13 岁 10 个月的典型发展个体，并在生理年龄、言语心理年龄和词汇测试分数上进行了匹配。实验者向被试展现两幅图片，并以口头方式呈现一句话："这里有一个 X 和/或者一个 Y。"X 和 Y 可能都是两幅图片的内容，可能其中一个是，也可能两个都不是，三种情况呈现概率相同，让被试判断描述的正误。由于研究者认为标量推理涉及更深更复杂的认知处理，典型发展个体不能进行标量推理的原因在于认知能力有限，通过要求被试等一等再回答或者对描述中的"或者"重读可以增加话语的处理深度，从而进行更多的语用推理，因此，在给被试口头呈现材料时，实验者对"或者"进行了重读加以强调。实验结果表明在包含"或者"的陈述描述的内容与两幅图片都相符（真值 TT，即陈述为"这里有一个 X 或者 Y"，对应的图片一幅是 X，一幅是 Y）的情况下，43%的典型发展个体和 48%的孤独症个体将陈述判断为正确，对"或者"进行语义逻辑解释，没有进行语用推理，两组表现没有显著差异。

　　Pijnacker 等（2009）对孤独症个体关于"一些"和"或者"的标量推理能力进行了研究。实验被试为 28 个平均年龄为 26.8 岁的 ASD 群体（其中包括 11 个高功能孤独症个体和 17 个阿斯伯格综合征个体）和 28 个平均年龄为 26.3 岁的成人对照组，并在性别、年龄和言语智商、非言语智商、总智商上进行了匹配。实验材料包含由"一些"组成的正确句子（一些鸟是麻雀）和信息量表达不足的句子（一些麻雀是鸟）、由"所有"组成的正确句子（所有的麻雀都是鸟）和错误句子（所有的鸟是麻雀），以及由"或者"组成的正确句子（T 恤有短袖子或者长袖子）、错误句子（蛇有翅膀或者爪子）和信息量不足的句子（斑马有黑色或者白色的条纹）。向被试呈现这些实验材料并让被试进行判断。结果表明两组被试的表现差异不显著，阿斯伯格综合征个体在"一些"的标量推理上的表现甚至好于对照组，高功能孤独症个体比阿斯伯格综合征个体更倾向于逻辑语义解释，在任务上表现出更多困难。研究者将 HFA 个体在标量推理上的良好表现归因为心理状态归属的能力，因为 HFA 个体可以通过一级甚至二级心理理论任务，而实验状态下涉及的交际需求相对较少，从而降低了被试标量推理的难度。

Su 等（2015）对汉语孤独症个体在"有些"和"每……或者"的标量推理能力进行了研究。实验被试依据年龄分为低年龄组（N=14，年龄：4 岁 2 个月—8 岁 5 个月）和高年龄组（N=14，年龄：9 岁 4 个月—15 岁 2 个月），以生理年龄、言语智商、瑞文标准推理测验分数、词汇测试分数和性别进行匹配。实验者通过电脑向被试播放小情境，在情境最后由设计的木偶说出目标句，让被试依据小情境内容进行正误判断，并说出判断依据。实验材料由同种类型的句子构成，如被试需在"（1）有些（但不是全部）小矮马发现了魔法钥匙；（2）没有小矮马发现了魔法钥匙；（3）所有小矮马发现了魔法钥匙"三种情境下判断"有些小矮马发现了魔法钥匙"的正误。实验结果表明孤独症被试在"有些"的基本语义判断上不存在困难，他们的标量推理能力与匹配的典型发展被试不存在显著差异，同时高年龄组的被试在标量推理能力上存在年龄优势。

现有的研究结果表明孤独症个体与典型发展匹配组在标量推理能力上表现相当，即孤独症个体在目前测试的标量词的标量推理能力上不存在明显的损伤，这与对孤独症个体标量推理能力的预测不一致。但是现有文献在被试的年龄选择上存在一定的问题，由于语用能力是随年龄逐渐发展的，被试的年龄在一定程度上影响了被试的表现和实验结果。已有文献选取的被试年龄较大，此年龄阶段语用能力已经充分习得，不能很好地探测孤独症个体在标量推理能力上的习得轨迹，也许孤独症个体在语言发展初期标量推理能力存在障碍或发展滞后，随着年龄的增长，其他方面的能力弥补了其标量推理能力。Su 等（2015）考察了低年龄被试组（4—8 岁）在标量推理能力上的表现，但组内年龄跨度大，组间年龄差却相对较小（差 1 年），高年龄被试的表现会在一定程度上弥补低年龄被试在实验中可能存在的困难，从而掩盖低年龄被试在标量推理上可能存在的困难。因此，本实验选取年纪较小、年龄相对一致的 HFA 儿童作为研究对象，考察 HFA 个体的标量推理能力及其发展轨迹问题，进而深入探讨可能影响孤独症个体标量推理能力的潜在因素。

二、研究方法

（一）被试

5—7 岁的汉语 HFA 儿童 30 名，以生理年龄、言语智商、非言语智商、总智商、词汇量匹配的 5—7 岁 TD 儿童 30 名，其中每组被试男生 27 名，女生 3 名。选取的 HFA 儿童均符合美国《精神障碍诊断与统计手册（第 5 版）》中高功能孤独症的诊断标准，同时，被试均具有来自专业医院的高功能孤独症诊断证明。为确保被试选取的同质性，实验人员对被试进行观察和提问，确保被试符合高功能孤独症的典型症状。30 名 HFA 儿童均来自青岛市某康教中心，TD 儿童 15 名来自青岛市某康教中心融合班，11 名来自南京市某小学，4 名来自南京市某幼儿园。所有被试视力和听力正常，没有其他伴随性症状。两组被试的基本信息和匹配情况见表 2-12。

表 2-12　两组被试基本信息及匹配情况

组别	生理年龄/月	言语智商/分	非言语智商/分	总智商/分	词汇量/分
HFA 儿童（N=30）	70.73（7.73）	107.67（11.47）	109.23（14.75）	109.43（12.57）	83.20（20.59）
TD 儿童（N=30）	70.53（8.20）	111.47（8.97）	115.47（10.28）	114.43（9.67）	92.73（19.62）

独立样本 t 检验结果显示：t（生理年龄）= 0.099，p = 0.254；t（言语智商）= −1.429，p = 0.338；t（非言语智商）= −1.899，p = 0.112；t（总智商）= −1.727，p = 0.173；t（词汇量）= −1.836，p = 0.962。这表明两组被试在生理年龄、言语智商、非言语智商、总智商和词汇量上均无显著差异。

（二）材料

"所有"和"一些"是对所指物体数量范围的表达，其语义可以视化，因此选取句图匹配任务作为实验范式，操作相对简单，且涉及的干扰因素小。实验材料包括 20 幅图片和 60 个需要被试判断的陈述，每幅图片对应 3 个陈述。图片的类型大致相同，由一定数量的同种类型的人、动物或生活常见物构成，以便确保被试对图片内容的熟识度。与每幅图片相对应的 3 个陈述分别是由"一些"和"所有"构成的句子，另一句是避免儿童机械作答的填充材料。"一些"和"所有"的陈述句式一致，皆使用肯定句，标量词修饰主语，形式为"标量词+主语+形容词/动词"，被试需要依据图片内容对陈述进行判断。填充材料的陈述是关于图片内容的基本语义判断，正误比例各一半，题目相对简单。20 幅图片中有 10 幅图片的内容对应标量词"所有"的语义，另外 10 幅图对应"一些"的语义，即 10 幅图片上所有物品都具有一种特点，而另外 10 幅图片部分物品具备某一特点而其余不具备。具体的图片展示和对应陈述见表 2-13。当图片的内容对应"所有"的语义时,"一些"陈述是本实验的关键句,此时"一些"的使用是低信息量的,如果被试肯定了陈述,则说明其没有进行标量推理,反之,则进行了标量推理。因此,实验材料共包含图片 20 幅,"一些"陈述 20 句(其中涉及标量推理的关键句 10 句),"所有"陈述 20 句,填充材料 20 句,除关键句外,其他陈述均是关于"一些"和"所有"的基本语义判断。图片顺序以半随机的方式呈现,同一种类型的图片不连续三个出现,同时,第一幅展示的图片类型是对应强标量词语义的图片,以避免"一些"的语义正确使用对被试在标量推理上的表现造成影响。同时为避免"所有"语义和"一些"语义上的对立,每幅图片对应的 3 个陈述的呈现顺序是"一些"陈述在"所有"陈述之前,但填充材料随机穿插。

表 2-13　部分实验材料及材料性质

图片	陈述	陈述真值	陈述类型
	一些小女孩在哭。	假	"一些"语用不恰当句(关键句)
	所有小女孩在哭。	真	"所有"语义正确句
	一些小女孩在哭。	真	"一些"语义正确句
	所有小女孩在哭。	假	"所有"语义错误句

(三)程序

采用句图匹配任务,考察在强标量词"所有"适用的情况下,被试对弱标量词表达句的拒绝情况,以此为依据判断高功能孤独症个体对弱标量词"一些"的标量推理能力。实验过程大致需要 30 min,先呈现图片,在图片呈现 5 min 后,由实验员依次读出与图片相对应的 3 个陈述,若被试未听清或 5s 之后未作答，实验员再次重复陈述。若被试在一个陈述上重复 3 次还未作答则视为放弃，直接进入下一陈述的判断测试。被试对陈述判断正确计 1 分，判断错误计 0 分。

三、结果

被试在基本的语义判断陈述和控制句上正确率很高，达到天花板效应，说明两组被试都掌握了"所有"和"一些"的基本语义，具备进行标量推理的语义知识，且了解实验流程，具备基本的正误判断能力。两组被试在语义判断陈述和控制句上的正确率均在 98%以上。

为确切考察汉语 HFA 儿童对"一些"的标量推理能力是否存在损伤，下面对被试在关键句陈述上的表现进行统计。鉴于实验结果是双边分布，数据不呈正态分布，现对两组被试在"一些"逻辑解释和语用解释的人数和次数进行统计，其中每组被试 30 名，共有关键句陈述 10 句，因此每组关于关键句的结果共有 300 个。对两组被试对"一些"逻辑解释和语用解释的人次进行卡方检验，其在"一些"标量推理上的表现如表 2-14 所示。

表 2-14　两组被试对弱标量词"一些"进行标量推理的表现

被试组别	逻辑解释人次	语用解释人次
HFA 儿童（N=300）	170	130
TD 儿童（N=300）	92	208

卡方分析结果显示：$\chi^2 = 41.221$，$p < 0.001$，表明汉语 HFA 儿童在标量推理上的表现与 TD 儿童存在极其显著的差异。汉语 HFA 儿童在标量推理上更倾向于进行逻辑解释，而 TD 儿童更多地对弱标量词进行语用解释，两组儿童在逻辑解释和语用解释的人数分配上存在显著差异。

四、讨论

5—7 岁的汉语 HFA 儿童对弱标量词"一些"进行标量推理的比率显著低于匹配的 TD 儿童，表明 5—7 岁的汉语 HFA 儿童在"一些"标量推理上存在更多的困难，他们比同龄的 TD 儿童更倾向于对弱标量词进行逻辑解释。此结果与孤独症个体存在语用困难这一特点是相符的,但与前人的研究结果不一致。在实验方式的选取上,本实验采取句图匹配任务,不需要故事讲述的情境支撑,也不需要被试依据世界知识进行判断,干扰因素小。同时在实验材料的呈现上,没有重读或任何语气的提示,更接近日常话语。在标量词的选取上,本实验选取最视觉化、语义简单、标量词等级凸显的数量词,TD 儿童习得相对较早,不涉及心理认知等方面。在被试的年龄选取上,实验被试年纪较小,处在 TD 儿童"一些"标量推理能力的习得期,造成与前人研究结果的差异可能在于孤独症被试标量推理能力的发展迟缓,或尚未习得其他能力以弥补其标量推理能力。因此,实验方式和被试的年龄可能是造成本实验结果与前人差异的主要原因。由于本实验选取的标量词语义单一,词义固定,实验被试虽存在语言背景差异,但基本的语义词在不同的语言中差异较小,包含的文化因素少,可以排除语言差异的问题。

从实验结果看,TD 儿童的标量推理能力是随年龄逐渐增长的,并不是所有的 5—7 岁 TD 儿童都对"一些"进行了标量推理,同样,实验中的 5—7 岁 HFA 儿童也并非在"一些"的标量推理上都存在困难,但总体而言,HFA 个体的推理比率显著低于匹配组。那是什么因素阻碍了 HFA 儿童进行标量推理,下文将从标量推理的过程进行探究。

(一)强标量词的检索和激活困难

依据大部分理论解释(Barner et al., 2011; Foppolo et al., 2012; Skordos & Papafragou, 2012),标量推理过程至少需要以下步骤:

(1)计算标量词的基本意义(如"一些"的基本意义是可从词条中获得的表示存在的数量词);

(2)强标量替换词的激活,说者违反了量的准则,因为他从一组逻辑上按信息量强度排序的标量词中选择了弱标量词;

(3)假设说者是合作的,他会说出他认为真实的,与交际相关的信息量最大的陈述。而事实是他选择了相对弱的标量词,那么可以推理说者不处于提供强信息量陈述的位置上;

(4)依据说者的知识,强信息量陈述不适用。

要完成这些计算,听者需要获得弱标量词的一组有序的替换词(步骤 2);考虑有序替换词中强标量词是否相关及真实(步骤 3);如果强标量词相关且真实,对强标量替换词进行否定(步骤 3);并将否定的命题加于说者的意图中（步骤 4）。如果交际者在标量推理中的任何步骤出现问题，其标量推理过程就会中断。

首先考虑强标量替换词的检索和激活问题。如果儿童不能自动地检索并激活与弱标量词处于同一语义范畴的强标量词，标量推理就无法进行。也就是说，如果儿童在听到包含"一些"的句子后，不能检索并激活"所有"，那么儿童就会逻辑地解释标量词"一些"。

在实验材料的呈现上，实验者首先向被试提供的是弱标量词"一些"构成的陈述，之后再呈现含强标量词"所有"的陈述。被试对第一幅图片进行关键句"一些"的陈述判断时，还没有接触过强标量词，而在第二次再对同类型的图片进行关键句陈述的判断时，因为上一幅图片中已经向被试提供了含强标量词"所有"的陈述，所以被试此时对强标量词的检索和激活就比第一次要相对容易。假设不能成功进行标量推理的儿童的困难就在于强标量词的获得，那么本实验中第一次关键句判断失败的儿童第二次的表现就应该有所改善。下面对汉语 HFA 儿童和 TD 儿童关键句陈述的第 1 题和第 2 题结果进行统计分析，考察被试对第 2 题的标量推理是否有所提高。表 2-15 展示了两组被试对关键句陈述第 1 题和第 2 题进行标量推理的人数。

表 2-15　被试关键句陈述第 1 题和第 2 题进行标量推理的人数

组别	第 1 题语用解释人数	第 2 题语用解释人数	第 1 题到第 2 题逻辑解释转语用解释人数
HFA 儿童（N=30）	13	12	1（有 2 个儿童在第 1 题为语用解释，第 2 题反而为逻辑解释）
TD 儿童（N=30）	16	19	4（有 1 个儿童在第 1 题为语用解释，第 2 题反而为逻辑解释）

从表 2-15 的数据可以看出，强标量词"所有"的出现并没有改善大多数标量推理失败儿童的表现，第 1 题没有进行标量推理的 17 名 HFA 儿童在接触了强标量词"所有"后仅促进了 1 人在第 2 题进行标量推理。对于大部分 HFA 儿童来说，标量推理的困难不在于强标量词的检索和激活。目前也有实验证据支持此结论。Foppolo 等（2012）在让 5 岁意大利语儿童依据故事情境判断"一些"关键句陈述前，首先呈现给儿童"所有"使用正确的陈述，结果表明，5 岁儿童还不能像成人一样进行标量推理，对关键句陈述的语用解释率仅为 42%，虽然他们在"所有"正确陈述的判断上正确率为 100%。Guasti 等（2005）也考

察了 7 岁意大利语儿童在提供强标量词后进行标量推理的情况。材料以两种不同的顺序呈现,一种是先呈现"一些"陈述,再呈现"所有"陈述,另一种则刚好相反,要求被试进行判断。结果表明,7 岁意大利语儿童对关键句陈述的语用解释率为 13%,明显低于成人的 50%,两种顺序的呈现在结果上没有显著差异。

（二）强弱标量词的语义联系影响标量推理

标量等级的强弱标量词属于同一语义范畴,只是信息量强弱的差异。如果儿童缺乏标量词对知识,不能意识到"所有"和"一些"是语义范畴相同、句法上可替换的标量词（Horn, 1972；Katzir, 2007；Levinson, 2000）,标量推理也就不会进行。因此,孤独症儿童标量推理的困难可能在于无法建立强弱标量词语义之间的联系。

下面就这一影响因素考察两组儿童对关键句陈述判断的前 3 道题和总体 10 道题的表现。上文结果部分已经论述,在统计两组被试在 10 个关键句陈述的判断中,汉语 HFA 儿童在标量推理上的表现显著差于 TD 儿童,下面再对关键句陈述的前 3 道题两组被试的表现进行统计分析。鉴于前 3 题数量较少,使用 SPSS 卡方统计的方法进行比较分析容易掩盖两组被试结果可能存在的差异,故使用 SAS catmod 程序,采用 2（被试组别：HFA 儿童和 TD 儿童）×3（题目顺序：第 1 题、第 2 题和第 3 题）两因素对被试在 3 个题目下的表现进行非参数重复测量分析,其中被试组别为被试间因素,题目顺序为被试内因素。结果显示,被试组别主效应不显著,$\chi^2(1, 58) = 2.35$, $p = 0.125$；题目顺序主效应不显著,$\chi^2(2, 57) = 0.58$, $p = 0.749$；被试组别和题目顺序的交互效应不显著,$\chi^2(2, 57) = 2.09$, $p = 0.352$。对关键句陈述的 10 道题和前 3 道题结果进行统计分析却得到了截然相反的结果,10 道题的统计结果表明汉语 HFA 儿童在"一些"标量推理上差于 TD 儿童,而前 3 道题的统计结果显示,两组儿童在标量推理上水平相当。因此,可以推断,随着测试的进行,TD 儿童更多地由对标量词的逻辑解释转为了语用解释,而汉语 HFA 儿童的标量推理能力没有随测试题目的增加而提高。也就是说,测试的反复进行促进了 TD 儿童进行标量推理,而对汉语 HFA 儿童没有显著影响。两个组别的儿童对关键句陈述的语用解释率在 10 个题目上的变化趋势见图 2-6。

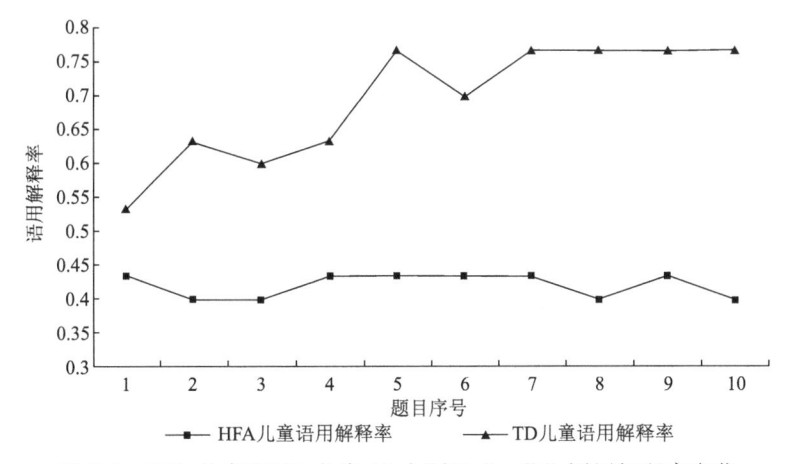

图 2-6　HFA 儿童和 TD 儿童 10 个题目 "一些" 语用解释率变化

从图 2-6 可以看出，TD 儿童在第 3 题后标量推理的比率有明显上升，并与 HFA 儿童的比率差异变大，而 HFA 儿童标量推理在 10 道题上没有明显上升，趋势非常平缓。

为什么 TD 儿童在实验过程中会表现出逐步提升的标量推理能力？首先，实验过程中包含 "一些" 和 "所有" 的语义正确、语义错误、语义正确语用不恰当的陈述反复出现，容易激发 TD 儿童发现 "一些" 和 "所有" 的信息量差异，将二者放在同一等级中进行对比。其次，实验材料使用的陈述句式完全一样，相同句式的反复输入会使被试发现两个标量词的可替换性，从而有助于 TD 儿童建立强弱标量词之间的语义联系，构建标量词对，促进标量推理。显然，HFA 儿童未能随着实验的推进在 "一些" 和 "所有" 之间建立以上联系。

词汇以网络关系的形式在大脑中得以表征（Collins & Loftus，1975），标量词对是词汇网络关系的一部分。词汇网络是在语言习得过程中逐步形成的，本节的实验结果表明，5—7 岁的 TD 儿童至少还未完全建立起强弱标量词之间稳定的语义对比联系，但在测试题目的反复刺激下，他们捕捉到了这种语义联系，因而在 10 道题目的标量推理比率上有明显的上升趋势。而 HFA 儿童缺乏这种捕捉能力，他们虽然具备基本的语义知识，但不能建立词与词之间的语义联系。所以本节中 HFA 儿童弱于 TD 儿童的标量推理能力可能源自其异常的语义表征方式。Foppolo 等（2012）认为 5 岁的 TD 儿童标量推理存在困难的原因在于他们对标量词逻辑意义和语用意义两种思维方式的转变存在困难。实验者首先向被试展现 "所有" 语义正确的句子，再展现 "所有" 语义错误的句子，最后呈现 "一些" 语用不恰当的关键句让被试进行判断，结果 5 岁儿童标量推理（只单纯判断"一些"语用不恰当的关键句）比率从 40% 上升到 72.5%，表现与成人相当。研究者认为关键句陈述本身是逻辑意义和语用意义的歧义句，儿童不能在这两种意义上实现自动转换，而实验材料先呈现"所有"语义正确的句子和"所有"语义错误的句子，前者"一些"本来正确却使用了强标量词"所有"，后者应该使用"一些"而错误地使用了"所有"，这就帮助儿童进行"一些"两种意义的思维转换，从而最后让儿童对关键句陈述进行判断时，具备了两种含义思维转换的能力，促进了儿童标量推理的成功。这与本节的结论是相通的，实验材料的呈现顺序之所以促进了儿童标量推理的比率是因为其正好促进或加强了强弱标量词对的语义联系，从而促进了儿童的标量推理。

五、结论

5—7 岁的汉语 HFA 儿童在"一些"的标量推理能力上显著差于同龄的 TD 儿童，他们对弱标量词"一些"倾向于进行逻辑解释，而 TD 儿童会更多地进行语用解释。本节认为 HFA 儿童对"一些"的标量推理困难其原因不在于强标量词"所有"的检索和激活，而在于其词汇语义知识表征异常，不易构建标量词汇之间的语义联系。

第五节　汉语高功能孤独症儿童同形词的识别及心理表征

第一节到第四节探究的语义加工通常发生在口语交际过程，在书面语阅读过程中，阅读者还会面临额外的语义加工挑战，同形词就是挑战之一。同形词指一个词形记录了不同的词的情况，不同语言都存在同形词。同形词可以分为同音同形和异音同形，在汉语中，异音同形就是多音字。同形词在语境中可以得到明确的解读，但根据弱中央统合理论，整合语境信息的能力可能正是 HFA 儿童的薄弱之处，所以 HFA 儿童能否识别同形词，能否建立同形词的语义表征，以及语境是否能帮助他们识别，都值得探讨，这些正是本节的内容。

一、引言

汉语同形词具有两个或更多音项，各音项在声母、韵母或声调等方面存在差异，且对应的意义也彼此不同。如"长"可以读为 cháng，意为"距离大"；还可以读为 zhǎng，意为"年龄大"。因此，汉语同形词的读音和意义需要根据其所在的具体语境来确定。Frith 和 Snowling（1983）发现，孤独症个体缺乏以整体方式加工语境信息的能力，那么他们在识别同形词时是否能够有效利用语境信息？这一问题尚无一致的结论。

Snowling 和 Frith（1986）发现，言语智龄为 5—7 岁的 ASD 儿童无论语境如何，都倾向于读出常见音。而言语智龄在 7 岁以上的 ASD 儿童与 TD 儿童表现相当，能够运用句子语境来识别同形词。之后，Happé（1997）在排除了心理理论能力影响的情况下，发现 ASD 儿童无法利用语境识别同形词；Jolliffe 和 Baron-Cohen（1999）同样发现 ASD 儿童难以整合句子意义来识别同形词，他们将之归因于该人群的弱中央统合能力。

而另有研究发现孤独症个体能够利用语境识别同形词。López 和 Leekam（2003）发现，虽然 ASD 儿童的表现差于 TD 儿童，但是他们对句尾/中同形词的识别要好于对句首同形词的识别。这表明 ASD 儿童在一定程度上能够利用语境识别同形词。不过，López 和 Leekam 提到了一点，在他们自己和前人的研究中均未测试孤独症个体对不常见音的掌握情况，因而可能由于缺乏有关不常见音的知识，ASD 儿童才会表现得差于 TD 儿童。Hala 等（2007）采用语义相关的词语启动范式，考察了 ASD 儿童的同形词识别。结果发现，不管是常见音还是不常见音，首次呈现时 ASD 儿童都能正确读出符合语境的读音。这说明，孤独症被试能够利用语境识别同形词，只是前人研究的句子语境过于复杂，对其工作记忆造成了负担，因而导致孤独症个体无法整合句子语境来识别同形词。

现有研究仅从语境整合能力的缺陷和有限的工作记忆容量方面寻找孤独症个体同形词识别障碍的原因，尚未有研究探讨孤独症个体词义表征与同形词识别之间的关系。同形词的词义表征是识别的基础，个体只有形成了一定的词义表征，才能根据语境激活同形词对应的意义并确认其读音，实现识别。

同形词所对应的不同词义之间的关系有多种情况，本节关注的是那些两个读音所对应的意义虽然在词典上已被分列，实际上这些意义之间还存在着一定相关性的同形词。例如，落[luò]包含了物体因失去支持而下来、下降、飘零等语义相关的子义项；落[là]包含遗漏、掉队等义项。落[luò]和落[là]虽各自都包含不止一个义项，但两个词的所有义项都含有[+分开]、[+脱离]这样的语义特征。根据语义网络理论的观点，个体在习得词汇意义时，不只是片面孤立地理解词汇本身的意义，而是会根据语义联系，将词义纳入到系统性的、相互关联的语义网络中进行储存（Schank & Abelson，1977）。因此，可以推断，落[luò]和落[là]在大脑词库中虽然是作为两个词项存储,但二者会借助共同的语义特征建立关联，而且字形的相同应该会加强这种关联性。可以进一步推断，这种网络式的词义表征应该会对同形词的识别产生影响，激活一个读音及其对应意义时很可能另一个读音及其对应意义也会被激活。已有研究发现，孤独症个体，包括 HFA 儿童，难以提取词汇间的语义关联来帮助记忆（Cheung et al., 2010; Hermelin & O'Connor, 1967; Phelan et al., 2011; Smith et al., 2007）。鉴于同形词词义表征对语义加工能力的需要，孤独症个体的语义加工障碍很可能会影响同形词的词义表征，从而影响其对同形词的识别。如果 HFA 儿童表征语义关联性的能力的确弱于 TD 儿童，那这就有可能使他们在同形词识别过程中产生不一致的表现。

因此，本节旨在探究 HFA 个体同形词的词义表征及其对同形词识别的影响。首先，以语义相关的同形词为材料，通过词典释义启动任务，检测 HFA 儿童能否加工和表征各义项间的语义关联和差别，并与不同音项建立联系。之所以采用词典释义启动任务，是由于该任务包含语义特征检索过程，能够更加直接地反映词汇的语义表征。而前人研究中使用的语义相关启动范式可能涉及启动词和目标词连用频率等非语义表征机制的影响。其次，考察 HFA 儿童在句子语境条件下的同形词识别能力。该实验与前人研究相比控制更加严格：通过添加前测，确保被试具有同形词两个读音的相关知识；通过实验材料的设置，排除常见音和不常见音呈现顺序的影响。

二、实验 1　词典释义启动下 HFA 儿童同形词的识别

（一）研究方法

1. 被试

实验以 16 名汉语 HFA 儿童（15 名男生，1 名女生）和 16 名（11 名男生，5 名女生）TD 儿童为被试。HFA 儿童来自青岛市某康教中心，无听力损失和构音障碍，都被医院诊断为孤独症。TD 儿童就读于普通小学一年级。匹配了两组儿童的生理年龄，言语智商、操作智商、总智商（以韦氏儿童智力量表中国修订版测量所得），词汇能力[以皮博迪图片词汇测验（Peabody picture vocabulary test, PPVT）测得]和阅读能力[以王孝玲和陶保平（1996）编制的《小

学生识字量测试题库及评价量表》测得]。t 检验表明,两组被试在上述指标上均不存在显著差异。表 2-16 呈现了两组被试的具体信息。

表 2-16　HFA 儿童与 TD 儿童信息匹配情况

匹配指标	HFA 儿童（$N=16$）	TD 儿童（$N=16$）	t	p
生理年龄/月	79.81（8.53）	83.38（3.36）	−1.553	0.131
言语智商/分	113.00（13.47）	108.06（6.44）	1.323	0.196
操作智商/分	111.31（12.59）	104.81（9.47）	1.650	0.109
总智商/分	112.94（11.93）	107.19（7.16）	1.653	0.109
PPVT/分	101.62（25.42）	114.88（15.13）	−1.792	0.083
平均词汇量	1040.72（261.04）	916.06（79.66）	1.872	0.078

2. 材料

绝大多数汉语同形词只有两种读音,这种情况占常用同形词总数的 82.17%。有些同形词即便具有三个或四个音项,也只有其中的两个音项较为常用。因此,汉语同形词研究可以把一个词两种读音作为研究对象,语用频率相对较高的音项为常见音,其义项为主要意义,其他为不常见音,其义项为次要意义(卢偓,2009)。

为了考察 HFA 儿童对语义相关义项的区分表征能力,从小学一至三年级的语文课本中选取了 20 个同形词,其两个音项对应的意义之间存在语义相关。翻阅《现代汉语词典》(第 4 版),选取同形词两个主要音项下的第一个或第二个释义作为启动项。请 15 名不参加正式实验的小学二年级学生对材料做以下评定:①写出同形词的两个拼音并组词,先写出的读音为常见音,后写出的读音为不常见音。结果发现,小学生首次写出的发音较为一致(15 个词的首写发音完全一致,5 个词的首写发音在 1 到 2 个小学生中存在差异)。②对词典释义与同形词的语义匹配度进行 5 点评定。1 表示意义和读音非常不匹配,5 表示非常匹配。根据评定结果,10 个常见音和 10 个不常见音中分别有 8 个和 7 个选择了第一个释义作为启动项。最终材料的语义匹配度的 t 检验结果显示,常见音($M=4.16$)和不常见音($M=4.08$)的语义匹配程度不存在显著差异,$t(14)=0.99$,$p>0.05$。③对同形词两个音项的词典释义的语义相关程度进行 5 点评定。评定结果显示,20 个同形词的两个音项对应的义项的平均语义相关度为 4.27。

Hala 等（2007）研究发现，常见音和不常见音的呈现顺序影响孤独症个体对同形词的识别，第二次呈现的识别错误率显著高于首次呈现的识别错误率。为了避免常见音和不常见音呈现顺序的影响，将 20 个同形词分为两组：其中 10 个同形词选取其常见音及其词典释义、另外 10 个同形词则选取其不常见音及其词典释义作为正式实验材料。最后，根据小学一至二年级的语文课文，为每个同形词设置一个词语，如，落（luò）地和丢三落（là）四，随机排列词语的顺序，制成前测词语表。

3. 程序

实验在安静的房间内单独进行。先进行前测，把事先打印好的前测词语表呈现给被试，要求被试把词语大声读出来。主试记录被试不认识或者读错的词语。只有全部读对同形词两个读音的被试才能进入句子阅读实验（分别有 18 名 HFA 儿童和 19 名 TD 儿童接受了前测词汇测试，最终 16 名 HFA 儿童和 TD 儿童通过了前测词汇测试，并完成了正式实验）。

休息 10min 后，开始正式实验。使用 E-Prime1.0 呈现词典释义启动项和同形词。被试坐在计算机前。先呈现词典释义启动项，被试大声读出后，主试按"j"键，启动项消失。之后呈现作为目标词的同形词。被试读出目标词后，主试按"j"键进入下一组材料。正式实验前，设有练习实验。实验过程中，主试用录音笔进行录音。

（二）结果

采用 2（组别：HFA 儿童/TD 儿童）×2（常见度：常见/不常见）的两因素重复测量方差分析，对被试根据语义检索项读出同形异音异义字读音的正确率进行数据统计。两组被试的具体表现如表 2-17 所示。

表 2-17　两组儿童常见与不常见同形异音异义字读音正确率

组别	常见音正确率	不常见音正确率
TD 儿童	0.77（0.10）	0.54（0.12）
HFA 儿童	0.75（0.16）	0.84（0.10）

方差分析结果显示，组别主效应显著，$F(1,30)=20.05$，$p<0.01$。HFA 儿童根据词典释义检索同形词读音的正确率（$M=0.79$）要显著高于 TD 儿童

（$M = 0.65$）。常见度主效应显著，$F(1, 30) = 5.00$，$p < 0.05$。被试根据词典释义检索同形词时，常见音的正确率（$M = 0.76$）显著高于不常见音的正确率（$M = 0.69$）。组别和常见度的交互效应显著，$F(1, 30) = 24.58$，$p < 0.01$。简单效应分析表明，在词典释义启动下，HFA 儿童识别不常见音的正确率（$M = 0.84$）要显著高于 TD 儿童（$M = 0.54$），$p < 0.01$，而在识别常见音上，两组儿童不存在显著差异，$p > 0.05$；在 HFA 儿童组，词典释义启动后的不常见音识别正确率（$M = 0.84$）和常见音识别正确率（$M = 0.75$）差异不显著，$p < 0.05$；在 TD 儿童组，词典释义启动后的常见音识别正确率（$M = 0.77$）显著高于不常见音识别正确率（$M = 0.54$），$p < 0.01$（图 2-7）。

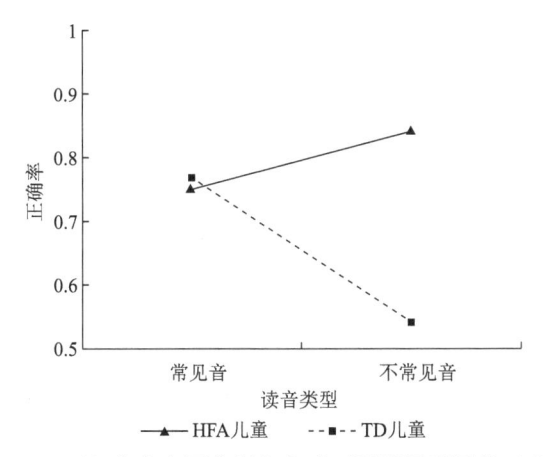

图 2-7　两组儿童在词典释义启动下识别同形词的正确率

（三）讨论

实验 1 发现，HFA 儿童在主要释义和次要释义启动下的识别正确率相当，TD 儿童在主要释义启动下的正确率显著高于次要释义，次要释义启动下的识别正确率处于随机水平。这说明，HFA 儿童能够根据词典释义通达不同的音项；而 TD 儿童的结果说明他们在加工次要释义时，与主要释义发生混淆，造成了读音的随机选择。

表面上看，TD 儿童对主要释义和次要释义的混淆现象似乎说明其语义加工能力差于 HFA 儿童，但是根据语义网络理论的观点，这一混淆现象说明 TD 儿童的语义表征很可能是以网络形式组织的。被试加工主要释义时会激活其对应的常见音，而加工次要意义的释义时主要意义及其读音也会被激活，两种读音的同时激活导致了被试对读音的随机反应。不同于 TD 儿童，HFA 儿童的同形词词义表征很可能不具备网络属性,主要意义和次要意义应为独立存储,借助词典释义启动,不同音项可直接得到检索。

两类儿童在词典释义条件下对同形词识别的差异表现能够支持之前的猜想,即 HFA 儿童表征语义关联性的能力弱,他们将同形词的两个音项及其对应意义分别存储,检索时互不干扰;而 TD 儿童因为语义表征呈网络形式组织,所以检索次要意义时,主要意义同时会被激活,造成干扰。检索主要意义时这种干扰不强烈,这样就出现了常见意义的识别优势。

三、实验 2 句子语境下 HFA 儿童的同形词识别

(一)研究方法

1. 被试

同实验 1。一半被试先参加实验 1,再参加实验 2,另一半被试则相反。

2. 材料

对小学一至二年级语文课文中的句子进行改编,编制包含同形词的句子。为了避免常见音和不常见音呈现顺序的影响,将 20 个同形词分为两组。

选取其中 10 个的常见音和另外 10 个的不常见音,常见音或不常见音在句首和句中/尾各出现一次。材料举例见表 2-18。

表 2-18　实验 2 语料举例

发音	常见度	句首目标词	句中/尾目标词
长(cháng)	常见	长方形有四条边	大象的鼻子很长
落(là)	不常见	落下的功课要补上	我跑步落在了后面

考虑到被试的年龄,实验材料均为简单句,长度控制在 7—10 个字,并且不需要被试对句子进行社会性或心理活动的推理。句子设计好后,请 15 名不参加实验的小学一年级学生进行阅读,发现他们能够顺利读完所有句子,除了有时会读错同形词外,句中其他字均能读对。

3. 程序

实验在安静的房间内单独进行。先进行前测实验,再进行句子阅读。前测

实验完成后，休息 10 min，再进入句子阅读实验。句子由电脑逐句呈现，被试坐在电脑屏幕前，由主试进行句子切换。使用录音笔对整个实验过程进行录音。为了避免句首和句中/尾呈现顺序的影响，实验分两次进行，包含同一个词的两个句子分别在两次实验中进行，两次实验之间间隔一周。

（二）结果

采用 2（组别：HFA 儿童/TD 儿童）×2（常见度：常见/不常见）×2[位置：句首/句中（尾）]的三因素重复测量方差分析对被试阅读同形字的正确率进行数据统计。两组被试的具体表现如表 2-19 所示。

表 2-19　两组被试实验 2 任务正确率

组别	句首		句中/尾	
	常见	不常见	常见	不常见
TD 儿童	0.98（0.00）	0.68（0.11）	0.99（0.03）	0.90（0.09）
HFA 儿童	0.92（0.00）	0.69（0.02）	0.96（0.07）	0.89（0.09）

方差分析结果显示，组别主效应不显著，$F(1, 30) = 1.39$，$p > 0.05$。同形词的位置主效应显著，$F(1, 30) = 107.21$，$p < 0.01$。被试识别句子语境后的同形词的正确率（$M = 0.93$）显著高于句子语境前的正确率（$M = 0.82$）。常见度主效应显著，$F(1, 30) = 90.79$，$p < 0.01$。被试识别同形词时，常见音的识别正确率（$M = 0.96$）显著高于不常见音的正确率（$M = 0.79$）。组别和位置的交互效应不显著，$F(1, 30) = 0.02$，$p > 0.05$。组别和常见度的交互效应不显著，$F(1, 30) = 1.72$，$p > 0.05$。位置和常见度的交互效应显著，$F(1, 30) = 61.00$，$p < 0.01$。

简单效应分析表明，无论同形词位于句子语境之前还是位于句子语境之后，常见音的识别正确率都显著高于不常见音的识别正确率，p 均小于 0.01。在同形词常见音的识别上，同形词位于句子语境之前的正确率和位于句子语境之后的正确率差异不显著，$p > 0.05$；而在同形词不常见音的识别上，同形词位于句子语境之后的正确率（$M = 0.90$）显著高于位于句子语境之前的正确率（$M = 0.69$），$p < 0.01$（图 2-8）。组别、位置和常见度的交互效应不显著，$F(1, 30) = 0.92$，$p > 0.05$。

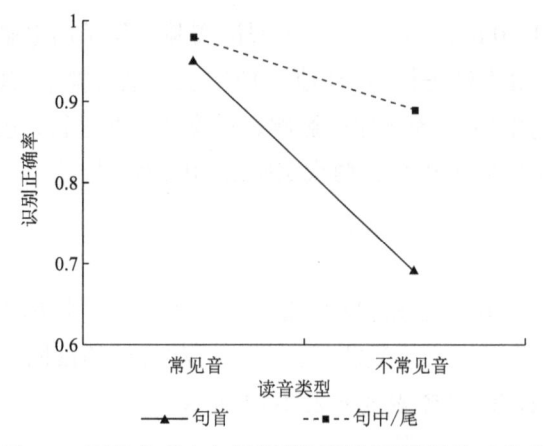

图 2-8 两组儿童在句子语境下识别同形词的正确率

（三）讨论

实验 2 结果显示，HFA 儿童和 TD 儿童在句子中识别同形词的表现不存在显著差异。两组儿童对句子语境后的同形词的识别都要好于句子语境前。这一结果与 Snowling 和 Frith（1986）的结果有一致之处。他们发现，言语智商在 7 岁以上的 ASD 儿童在学习了同形词的两个读音和意义后，在同形词识别任务中的表现与典型发展被试相当，没有表现出识别缺陷。而大多数研究（Happé，1997；Jolliffe & Baron-Cohen，1999；López & Leekam，2003）发现的"ASD 儿童在利用语境识别同形词上存在损伤"这一结论，可能是由于这些研究选取的被试的智商过低，或者是由于这些研究没有事先测量被试对同形词两个发音的掌握情况，从而低估了 HFA 儿童利用语境来识别同形词的能力。在实验 2 中，HFA 儿童和 TD 儿童都表现出同形词常见音的识别优势：常见音在语境前和语境后的识别正确率相当，不常见音在语境之后的识别正确率显著高于在语境之前，常见音的识别正确率高于不常见音。这说明，两类儿童在语境信息不足（句前）时，都倾向于读出常见音；在语境信息充足（句后）时，这种趋势虽然大为削弱，但仍存在。有一点需要说明的是，本节未统计被试在实验过程中的修正情况。当词呈现在句首时，即便被试在加工句子的过程中意识到将不常见音错读为了常见音并进行修正，也算作识别错误。

四、总讨论

同形词加工是一个复杂的过程，需要多因素共同作用。探讨孤独症个体同形词识别机制不能仅局限于讨论语境利用能力，因为句子语境中的识别表现会受到词义表征的影响，所以单纯地观察句子水平的表现不一定能揭示其背后的原因。

根据对实验1的结果分析，HFA儿童对同形词的词义表征与TD儿童不同。但实验2的结果却表明，HFA儿童在句子中有着与TD儿童相同的同形词识别表现。按照上文的推断，HFA儿童同形词特殊的词义表征方式是由于其对语义关联的不敏感性引起的。那么，句子语境中的同形词识别也需要对语境义和义项间的关联进行加工，为何HFA儿童又能够表现良好呢？我们认为，这是因为句子不仅提供了从语音、句法、语义到语用的语境义来帮助个体判断同形词的读音，而且个体自身的阅读经验都可帮助自己判断同形词的读音。研究已证实，虽然整体阅读理解水平差，但是HFA儿童词汇阅读技能强，有着明显超前的识字能力，阅读的准确性和流利性都可达到成人水平（Nation et al., 2006）。这就使得HFA儿童可以在句子语境识别任务中，绕过词义关联性表征不足带来的影响，而借助自身的阅读经验和阅读技能完成句中同形词的识别。例如，在读"大象的鼻子很长"时，即便HFA儿童不能建立语境义与"距离大"义项之间的关联，也可以根据"很"来判断同形词"长"读"cháng"，因为汉语不存在"很"修饰"长 zhǎng"的表达方式。所以，HFA儿童较高的阅读技能可以弥补其语义加工能力的缺陷。

对比实验1和实验2的结果可以注意到：TD儿童对句子语境中同形词的常见音和不常见音的识别正确率均高于词典释义启动任务，而HFA儿童只有常见音的识别正确率得到了显著提高，不常见音的识别正确率变化不明显。这表明，TD儿童的语境利用能力高于HFA儿童。在句子中，随着可利用信息的增多，他们能够明确判断是主要意义还是次要意义更符合语境，避免了词典释义任务中所受到的语义关联性的干扰。HFA儿童的语境利用能力主要表现在常见音识别的提升上，这进一步提供了阅读经验和阅读技能代偿语义表征缺陷的证据，因为相比于不常见音，显然常见音更容易得到阅读经验和技能的帮助。

五、结论

HFA儿童表征语义关联性的能力存在缺陷，无法建构词义网络，独立存储有语义关联的同形词词义。但是，在句子语境中，HFA儿童能够利用其阅读经验和技能弥补其语义表征异常带来的不足，达到与TD儿童相当的识别水平。

第三章

汉语高功能孤独症儿童的非字面义加工

本章的非字面义加工研究考察的是 HFA 儿童对隐喻和转喻的理解。隐喻和转喻不仅是普遍的语言现象，更是人类的基本认知模式。从映射基础看，隐喻建立在源域和目标域的相似之上，而转喻则是建立在二者的相关或者邻近之上。因为类似"啄木鸟是医生""病人感谢了白大褂"这些隐喻和转喻表达在字面上明显违反了逻辑，所以即便是语言结构能力完好的 HFA 个体，通常也无法很好地理解。而无法有效体察语言背后诸如隐喻、转喻等表达的隐含语义，就会直接导致语言理解的字面化，忽略、误解他人的真正用意。HFA 个体的非字面义加工缺陷阻碍其充分理解他人的"言外之意"，是其社交困难的重要原因之一。

以往对孤独症群体隐喻和转喻加工困难的解释主要集中在社会认知方面，如该群体的心理理论缺陷等（Happé, 1993; MacKay & Shaw, 2004）。但许多后续研究并未发现 HFA 儿童心理理论缺陷与其隐喻或转喻理解不足有直接联系（Adachi et al., 2004）。研究者们尝试从新的角度来揭示这一问题，提出语义知识薄弱以及源域与目标域映射的困难很可能导致 HFA 儿童隐喻或转喻加工缺陷（Norbury, 2005）。语义知识包括对概念理解的深度和广度，是一种基于心理词典的语义能力，它不仅涉及对当前句子中各成分的语义内容的理解，也包含对与之相关的语境信息的生成和搜集。当隐喻或转喻语义知识缺乏时，个体在构建句子的基本含义上会遇到困难，同时，语义知识的缺乏也会影响对语境信息的搜集和使用（Melogno et al., 2012a）。隐喻和转喻的理解是通过源域到目标域的映射来完成的。本体、喻体概念分别对应目标域和源域，其中都包含自身丰富的属性，个体需要从源域中筛选合适的属性完成和目标域的映射。由于作为源域的概念十分有限，个体也需将有限的源域（比如最先掌握的空间概念等）不断地跨域映射到多个目标域。源域与不同目标域之间映射关系的形成是渐进的。具身理论认为人类对世界的认知是体验性的，个体隐喻映射的建立一定是从基于身体经验的、可感知到的具体概念开始的，随着认知能力的提高，个体才开始逐渐将映射关系延伸至不那么具体的事物上去（Wilson，2002）。映射过程要经过两步：一是必须抛弃有疑问的概念属性，二是必须明确其他属性在什么情况下可以继续使用（李骋诗等，2017a）。若无法有效筛选属性完成源域和目标域之间的映射，则很难加工隐喻或转喻。HFA儿童加工隐喻或转喻出现困难，那么他们是单纯将隐喻或转喻归为错误句，还是即使暂时加工不了这两类句子，却也能够意识到隐喻或转喻是不同于错误句的表达呢？这与儿童隐喻或转喻加工的发展情况有关。行为学数据难以捕捉这种变化，神经科学的技术手段为观察到大脑的加工机制提供了可能。本章分别从行为表现和神经机制两个层面探究了HFA儿童对隐喻和转喻的加工。

第一节　汉语高功能孤独症儿童隐喻和转喻理解中语义知识的作用

一、引言

语用障碍使ASD人群尤其是ASD儿童往往只能理解修辞性语言的字面意义。隐喻和转喻是各种语言中两种极为常见的、既彼此区别又相互联系的修辞性语言形式，ASD儿童对它们的理解是否仅停留在表层？是否存在不同的理解表现和机制？有关这些问题的研究还不多，尤其是来自汉语ASD儿童的证据几乎仍是空白[①]。

（一）语义知识对ASD儿童隐喻和转喻理解的影响

前人基本证实了ASD儿童在隐喻或转喻理解上的缺陷，且较早的研究多半从心理理论缺陷的角度进行解释，认为这一障碍主要源于ASD儿童推理说者话语目的障碍，并进一步归结为其心理理论能力缺陷（Happé，1993；Dennis et al.，

[①] 这一节的实验完成于2013年，当时汉语孤独症儿童的语言研究极少。

2001；MacKay & Shaw，2004；Minshew et al.，1995）。但许多后续研究并没有发现ASD儿童心理理论缺陷与其隐喻或转喻理解障碍间的直接联系（Adachi et al.，2004）。于是，研究者们尝试从新的角度来揭示这一问题。他们发现，隐喻理解的获得，需要个体具备足够广泛的语义表征，才能从中确定其比较的两个概念间的相似性所在。由此提出，理解隐喻对ASD儿童具有挑战性，很有可能是因为他们通常拥有较少的词汇量或对认识的单词只有较贫瘠的语义表征（Norbury，2005），即ASD儿童在语义技能上的缺陷很可能导致他们的隐喻理解缺陷。

Norbury（2005）的研究表明，语义知识才是对交际障碍儿童（含ASD儿童）隐喻理解最有力的预测。但单词知识测验中修辞表达和多重语境两个子测验本身含有大量的隐喻和其他类型的修辞性语言，而且交际障碍儿童内部差异性较大，一定程度上影响了结论的可靠性。Melogno等（2012a，2012b）的研究不但发现ASD儿童有一定的隐喻加工能力，以特别的方式加工隐喻刺激，而且从某一侧面反映出语义技能缺乏和隐喻理解障碍间的联系。但是这项研究没有匹配测量儿童的语义知识情况本身，考察的隐喻类型也限于通感隐喻，言语解释的范式又对ASD儿童的言语能力提出了较高要求，我们仍然无法确信语义知识就是隐喻理解的决定性因素。Rundblad和Annaz（2010）同时考察了ASD儿童的隐喻和转喻理解情况。他们指出，隐喻涉及的两个概念间的相似性很难确定，隐喻需要构建一个特殊范畴，隐喻涉及两个而不是一个域，因而隐喻始终要比转喻更为复杂，并由此推断，相对于转喻，ASD儿童可能更难理解隐喻。结果证实，ASD儿童在转喻理解上只是滞后，在隐喻理解上存在更为严重的障碍。不同于Norbury（2005）认为接受性词汇知识能在一定程度上预测ASD儿童的隐喻理解，Rundblad和Annaz（2010）认为接受性词汇知识虽不能预测ASD儿童的隐喻理解，却可以有效预测其转喻理解。然而，两项研究考察的实验对象和任务有很大差异，可能造成了前后结果的不同。

接受性词汇知识到底能否有效预测ASD儿童的隐喻或是转喻理解表现，这一问题尚有探讨空间。Rundblad和Annaz（2010）关于ASD儿童转喻理解好于隐喻理解的结论，还未获得其他研究支持，需要进一步验证。这些问题都将是我们接下来所要关注的。

（二）隐喻和转喻理解中语义知识与常规度的关系

通常认为，隐喻/转喻根据常规度高低，可以进一步分为常规和新奇隐喻/

转喻。常规和新奇隐喻/转喻由于常规度不同，其理解过程也很可能会有所不同。概念隐喻理论认为，人们在理解常规隐喻时，往往只需利用储存在长时记忆中隐喻的源域和目标域之间约定俗成的匹配关系，直接把源域的概念投射到目标域上推导常规含义（朱永生和蒋勇，2003）。但是对于常规度较低的新奇隐喻，对它的理解便不太可能像常规隐喻一样直接获得，还需要依据当时的状态，并结合各方面的知识进行推导。概念整合理论认为，新奇隐喻不只是源域和目标域之间的映射，还是概念整合网络中多空间的复杂映射。通过概念整合把熟悉的概念化成分合并成新奇有意义的成分，这在很大程度上是一种动态实时意义建构过程（Coulson，2001）。因此，常规隐喻的理解由于需调用早已储存在个体语义知识当中的源域和目标域间的匹配关系，应当更依赖于其语义知识水平。新奇隐喻的理解则往往需要临时构建其意义所在，个体的语义知识水平在这类隐喻的理解中很可能不再发挥太大的作用。同理，转喻的理解也很有可能因常规度的不同导致语义知识在其中有着相异的表现。

Mashal和Kasirer（2011）的研究同样发现ASD儿童在理解隐喻上的困难，然而这种隐喻理解缺陷只存在于常规隐喻的理解上，其新奇隐喻的理解表现与TD儿童并没有显著差异。他们认为，这可能是由于儿童对新奇隐喻的解释需要临时创建，未曾在心理词典中编码，先前的语义知识不太能运用到新奇隐喻的理解中去。因此，相对于常规隐喻，TD儿童在语义知识上的优势就无法体现于新奇隐喻的理解过程中。Mashal和Kasirer（2011）有意识地区分出了新奇隐喻和常规隐喻两种与语义知识有着不同关联程度的隐喻，更为直接地说明了ASD儿童的隐喻理解表现与其语义知识水平间的关系，但是汉语ASD儿童是否呈现类似情况，还有待论证。

（三）当前研究

本节旨在全面探究汉语HFA儿童隐喻和转喻理解情况，比较其隐喻和转喻理解表现与差异，并从语义知识入手深入剖析相关原因。为此，本节以隐喻和转喻理解任务及语义知识任务对有关问题进行重点考察：

首先，通过隐喻和转喻理解任务分别考察汉语HFA儿童和TD匹配儿童在隐喻和转喻两种修辞性语言类型上的理解表现和差异，并按常规度的高低进一步将隐喻和转喻分为常规/新奇隐喻和常规/新奇转喻。

其次，通过语义知识任务分别考察汉语HFA儿童和TD匹配儿童的接受性词汇知识情况。

最后，综合比较和分析两组儿童在以上任务中的具体表现，说明语义知识是否能够有效预测汉语 HFA 儿童的隐喻或转喻理解表现，剖析汉语 HFA 儿童隐喻和转喻理解表现的深层原因。

二、研究方法

（一）被试

本实验以 15 名汉语 HFA 儿童（均为男生）和 15 名 TD 儿童（7 名男生 8 名女生）为被试。HFA 儿童组中有 14 名来自青岛市某康教中心，1 名来自常州某康复中心，都被医院确诊为 ASD 儿童。TD 儿童组的儿童就读于幼儿园大班或小学一年级。两组儿童都满足我们对其生理年龄（6—7 岁）、言语智商（70 分以上）、操作智商（80 分以上）、总智商（70 分以上）的要求，且在这四项指标上匹配：t（生理年龄）= 1.827，p（生理年龄）= 0.078 > 0.05；t（言语智商）= –0.229，p（言语智商）= 0.820 > 0.05；t（操作智商）= –1.584，p（操作智商）= 0.124 > 0.05；t（总智商）= –0.862，p（总智商）= 0.396 > 0.05。言语智商、操作智商、总智商的具体数据由韦氏儿童智力量表中国修订版测量所得。所有被试均为右利手，以汉语普通话为母语，没有其他并存症状，视力和听力正常。两组儿童的基本情况如表 3-1 所示。

表 3-1　HFA 儿童和 TD 儿童的基本情况

被试组别	统计量	生理年龄/月	言语智商/分	操作智商/分	总智商/分
HFA 儿童	M	77.73	109.60	106.07	108.87
（N=15）	SD	3.52	17.95	12.10	15.45
TD 儿童	M	75.33	110.87	112.20	113.00
（N=15）	SD	3.68	11.64	8.87	10.32

（二）材料

隐喻和转喻理解任务的实验材料由 28 个隐喻或转喻故事组成，其中 24 个为正式实验材料（常规/新奇隐喻各 6 个，常规/新奇转喻各 6 个），4 个为预实验材料（常规/新奇隐喻各 1 个，常规/新奇转喻各 1 个）。

最终确定的这 28 个实验故事是从 50 个备选故事（隐喻和转喻各 25 个）

中筛选出来的。备选故事都经过规范化处理：①严格控制实验目标句的句法结构。隐喻全部采取"目标域是源域"的句法形式，转喻则全部采取源域直接代替目标域的句法形式。②统一故事结构。故事分为三小部分，前3句清楚地阐述该故事中隐喻/转喻话语的目标含义；中间2—3句描述一些与源域和目标域都无直接关联的活动；最后1句故事角色之一说出一句隐喻/转喻话语，即本故事的实验目标句。

然后进行常规度行为实验，确定正式实验与预实验所需的常规和新奇隐喻/转喻实验材料。随机选取10名6—7岁儿童（5男5女），采用七点量表，要求他们结合故事对其中最后一句话意思的熟悉程度作出判断。结束后，分别选出常规度最高的7个和常规度最低的7个隐喻/转喻故事作为常规隐喻/转喻和新奇隐喻/转喻实验材料。相同修辞程度不同修辞类型的实验材料在常规度上匹配，t（常规）= 1.835，p（常规）= 0.091 > 0.05，t（新奇）= −1.942，p（新奇）= 0.097 > 0.05，相同修辞类型不同修辞程度的实验材料则在常规度上有显著差异，t（隐喻）= −13.149，p（隐喻）= < 0.001，t（转喻）= −22.375，p（转喻）= < 0.001。常规度统计的具体结果如表3-2所示。

表3-2　隐喻和转喻理解任务实验材料常规度统计结果

材料类型	统计量	常规度
常规隐喻（N=7）	M	6.66
	SD	0.17
新奇隐喻（N=7）	M	3.40
	SD	0.63
常规转喻（N=7）	M	6.43
	SD	0.28
新奇转喻（N=7）	M	3.87
	SD	0.11

最后，为选定的实验故事设置问题和答案，并辅以相应的图片，再匹配所有隐喻和转喻实验材料的故事长度。作为答案选项的三幅图，一幅描绘隐喻/转喻目标句的目标域，一幅描绘隐喻/转喻目标句的源域，还有一幅作为干扰项，描绘与正确答案相关的事物。描绘正确答案的图片在正式材料中的位置应是平均分布的。同时，故事情节的每一小部分文字下方都配上相应图片，以减轻儿童记忆负担并诱发兴趣。此外，我们还对所有隐喻和转喻实验材料进行了故事长度（即总字数）的匹配，t= −0.187，p= 0.853 > 0.05。

采用中国版皮博迪图片词汇测验修订版（PPVT-R；桑标和缪小春，1990）作为语义知识任务的具体实验材料，考察被试儿童的接受性词汇知识情况。

（三）程序

隐喻和转喻理解任务与语义知识任务同时进行。两组测试大约同时完成后（20min左右），两名主试再分别对两名被试交换实施另一种任务。大约一半被试以先隐喻和转喻理解任务，后语义知识任务的顺序进行，另一半被试则反之，从而避免实验顺序先后的影响。

隐喻和转喻理解任务包括正式实验和预实验两部分，正式实验之前，先对被试实施预实验。约一半的被试先实施隐喻理解训练材料，后实施转喻理解训练材料，另一半被试反之。正式实验过程中，无论被试回答正确与否，主试都不再像预实验一样提供指导与帮助，而是只给予一般性鼓励。所有24个隐喻和转喻理解任务正式材料以伪随机顺序呈现给被试。

三、结果

（一）隐喻和转喻理解任务的实验结果

采用三因素混合设计的方差分析方法（被试组别为HFA儿童/TD儿童，被试间因素；修辞类型为隐喻/转喻，被试内因素；修辞程度为常规/新奇，被试内因素）对两组被试在隐喻和转喻理解任务中的正确得分进行数据统计。两组被试在两种修辞类型和两种修辞程度条件下的隐喻和转喻理解任务中的具体表现如表3-3所示。

表3-3　两组儿童两种修辞类型和修辞程度条件下正确得分统计结果

被试组别	统计量	隐喻 常规	隐喻 新奇	转喻 常规	转喻 新奇
HFA儿童	M	3.27	3.20	2.20	2.47
(N=15)	SD	1.03	1.08	1.21	0.99
TD儿童	M	4.47	3.60	3.33	3.07
(N=15)	SD	1.19	1.06	1.05	0.80

汉语HFA儿童和TD儿童在整体表现上存在极其显著的差异，$F(1,28)=10.442$，$p=0.003<0.01$，HFA儿童的正确得分明显低于TD儿童。被试在隐喻

和转喻两种修辞类型条件下正确得分存在显著差异，$F(1, 28) = 29.369$，$p < 0.001$。被试组别和修辞类型两因素之间交互效应不显著，$F(1, 28) = 0.010$，$p = 0.922 > 0.05$。这表明汉语 HFA 儿童和 TD 儿童呈现相同的趋势，他们都在隐喻条件下的正确得分明显高于其在转喻条件下的正确得分，他们的隐喻理解都更好于转喻理解。被试组别和修辞程度两因素之间交互效应显著，$F(1, 28) = 5.502$，$p = 0.026 < 0.05$。就组间来说，汉语 HFA 儿童在常规条件下的正确得分明显低于 TD 儿童在常规条件下的正确得分，$F(1, 28) = 13.790$，$p = 0.001 < 0.01$；但是，汉语 HFA 儿童和 TD 儿童在新奇条件下的正确得分大致相当，$F(1, 28) = 2.890$，$p = 0.100 > 0.05$。就组内来说，TD 儿童在常规条件下的正确得分明显高于其在新奇条件下的正确得分，$F(1, 28) = 8.321$，$p = 0.007 < 0.01$；但是，HFA 儿童在新奇和常规条件下的正确得分大致相当，$F(1, 28) = 0.187$，$p = 0.669 > 0.05$。修辞类型和修辞程度两因素之间交互效应显著，$F(1, 28) = 4.369$，$p = 0.046 < 0.05$。从修辞类型上说，被试在常规隐喻条件下的正确得分明显高于其在常规转喻条件下的正确得分，$F(1, 28) = 28.618$，$p < 0.001$；被试在新奇隐喻条件下的正确得分也明显高于其在新奇转喻条件下的正确得分，$F(1, 28) = 9.189$，$p = 0.005 < 0.01$。从修辞程度上说，被试在常规隐喻条件下的正确得分高于其在新奇隐喻条件下的正确得分，$F(1, 28) = 6.149$，$p = 0.019 < 0.05$；但是，被试在新奇转喻和常规转喻条件下的正确得分大致相当，$F(1, 28) = 0.000$，$p = 1.000 > 0.05$。被试组别、修辞类型、修辞程度三因素之间交互效应不显著，$F(1, 28) = 0.741$，$p = 0.397 > 0.05$。上述结果可由图 3-1、图 3-2 作直观反映。

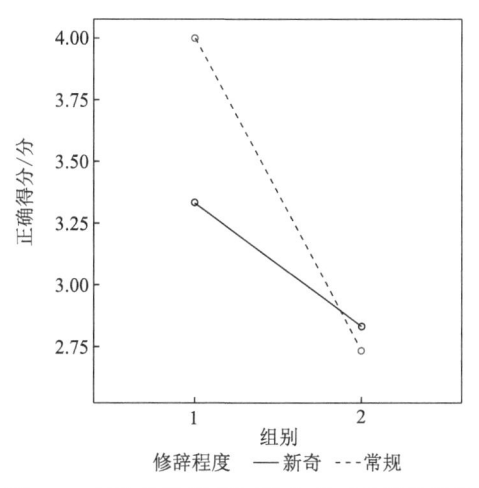

图 3-1　两种修辞程度两组儿童正确得分比较
（组别 1=TD 儿童，组别 2=HFA 儿童）

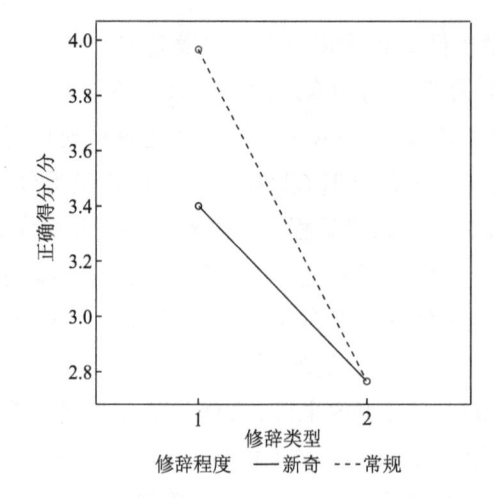

图 3-2 两种修辞程度两种修辞类型正确得分比较
（修辞类型 1=隐喻，修辞类型 2=转喻）

（二）语义知识任务的实验结果

先采取独立样本 t 检验的方法比较两组被试的 PPVT-R 得分情况，$t = -0.242$，$p = 0.810 > 0.05$，两组儿童的 PPVT-R 得分没有显著差异，说明两组被试的接受性词汇知识水平大致相当，详见表 3-4。

表 3-4　两组被试 PPVT-R 得分统计结果

被试组别	统计量	PPVT-R 得分/分
HFA 儿童	M	87.13
（N=15）	SD	20.93
TD 儿童	M	88.80
（N=15）	SD	16.49

而后，采取相关分析方法，分别考察两组儿童的 PPVT-R 得分与其隐喻和转喻理解任务总体表现之间的关系，以及两组儿童的 PPVT-R 得分与其常规/新奇隐喻和常规/新奇转喻理解表现之间的关系，相关情况如表 3-5、表 3-6 所示。

表 3-5　两组被试 PPVT-R 得分与其隐喻和转喻理解任务总体表现相关情况

被试组别	Pearson 相关性	
	隐喻	转喻
HFA 儿童（N=15）	0.649	0.228
TD 儿童（N=15）	0.624	0.266

表 3-6 两组被试 PPVT-R 得分与四种修辞条件下的理解表现相关情况

被试组别	Pearson 相关性			
	常规隐喻	新奇隐喻	常规转喻	新奇转喻
HFA 儿童（N=15）	0.454	0.626	0.217	0.193
TD 儿童（N=15）	0.756	0.217	0.236	0.175

汉语 HFA 儿童和 TD 儿童的 PPVT-R 得分都与其隐喻理解表现显著相关，但都与其转喻理解表现无显著相关。但是，汉语 HFA 儿童的 PPVT-R 得分只与其新奇隐喻理解表现显著相关，r（新奇隐喻）= 0.626，p（新奇隐喻）= 0.012 < 0.05，r（常规隐喻）= 0.454，p（常规隐喻）= 0.089 > 0.05，TD 儿童的 PPVT-R 得分则只与其常规隐喻理解表现显著相关，r（新奇隐喻）= 0.217，p（新奇隐喻）= 0.438 > 0.05，r（常规隐喻）= 0.756，p（常规隐喻）= 0.001 < 0.01。

四、讨论

（一）汉语 HFA 儿童隐喻理解困难和转喻理解缺陷

本研究显示，无论是常规条件还是新奇条件下，汉语 HFA 儿童与 TD 儿童的隐喻理解均优于转喻理解。这不同于 Rundblad 和 Annaz（2010）发现 HFA 儿童与 TD 儿童均转喻理解好于隐喻理解的结果。

这种不同可从以下几点进行分析。首先，从语言形式上来看，本研究采用了"目标域是源域"这种表达的句子框架作为刺激材料，在这一形式中目标域和源域同现，且有"是"作为标记，语言形式较为明显。例如"啄木鸟是医生"，"是"的连接明显违反了 Grice 合作原则中的"质原则"，这有可能提示儿童意识到隐喻的存在，从而诱发相似性识解。而本研究的转喻，均以源域直接代替目标域，目标域不出现，也无明显的语言标记形式来标记该句的特殊性。例如"老师批评了眼镜"，目标域（小男孩）只在上下文中才有所提及，句子本身没有给出"眼镜"转指"小男孩"的任何提示，因此需要听者付出更多的努力进行推导，这对于年龄较小的儿童来说尤其是一种挑战。其次，从隐喻和转喻的形成机制来看，转喻体现一种偶然联系，其所包含的概念实体之间的关系没有必然性。"眼镜"这一概念与"戴眼镜的小男孩"之间的关系是在上下文中建立起来的，没有语境。对于 6 岁左右的儿童而言，要依赖语境来确定概念之间借助偶然性建立的转指关系是困难的。最后，Rundblad 和 Annaz（2010）在实验设计上与本研究有所不同。例如："There is a flood outside the museum"一句以 a flood 隐喻 lots of people，"I found Robbie Williams in the lounge"一句以 Robbie Williams 转喻 CD。值得注意的是，这些句子其实仅从字面意义也可以得到合理的理解，而这会阻止儿童语用推理的发生。

（二）汉语 HFA 儿童隐喻和转喻与理解中的语义知识因素

本研究发现，HFA 儿童在常规条件下表现较 TD 儿童明显偏弱。从组间对比看，HFA 儿童在新奇条件下的表现和 TD 儿童类似，但在常规条件下不如后者；从两组组内对比看，TD 儿童在常规条件下的表现好于新奇条件下的表现，而 HFA 儿童在常规和新奇两种条件下的表现类似。考虑到两组儿童在 PPVT-R 的得分上并无显著差异，所以从以上结果可推测，静态的词汇语义掌握情况并不能完全预测隐喻/转喻的理解。常规条件下的理解，更多依赖于已经形成的源域-目标域间的匹配关系，这种匹配关系属于语义知识的一部分；新奇条件下的理解，更多依赖于临时建构的源域-目标域间的映射关系，先前的语义知识在这一在线识解过程中，并不能发挥太大作用。两组在新奇条件下的类似表现可归因于他们都没有发展出完善的、捕捉上下文线索以确定概念间联系的能力，而 HFA 儿童常规条件下的弱表现则表明，他们对于建立常规关系不如 TD 儿童敏感，这很可能提示了其语义加工方式的异常。

本研究还发现，修辞程度对于两组儿童的隐喻理解的影响要比转喻理解更大。两组儿童均常规隐喻理解好于新奇隐喻理解，而常规转喻和新奇转喻的理解表现差不多。转喻靠偶然性建立起概念间的联系，偶然性意味着可取消性，这种不牢固的关系要在语境中提取后再存入长时记忆，对于儿童来说，比将隐喻概念间的相似性关系提取并储存要更困难。另外，有些转喻要借助社会背景知识才易理解，比如本研究中出现的以产地"龙井"指产品"茶叶"的例子，儿童靠有限的世界知识显然很难建立起这样的语义联系。

有趣的是，虽然 HFA 儿童与 TD 儿童都是常规隐喻理解好于新奇隐喻理解，但在 PPVT-R 与隐喻/转喻的理解相关性验证中，却发现他们有着与对照组不同的表现：TD 儿童的接受性词汇知识水平与常规隐喻理解表现显著相关，而 HFA 儿童的接受性词汇知识水平与其新奇隐喻理解表现显著相关。这个结果表明，虽然两组儿童的词汇语义知识更能预测其隐喻而非转喻，但 HFA 儿童的隐喻理解可能是以一种不同于 TD 儿童的方式展开的。Melogno 等（2012a，2012b）也曾推测，HFA 儿童会以特别的、非典型的方式加工隐喻刺激。

五、结论

静态的词汇语义掌握情况并不能完全预测隐喻/转喻的理解。较之不能提取转喻的概念间的偶然性匹配，6—7岁的汉语HFA儿童表现出可以提取隐喻所涉及的两个概念间的相似性，并建立起较为常规的匹配关系，但这种能力不如TD儿童，而且他们的加工方式也应该是非典型的。

第二节　汉语高功能孤独症儿童不同常规度转喻加工的发展

本章上一节的行为学实验发现6—7岁HFA儿童的转喻理解比隐喻理解困难更大，语义知识与隐喻理解相关，而与转喻理解关系不大，且常规转喻和新奇转喻的理解表现差不多。这可能是由于6—7岁HFA儿童常规转喻的源域和目标域之间的映射关系尚处于形成阶段，未能成为语义知识的一部分存储在长时记忆中，这些映射关系尚未形成的转喻对6—7岁HFA儿童来说便是新奇转喻。那么当HFA儿童无法理解常规或新奇转喻时，他们是将其归为错误句，还是即便暂时加工不了也能意识到常规或新奇转喻表达不同于错误句呢？这与其常规或新奇转喻加工的发展情况有关，较之行为学实验，神经学实验能够更直接地观测随着年龄增长HFA儿童对不同常规度转喻加工的发展变化。因此，本节将采用ERP技术考察不同年龄段的HFA儿童对常规和新奇转喻的加工机制以及发展轨迹。

一、引言

转喻是交际中常用的一种语言手段，通过转喻可以直接用一种事物指代与之相关的其他事物，即转喻是通过相关性建立源域和目标域之间的联系的。例如"病人感谢了白大褂"这句话中，"白大褂"指称"医生"就是转喻用法。转喻的认知缩略极大地方便了沟通和交流，是TD个体在日常生活中常用的交流方式。转喻加工能力是一项重要的语用技能。

规约化是影响转喻加工的重要因素。转喻的转喻性程度与其规约化程度成反比，转喻规约化程度越低，其转喻性程度越高（Katz，1996）。根据规约化程度的高低，转喻可以分为常规和新奇两种类型，常规转喻指规约化程度较高的转喻表达，新奇转喻指规约化程度较低的转喻表达。常规转喻和新奇转喻在认知运作机制上有所不同。常规转喻的加工需调用储存在长时记忆中源域和目标域间约定俗成的匹配关系，直接把源域的相关性投射到目标域上推导常规含义。但是对于常规度较低的新奇转喻，源域和目标域之间的投射关系还未获得普遍共识，对新奇转喻的理解不太可能像常规转喻一样可以直接调用储备的知识，而是需要现场综合各方面的知识来临时构建源域和目标域的相关性。对英语成人转喻加工的行为学研究表明，新奇转喻比常规转喻的加工时间更长（Frisson & Pickering，2007）。对汉语成人转喻加工的 ERP 研究也发现，新奇转喻比常规转喻诱发了更负的 N400 波幅，加工难度更大（吕文科，2015）。然而，对 6—7 岁汉语儿童转喻理解的研究显示，儿童在常规和新奇两种条件下表现类似（Zheng et al.，2015）。这可能是因为对 6—7 岁儿童而言，常规转喻的源域和目标域间的匹配关系还未成为语义知识的一部分储存在长时记忆中，因而未表现出常规度效应。已有研究发现，儿童的转喻加工能力会随年龄增长而不断提高。6 岁起儿童开始能理解部分转喻（江晓红，2019；Falkum et al.，2017；van Herwegen et al.，2013），7 岁左右会形成真正理解转喻的元语言意识。随着阅读能力的提升，9 岁左右他们可以理解脱离具体语境的转喻，例如新闻标题"世界杯决赛意大利击败德国"（Nerlich & Clarke，1999）。

一系列以单一年龄段 HFA 儿童为实验对象的研究表明，HFA 儿童对转喻的理解较为表面化，很难有效体察转喻表达的隐含语义。Zheng 等（2015）发现 6—7 岁汉语 HFA 儿童存在转喻理解缺陷，且对常规和新奇两种转喻类型的表现类似。MacKay 和 Shaw（2004）的研究表明 8—11 岁 HFA 儿童比 TD 儿童更难以理解转喻的含义和目的。Rundblad 和 Annaz（2010）整体分析了 5—11 岁 HFA 儿童转喻和隐喻的理解，也发现 HFA 儿童在转喻加工上存在缺陷。综上所述，关于 HFA 儿童转喻加工的探讨局限于单一年龄段，方法限于行为学实验，研究成果数量也极为有限，很多问题尚无涉及：他们是否会像 TD 儿童那样随年龄增长而提升转喻加工能力？常规转喻和新奇转喻的发展是否速度一致？他们加工转喻的神经机制与 TD 儿童有无差异？

转喻加工研究中，除常规转喻和新奇转喻句外，常设置错误句（"琳琳听完了橡皮擦"）和直义句（"军人穿上了绿军装"）作为对照材料。错误句和转喻句一样，句中动词和宾语的搭配不合常理，都是表层语义不合逻辑的句子，例如错误句"琳琳听完了橡皮擦"和转喻句"病人感谢了白大褂"都违反了逻辑，因此在儿童尚未发展出加工转喻的能力时，对错误句和转喻句的加工是类似的。在儿童具备了加工转喻的能力后，他们不但能区分错误句与转喻句，也能区分直义句和转喻句，这两类句子虽然语义都可以成立，但转喻句需要经过语用推理才能获取其字面义之外的句义。当然，如果一个转喻句对儿童来说还是新奇的，那么儿童加工它的时候还是可能会更接近于对错误句的加工表现；反之，常规转喻句因为源域与目标域之间的语义映射已经固化，儿童加工它的时候更可能接近对直义句的加工表现。儿童能否意识到常规转喻和新奇转喻的差异，即是否会出现常规度效应，和他们的年龄有关。儿童是单纯地将常规或新奇转喻归为错误句，还是即使暂时加工不了这两类句子，却也能够意识到常规或新奇转喻是不同于错误句的表达，这与儿童转喻加工能力的发展情况相关。行为学数据捕捉不到这种变化，不同于仅显示外在行为表现的行为学数据，神经学数据可以较好观测到儿童的神经加工机制。相较于行为学研究，采用 ERP 手段更有利于观察 HFA 儿童对常规转喻和新奇转喻加工的认知机制以及年龄增长带来的变化。

鉴于此，本节采用 ERP 技术，以 6—11 岁 HFA 儿童为对象，根据转喻发展的年龄阶段特征具体分为 6—8 岁和 9—11 岁两个年龄段，对儿童常规转喻和新奇转喻的认知机制和发展轨迹进行探索。研究假设：如果 6—8 岁或 9—11 岁 HFA 儿童转喻加工困难，那么其两类转喻句的 N400 波幅将负于 TD 儿童，且与错误句相似，反之，两组儿童将无显著差异；如果 6—11 岁 HFA 儿童对常规转喻或新奇转喻的加工能力随着年龄的增长而提高，那么 6—8 岁 HFA 儿童对常规转喻或新奇转喻诱发的 N400 差异波将负于 9—11 岁 HFA 儿童，反之，两个年龄段 HFA 儿童将无显著差异。

二、研究方法

（一）被试

剔除由于情绪问题终止实验和脑电伪迹过多的被试，30 名 6—11 岁 HFA 儿童最后进入统计分析，其中 6—8 岁 15 名，9—11 岁 15 名。TD 儿童对照组也是 6—8 岁 15 名，9—11 岁 15 名。被试数量符合 GPower 计算的数量和以往特殊障碍人群脑电实验研究的数量。HFA 儿童来自青岛市某康教中心、南京市某普通小学,均被医院确诊为 ASD。TD 儿童来自南京市某普通小学。所有儿童无癫痫或其他神经系统疾病史,听力和视力(或矫正视力)正常。4 组儿童生理年龄、韦氏儿童智力量表分数匹配良好,见表 3-7。儿童监护人签署了知情同意书。

表 3-7 6—8 岁、9—11 岁 HFA 儿童和 TD 儿童的年龄及智商匹配情况

匹配指标	6—8 岁				9—11 岁			
	HFA 儿童 (N=15)	TD 儿童 (N=15)	t	p	HFA 儿童 (N=15)	TD 儿童 (N=15)	t	p
生理年龄/月	87.34 (9.671)	88.78 (10.303)	−0.396	0.695	119.80 (7.444)	122.14 (9.165)	−0.767	0.449
总智商/分	107.00 (11.402)	112.53 (12.415)	−1.271	0.214	99.53 (11.734)	105.73 (8.498)	−1.657	0.109
言语智商/分	111.60 (16.604)	115.47 (13.437)	−0.701	0.489	100.73 (16.215)	108.53 (8.079)	−1.668	0.111
操作智商/分	104.13 (7.567)	108.67 (11.998)	−1.238	0.228	98.87 (8.297)	103.67 (7.208)	−1.691	0.102

(二)设计与材料

实验自变量是被试类别和句子类型,因变量是两组被试在判断任务中的脑电指标。

实验材料分为 4 类:常规转喻句(如小红读完了安徒生)、新奇转喻句(如琳琳嫁给了蓝眼睛)、直义句(如军人穿上了绿军装)、错误句(如媛媛听完了橡皮擦)。正式实验每类 32 句,每句 8 个汉字,以主谓宾的形式呈现。材料选取程序如下:充分考虑儿童的识字量,在《现代汉语频率词典》的 8000 个高频词中选语料,同时结合一至五年级语文课本及前人文献(张辉,2018;Schumacher,2014;Schumacher & Weiland,2011)。每类材料下先编写 60 个句子。

首先,请 25 名未参加实验的小学生对两类转喻句的合理度评分(1 为完全不合理,5 为非常合理),删除合理度小于 3 分的句子。然后,分别请 25 名小学生和 20 名成人对剩余转喻句的常规度评分。对小学生和成人评分不一致的转喻句,另请 18 名小学生打分。对于不一致的转喻句,按两次小学生打分的平均值筛选。最后根据测评结果分别选出最常规和最不常规的句子各 32 句,作为常规转喻句和新奇转喻句。独立样本 t 检验显示，常规转喻和新奇转喻差异性显著，$t = 11.47$，$p < 0.001$。直义句选取过程一样，保留合理度评分最高的 32 个句子。错误句则是生成主谓宾不匹配的句子，然后选取合理度评分小于或等于 2 且常规度评分小于或等于 2 的 32 句。

（三）程序

为避免因被试不认识材料中的字而无法完成任务，实验开始前先对被试进行识字量测试，通过测试的被试方可进入实验。实验在隔音且屏蔽电磁干扰的脑电实验室内进行。被试眼睛距离显示器约 70 cm，每个句子按主谓宾的语序分三个部分呈现。如图 3-3 所示，每个试次开始时，屏幕中心会出现红色注视点"+"，持续 800 ms。200—500 ms 随机空屏后出现句子的第一部分，持续 1000 ms。200—500 ms 随机空屏后出现句子的第二部分，持续 1500 ms。200—500 ms 随机空屏后呈现句子的第三部分，呈现时间为 1500 ms。200—500 ms 随机空屏后出现问题，问题为：你刚才看到"××"了吗？（××是前面出现的句子内容。）被试通过按键回答问题，为平衡按键的位置效应，一半被试要求在没看到时按 F 键，看到了按 J 键，另一半被试则相反。被试须在保证阅读质量的同时尽可能快速判断，对无法确定或难以判断的句子依自己的理解做出按键反应，按键顺序在左右手之间平衡。正式实验开始前有 12 个练习试次，在正式实验时，每 32 个试次之间进行 1—5 min 的休息，按 P 键进入下一试次。

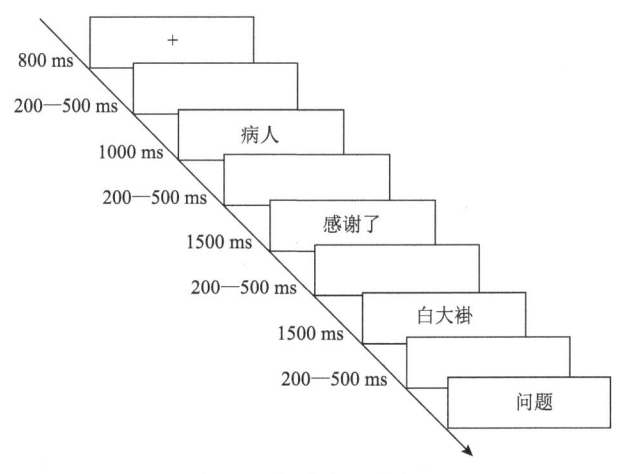

图 3-3　实验流程示意图

（四）脑电记录

使用 E-Prime 3.0 呈现刺激，采用脑电系统记录刺激产生的 EEG 数据，仪器为 Brain Products 公司生产的 SynAmps 2 型放大器和 32 导电极帽，电极布局为国际 10-20 系统。以左、右侧乳突为参考连续记录脑电。采样频率为 500 Hz/导，电极与头皮接触的电阻控制在 5 kΩ 以内。

（五）数据分析

采用 SPSS 22.0 对被试反应试次中的脑电波数据进行方差分析。收集完连续脑电信号后进行离线处理。离线处理采用 Brain Vision Analyzer 2.1 脑电数据处理软件。基线为尾词呈现前 200 ms。每个试次截取的脑电从尾词呈现前 200 ms 开始，持续到呈现后 1000 ms。自动矫正眨眼等伪迹，振幅大于 ±100 μV 的脑电事件视为伪迹自动剔除。离线滤波频带宽度为 1—30 Hz。最后对每种条件下诱发的脑电信号分别进行叠加。参考前人文献，选择 F3、C3、P3、Fz、Cz、Pz、F4、C4、P4 电极点记录的 ERP 波形进行统计分析（李骋诗等，2017c）。

三、结果

行为结果显示被试对问题判断的正确率都很高，表明被试在实验过程中能完整地加工句义。为探究 6—11 岁 HFA 儿童加工常规和新奇转喻的认知神经机制，本研究将讨论重点放在 ERP 成分上。图 3-4 是各组儿童四类句子诱发的总平均波形图。根据总平均波形图的特征和以往研究，确定 N400 时间窗为目标刺激呈现后 300—500 ms，P600 时间窗为目标刺激呈现后 500—800 ms。方差分析发现 P600 时间窗内，组别、年龄段、句子类型、电极交互效应不显著，$ps > 0.05$，这表明本研究中结构统一且相对简单的句子材料未引发句法加工的特异性。

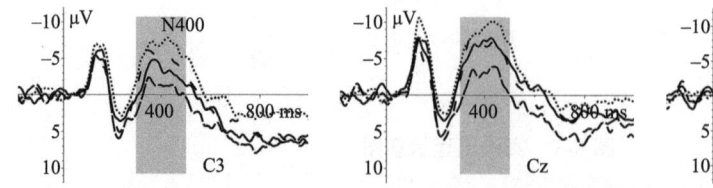

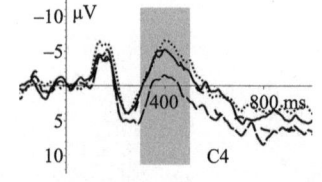

(a) 6—8岁TD儿童四类句子诱发的总平均波形图

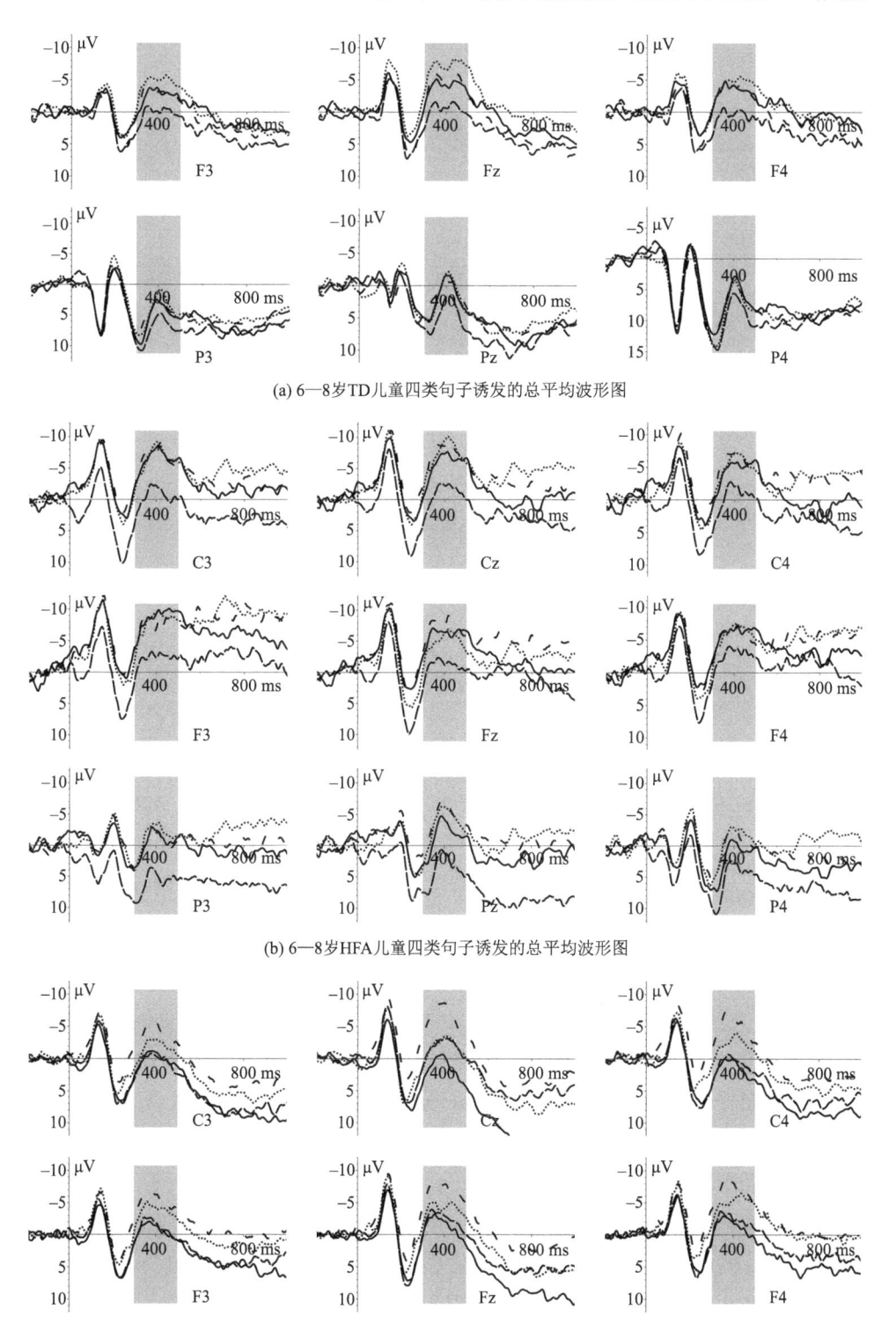

(b) 6—8岁HFA儿童四类句子诱发的总平均波形图

(c) 9—11岁TD儿童四类句子诱发的总平均波形图

(d) 9—11岁HFA儿童四类句子诱发的总平均波形图

——— 常规转喻　……… 新奇转喻　————— 直义句　- - - - 错误句

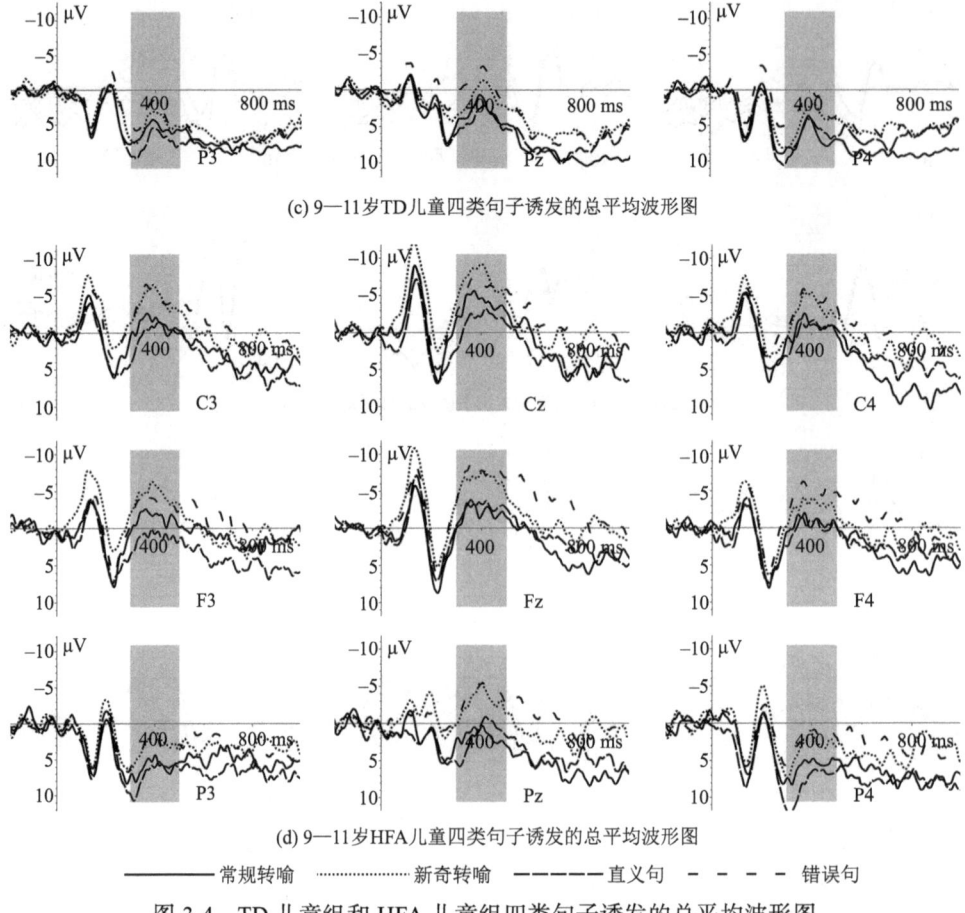

图 3-4　TD 儿童组和 HFA 儿童组四类句子诱发的总平均波形图

对 N400 平均波幅的方差分析结果显示：句子类型、组别、年龄和电极的交互效应显著，$F(24, 1344) = 1.964$，$p = 0.004$，$\eta_p^2 = 0.034$。简单效应分析发现，组别间，常规转喻，6—8 岁 HFA 儿童组在 F3、P3 上的波幅显著负于 6—8 岁 TD 儿童组，$ps \leq 0.05$；9—11 岁 HFA 儿童组在 Cz 上的波幅显著负于 9—11 岁 TD 儿童组，$p = 0.042$。新奇转喻，6—8 岁 HFA 儿童组在 P3、P4、Pz 上显著负于 6—8 岁 TD 儿童组，$ps \leq 0.024$；9—11 岁 HFA 儿童组在 Cz 上显著负于 9—11 岁 TD 儿童组，$p = 0.023$。错误句，6—8 岁 HFA 儿童组在 P4、Pz 上显著负于 6—8 岁 TD 儿童组，$ps \leq 0.019$。句子类型间，6—8 岁 HFA 儿童组，常规转喻、新奇转喻、错误句在 F3、C3、Fz、P3、Pz 上显著负于直义句，$ps \leq 0.032$。新奇转喻、错误句在 C4、P4 上显著负于直义句，$ps \leq 0.028$。9—11 岁 HFA 儿童组，新奇转喻、错误句在 F4、Fz、P3、P4、Pz、Cz 上显著负于直义句，$ps \leqslant 0.045$，错误句在 F4、C3、Fz、Pz 上显著负于常规转喻和直义句，$ps \leqslant 0.048$，新奇转喻在 Pz 上的波幅边缘显著负于常规转喻，$p = 0.08$。6—8 岁 TD 儿童组，新奇转喻在 F3、Fz、Cz 上均显著负于直义句，$ps \leqslant 0.003$，错误句在 C3、Fz 上显著负于直义句，$ps \leqslant 0.023$。9—11 岁 TD 儿童组，错误句在 F3、F4、C3、C4、Fz、Cz 上显著负于常规转喻和直义句，$ps \leqslant 0.014$，在 Pz 上显著负于直义句，$p = 0.018$，在 Cz 上边缘显著负于新奇转喻，$p = 0.059$。年龄段间，常规转喻，6—8 岁 HFA 儿童组在 F3、C3、P3 上显著负于 9—11 岁 HFA 儿童组，$ps \leqslant 0.035$；6—8 岁 TD 儿童组在 Cz 上显著负于 9—11 岁 TD 儿童组，$p = 0.007$。新奇转喻，6—8 岁 HFA 儿童组与 9—11 岁 HFA 儿童组无显著差异；6—8 岁 TD 儿童组在 Cz 上显著负于 9—11 岁 TD 儿童组，$p = 0.007$。

为进一步探究随着年龄增长 6—8 岁和 9—11 岁 HFA 儿童和 TD 儿童加工两种转喻的发展变化，对两种类型转喻的经典 N400 差异波（语义不一致条件下的 N400 原始波形减去语义一致条件下的 N400 原始波形）的平均波幅进行差异性检验。图 3-5 是各组儿童两种转喻诱发的 N400 差异波平均波形图（以 C3 为例）。

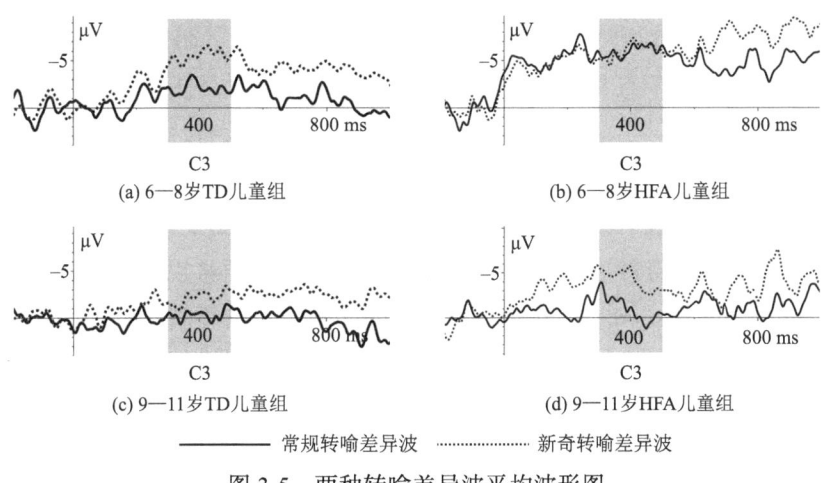

图 3-5 两种转喻差异波平均波形图

对 N400 差异波平均波幅的方差分析结果显示：N400 差异波、组别、年龄段与电极的交互效应显著，$F(8, 448) = 2.118$，$p = 0.033$，$\eta_p^2 = 0.036$。简单效应分析发现，组别间，6—8 岁 HFA 儿童常规转喻 N400 差异波在 P3 上比 6—8 岁 TD 儿童更负，$p = 0.032$；6—8 岁 HFA 儿童新奇转喻 N400 差异波在 P3、P4 上比 6—8 岁 TD 儿童更负，$ps \leqslant 0.044$。9—11 岁 HFA 儿童常规转喻 N400 差异波在 Cz 上边缘显著负于 9—11 岁 TD 儿童，$p = 0.079$；9—11 岁 HFA

儿童新奇转喻差异波在 Cz 上显著负于 9—11 岁 TD 儿童，$p = 0.008$。年龄段间，HFA 儿童组，常规转喻 N400 差异波，6—8 岁 HFA 儿童在 C3、Fz、P3、Pz 上显著负于 9—11 岁 HFA 儿童，$ps \leq 0.022$；新奇转喻 N400 差异波，6—8 岁 HFA 儿童与 9—11 岁 HFA 儿童没有显著差异。TD 儿童组，常规转喻 N400 差异波，6—8 岁 TD 儿童在 Cz 上显著负于 9—11 岁 TD 儿童，$p = 0.024$；新奇转喻 N400 差异波，6—8 岁 TD 儿童在 C3、Fz、Cz 上显著负于 9—11 岁 TD 儿童，$ps \leq 0.043$。

四、讨论

（一）不同年龄段 HFA 儿童常规转喻和新奇转喻的认知加工过程

6—8 岁 HFA 儿童常规转喻、新奇转喻均诱发了比直义句更负的 N400 成分。而 6—8 岁 TD 儿童仅新奇转喻诱发了比直义句更负的 N400 成分，常规转喻的 N400 波幅虽负于直义句，但未达到显著性差异。这反映了此年龄段 HFA 儿童认为常规和新奇转喻均为不同于语义连贯的直义句的表达，加工低预期的常规转喻、新奇转喻时都调动了更多认知资源进行语义整合。而 6—8 岁 TD 儿童认为新奇转喻是不同于直义句的表达，加工新奇转喻调动了更多的认知资源，对于常规转喻，他们付出的认知资源多于直义句，但并没有达到显著差异，加工常规转喻更容易。6—8 岁 HFA 儿童和 TD 儿童常规转喻、新奇转喻诱发的 N400 波幅与错误句没有显著差异，但观察总平均波幅和电极点上的趋势可发现，HFA 儿童和 TD 儿童新奇转喻诱发的波幅与错误句相近，而常规转喻诱发的波幅小于错误句。这表明 6—8 岁 HFA 儿童和 TD 儿童加工新奇转喻的能力尚不足，对新奇转喻和错误句的加工是类似的，加工新奇转喻付出的认知资源和错误句差不多。对常规转喻付出的认知资源少于错误句，6—8 岁儿童可能已经开始意识到常规转喻虽然表层语义不合逻辑，但其属性与错误句不同。

6—8 岁 HFA 儿童和 TD 儿童加工常规转喻和新奇转喻的 N400 波幅没有显著差异，都未出现常规度效应。这表明该年龄段儿童加工常规转喻和新奇转喻付出的认知努力一样多，与以往行为研究结果一致（Zheng et al., 2015）。转喻靠偶然性建立起概念间的联系（张辉、卢卫中，2010），偶然性意味着可取消性，这种不牢固的关系尚未稳定地存储在 6—8 岁儿童的长时记忆中。从这个年龄段儿童的语言经验看，常规转喻和新奇转喻的区别处在形成过程中。

9—11 岁 HFA 儿童常规转喻诱发的 N400 波幅与错误句差异显著，与直义句无显著差异，这表明随着年龄发展，该年龄段儿童加工常规转喻的能力已经得到提高，不仅能意识到常规转喻是不同于错误句的表达，还能通达其字面义之外的句义。对于该年龄段儿童，常规转喻源域与目标域间的对应关系已经属于其语义知识的一部分，只需要执行意义选择即可，加工常规转喻最终可以像加工直义句一样通达语义。这与 Nerlich 和 Clarke（1999）的研究发现一致，9 岁左右儿童已经能够理解脱离具体语境的常规转喻。9—11 岁 HFA 儿童新奇转喻诱发的 N400 波幅与错误句无显著差异，比直义句更负，表明该年龄段儿童仍未发展出加工新奇转喻的能力，依然将新奇转喻归为语义不合逻辑的错误句。而 9—11 岁 TD 儿童对新奇和常规转喻均诱发了比错误句更小的 N400 波幅，表明该年龄段 TD 儿童的转喻加工能力逐渐成熟，能够意识到新奇和常规转喻均不同于语义不合逻辑的错误句。在转喻类型内部，9—11 岁 HFA 儿童对新奇转喻诱发了比常规转喻更负的 N400 成分，该年龄段 HFA 儿童已经能够意识到常规转喻和新奇转喻的差异，出现了常规度效应，儿童加工新奇转喻比常规转喻更困难。

本研究发现，6—8 岁 HFA 儿童无法建立常规转喻和新奇转喻源域与目标域之间合理的语义关联。不过，常规转喻虽然无法快速建立语义关联，但 HFA 儿童已经开始意识到它与语义完全不合逻辑的错误句是有区别的，新奇转喻加工仍与错误句一样。在转喻类型内部，6—8 岁 HFA 儿童加工常规转喻和新奇转喻没有出现常规度效应，加工两种转喻一样困难。9—11 岁 HFA 儿童对常规转喻付出的认知资源显著少于错误句，与直义句相近，9—11 岁 HFA 儿童已经发展出常规转喻的加工能力，能够通过语用推理发现常规转喻和错误句这两种表层语义不合逻辑句子的区别，但对于新奇转喻，9—11 岁 HFA 儿童付出的认知资源同错误句无明显差异，与直义句差异显著，9—11 岁 HFA 儿童仍将新奇转喻视为错误句。在转喻类型内部，9—11 岁 HFA 儿童加工新奇转喻比常规转喻更困难。组间比较发现，6—8 岁 HFA 儿童和 9—11 岁 HFA 儿童对常规转喻和新奇转喻加工均诱发了比同年龄段 TD 儿童更负的 N400 成分，转喻加工比 TD 儿童更困难。

（二）HFA 儿童常规转喻和新奇转喻加工的发展轨迹

语义不一致条件下的 N400 原始波形减去语义一致条件下的 N400 原始波形得到的差异波，反映了特定句子类型的语义整合过程（赵庆柏等，2017）。常规转喻的 N400 原始波形和新奇转喻的 N400 原始波形分别减去直义句的 N400

原始波形可得到与常规转喻和新奇转喻加工相关的特异性过程。对比不同年龄段儿童加工常规转喻和新奇转喻的 N400 差异波，可以清晰地探测两种转喻加工的发展轨迹。

6—8 岁 HFA 儿童对常规转喻诱发了比 9—11 岁 HFA 儿童更负的 N400 差异波，但 6—8 岁 HFA 儿童和 9—11 岁 HFA 儿童对新奇转喻无显著差异。而 6—8 岁 TD 儿童对常规和新奇转喻均诱发了比 9—11 岁 TD 儿童更负的 N400 差异波。这表明 9—11 岁 TD 儿童对常规和新奇转喻的加工均比 6—8 岁时更容易，从 6 岁到 11 岁，TD 儿童对常规转喻和新奇转喻的加工能力都在提高并逐渐成熟。而 9—11 岁 HFA 儿童对常规转喻的加工比 6—8 岁时更容易，但对新奇转喻则同 6—8 岁时一样困难。从 6 岁到 11 岁，HFA 儿童对常规转喻的加工能力在提升，对新奇转喻的加工能力则无明显变化。组间比较发现，6—8 岁和 9—11 岁 HFA 儿童均引发了比同年龄段 TD 儿童更负的常规转喻和新奇转喻的 N400 差异波，表明其转喻加工比同年龄段 TD 儿童更困难。

五、结论

从 6 岁到 11 岁，TD 儿童加工常规转喻和新奇转喻的能力逐渐发展并接近成熟，HFA 儿童加工常规转喻的能力在提高，但发展速度慢于 TD 儿童，加工新奇转喻的能力没有显著变化，与 TD 儿童相比存在滞后。

第三节 汉语高功能孤独症儿童空间概念"大"的隐喻映射

个体隐喻映射的建立往往从基于身体经验的、可感知到的具体概念开始，随着认知能力的提高，逐渐将映射关系延伸至不那么具体的事物上去（Wilson，2002）。前两节研究中的任务主要检验了 HFA 儿童在某两个具体概念间建立映射的能力，那么 HFA 儿童将某一源域概念映射到多个不同抽象程度的目标域的能力如何呢？本节将以空间概念"大"为例，考察 HFA 儿童将空间概念"大"映射到具体概念域和抽象概念域的隐喻能力。

一、引言

隐喻不仅是一种修辞手段，更是一种认知方式，它是把已知的、熟悉的源域概念映射到未知的、不易理解的目标域概念，进而建构和理解目标域概念的认知过程（Lakoff & Johnson，1980）。空间概念作为个体最容易、最先掌握的概念，最常用于建构其他概念，而在人类的概念系统中，如同空间概念一样，可作为源域的概念十分有限，人们便将有限的源域概念不断地跨域映射到多个目标域概念，从而建构出了丰富而复杂的概念系统（Gluckberg et al.，1992）。在空间概念中，"大/小"概念习得最早（Clark，1972；胡德明，2003），语义最活跃，可映射到多个目标域。而"大"和"小"这种同范畴内的对立关系具有不对称性。与"小"相比，"大"的含义更加基本，适用范围更广，例如，可以询问"这个物体多大？"，而不能问"这个物体多小？"。因此，"大"被称为"无标记成分"，而"小"被称为"有标记成分"（徐盛恒，1985）。同样的情况可见于"厚/薄"、"长/短"和"高/矮"等概念。"大"作为无标记成分，比有标记的"小"习得更早，其隐喻映射范围更广（李军和任永军，2002）。

空间概念"大"的基本义是"体积、面积超过所比较的对象"（吕叔湘和丁声树，2002）。通过隐喻的方式，"大"表"量"的基本义被映射到多个目标域，用以凸显目标域概念整体的量的差异。源域概念"大"与多个目标域之间映射关系的形成受到两个因素的影响：一方面，受到认知体验性的影响，"大"与不同目标域之间映射关系的形成是渐进的。虽然汉语中"大"既可以映射到具体概念域，如"大红色"（表征颜色纯度的差异，量的差异可以通过感官直接体验到），也可以映射到抽象概念域，如"大奖"（表征价值的差异，量的差异则难以通过感官直接体验）（刘梅丽，2016；朱莉华，2011），但是，一项发展研究发现儿童对空间维度词"大"的使用是由具体向抽象、由本义向抽象域逐渐发展映射的，随着年龄的增长，儿童逐渐将"大"映射到更加抽象的目标域，映射目标域经历了由相对具体到相对抽象的发展过程（吴念阳等，2007b），印证了具身理论的假设。

另一方面，语境在隐喻映射形成过程中起着重要作用。源域概念在映射到不同目标域后其语义发生改变，形成不同的隐喻义，这就是通过隐喻机制形成多义词词义的语言现象（Broderick，1991）。例如"大红色"和"大奖"中的"大"已不表示体积或面积的量的差异，形成了表征颜色纯度和价值量的隐喻义，"大"的语义通过隐喻的方式被不断扩展。上下文的语境信息能够为源域概念隐喻义的生成和理解提供重要的背景信息，帮助个体丰富或修正源域概念的语义表征（Glucksberg et al.，1982；Berman & Ravid，2010；Mashal & Kasirer，2011）。

因此，语境利用能力是源域和目标域映射关系形成的重要基础。

目前，已有的 HFA 人群隐喻理解研究以"A 是 B"形式的隐喻为实验材料（如"落叶是舞者"），发现 HFA 个体倾向于从字面义上理解隐喻（Happé, 1993；Rundblad & Annaz, 2010；闫菲菲，2012）。"心理理论缺陷"的观点认为不能正确推理说话人的语用意图是 HFA 儿童隐喻理解困难的原因（Dennis et al., 2001；Happé, 1993）。"执行功能存在障碍"的观点认为 HFA 儿童的隐喻加工困难是由于他们难以抑制字面意义或语境中的无关信息（Melogno et al., 2012a, 2012b）。另外，较多研究对比了 HFA 个体理解常规隐喻和新奇隐喻的理解能力（李骋诗等，2017c；Zheng et al., 2015）。常规隐喻是约定俗成的隐喻表达形式，其语义是预存于长时记忆中的，"语义知识不足"的观点认为 HFA 儿童的常规隐喻理解困难是因为他们的长时记忆中有关常规隐喻的语义知识储备不足（Mashal & Kasirer, 2012；Norbury, 2005）。而新奇隐喻则需要个体依据语境临时在事物间建立联系（Coulson, 2001），"弱中央统合能力"的观点认为由于中央统合能力较弱，HFA 儿童和成人难以整合语境信息来帮助理解隐喻，尤其是在理解新奇隐喻时（李骋诗等，2017c；Rundblad & Annaz, 2010）。

虽然已有研究证实 HFA 儿童的隐喻理解存在困难，并提出了四种不同观点解释了这一困难，但是已有研究均使用"A 是 B"形式的隐喻，对这一隐喻形式的理解任务只能检验 HFA 儿童在某两个具体概念间建立映射的能力，尚未有研究关注 HFA 儿童将某一源域概念映射到多个不同目标域的能力。

本节将以空间概念"大"为例，考察 HFA 儿童将空间概念"大"映射到其他概念域的隐喻能力。以"大"+名词短语（如"大奖"）形式的常规隐喻为实验材料，采用 Stroop 范式下的图片选择任务，听到"大"+名词短语后，被试需从两张图片中选择与之对应的图片，其中一张图片与字面义一致、与隐喻义不一致（如体积大但价值低的奖品），另一张图片与隐喻义一致、与字面义不一致（如体积小但价值高的奖品）。本节旨在解决三个问题：①考察 HFA 儿童对"大"的隐喻义的理解表现；②设置了不同抽象程度的目标域概念，对比 HFA 儿童将"大"映射到具体概念和抽象概念的表现；③考虑到语境整合能力损伤是解释 HFA 儿童隐喻理解困难的重要观点，以及语境在隐喻映射形成中的重要作用，将考察汉语 HFA 儿童能否借助语境促进"大"概念的隐喻映射。

二、研究方法

（一）被试

在 ASD 学校特教老师的帮助下，选取 50 名认知水平较高、无明显行为问题的 ASD 儿童作为备选。50 名 ASD 儿童均已经接受医学诊断并具有医院的诊断证明，均符合美国《精神障碍诊断与统计手册（第 5 版）》对 ASD 的诊断标准。采用韦氏儿童智力量表中国修订版测量了 HFA 儿童的言语智商、操作智商和总智商，并使用皮博迪图片词汇测验测量了儿童的词汇量。关于 HFA 韦氏智力总分的标准，有学者认为应不低于 70（Rubin & Lennon，2004），也有学者认为应不低于 80 或 85（South et al., 2005）。本研究选用较为严格的韦氏智力分数标准，即三项智商得分均高于 90 分，共筛选出 44 名 HFA 儿童。将 44 名 HFA 儿童随机分为无语境组和有语境组，每组各 22 人。与 HFA 儿童相匹配的 TD 儿童 44 名，均无其他发展性疾病，同样随机均分为无语境组和有语境组。所有被试均为汉语母语者，无听力和视觉障碍，儿童经监护人和学校教师许可后参加实验。本研究中筛选出的 HFA 儿童均为男性，因此在匹配 TD 儿童过程中也选择了男性儿童。单因素方差分析结果显示，四组被试在生理年龄、言语智商、操作智商、总智商和词汇量上均不存在显著差异（$ps < 0.05$），统计结果见表 3-8。

表 3-8　HFA 儿童和 TD 儿童的基本信息及匹配情况

匹配指标	HFA 儿童 无语境组（$N=22$）	HFA 儿童 有语境组（$N=22$）	TD 儿童 无语境组（$N=22$）	TD 儿童 有语境组（$N=22$）	$F(3, 84)$	p
生理年龄/月	86.41（9.57）	87.45（10.26）	85.45（7.91）	84.86（9.15）	0.33	0.803
言语智商/分	106.09（11.52）	105.09（8.60）	107.68（7.17）	108.95（8.20）	0.79	0.503
操作智商/分	112.68（13.82）	110.14（10.27）	113.45（11.53）	113.73（12.87）	0.40	0.756
总智商/分	110.18（12.13）	108.36（8.12）	111.36（9.04）	112.68（8.50）	0.81	0.494
词汇量/个	112.86（11.03）	110.45（10.67）	112.68（13.46）	115.59（12.24）	0.69	0.561

（二）实验设计

本实验采用 2（被试类别：HFA 儿童、TD 儿童）×2（语境类型：无语境、有语境）×2（目标域类型：具体概念、抽象概念）的三因素混合实验设计，其中被试类别和语境类型为组间变量，目标域类型为组内变量。

（三）材料

参照刘梅丽（2016）对"大+名词性短语"结构中"大"的隐喻义分析，选取16个包含"大"的常规隐喻短语，其中目标域为具体概念和抽象概念的隐喻各为8个。"大"映射到视觉（大红色）、听觉（大嗓门）和温度觉（大太阳）等具体概念域，同时"大"映射到年龄（大哥哥）、价值（大钱）和社会地位（大名人）等抽象概念域。25个成年人对目标域概念的抽象程度进行5点评定（分数越高越抽象），具体目标域概念的抽象程度平均分为1.62，抽象目标域概念的抽象程度平均分为4.32，相关样本t检验结果表明，两组目标域的抽象程度差异显著，$t(24) = -33.60$，$p < 0.001$。

隐喻短语确定后，首先，为每个隐喻短语的字面义和隐喻义配上对应的图片，如"大红色"，字面义图片为一条玫红色的大裙子，隐喻义为一条红色的小裙子，两个物体既存在体积上的差异，也在"红色"这一具体概念上存在量的、程度的差异。在为抽象隐喻匹配图片时，考虑到抽象概念的量的差异是隐含的，儿童对这一差异的认知可能与成人不同，请ASD学校的老师根据儿童的认知水平为抽象隐喻短语的字面义和隐喻义匹配图片。比如，"大奖"的字面义图片是一个体积较大但价值较小的玩具熊，所对应的隐喻义图片是一个体积较小但价值较大的平板电脑。为了确保儿童能够认识到字面义和隐喻义对应的物体在价值等方面存在差异，请不参与正式实验的、6—8岁的20名HFA儿童和20名TD儿童进行评判，如判断平板电脑和玩具熊哪个更贵等。所有抽象隐喻短语匹配图片的评判一致性均高于90%。

其次，为隐喻短语设计相应的句子语境。语境句分为两个句子，隐喻短语仅出现在句一中，句二的语义与目标词的隐喻义相关，被试可以根据句二的语义推测出目标词的隐喻义，如"他真是个大嗓门，很远就能听到他的声音"。最后，选取20个仅具有"大"基本义的短语作为填充材料（16个短语）和练习材料（4个短语），并绘制符合基本义和不符合基本义的图片。例如"大苹果"，分别绘制一大一小两张苹果图片，并以同样的方式为这些短语设计相应的句子语境。

材料制作完成后，25名成人对图片与隐喻义或字面义的匹配程度进行5点评定，并将匹配程度较低的图片进行替换。然后再进行评定，直到所有刺激图片与隐喻义或字面义的匹配成绩达到 4 分及以上。同时，25 名成人还对语境句的合理程度进行 5 点评定，所有语境句均得到了 4 分或 5 分的评分。由于被试的年龄集中在 6—8 岁，因此选择南京市某普通小学的儿童进行了访谈，确保被试可以理解所有语境句子。

（四）程序

被试在完成智商测试和词汇量测试后进入隐喻理解测试。隐喻理解测试分为无语境测试和有语境测试，每个被试仅需完成一个测试。被试首先进行练习实验，其与正式实验程序一致。正式实验过程中，被试需要完成图片选择任务。图片由 E-Prime 3.0 呈现，每次在屏幕的左右两边各呈现一张图片，分别对应了字面义和隐喻义，对两张图片的呈现位置进行平衡，图片对的呈现顺序随机。图片呈现后，主试说出一个短语或一个短语及语境句，要求被试用手指指出与之对应的图片。如果听到短语或语境句后被试没有做出反应，主试会在 5 s 后再读一遍刺激材料，如果此时再等待 5 s 后被试仍然没有回应，则不记录成绩。

三、结果

HFA 儿童和 TD 儿童在无语境和有语境条件下对"大"隐喻映射具体概念和抽象概念的理解正确率如表 3-9 所示。从平均正确率的结果可以看出，在无语境和有语境条件下，HFA 儿童和 TD 儿童对"大"的基本义（直观的大小判断）的理解正确率均非常高，出现了天花板效应，说明汉语 HFA 儿童和 TD 儿童都已掌握"大"的基本意义。

表 3-9　HFA 儿童和 TD 儿童隐喻理解的正确率

目标域	HFA 儿童 无语境	HFA 儿童 有语境	TD 儿童 无语境	TD 儿童 有语境
具体概念	0.41（0.21）	0.56（0.15）	0.58（0.17）	0.71（0.15）
抽象概念	0.21（0.16）	0.23（0.13）	0.42（0.17）	0.60（0.14）
填充材料	0.97（0.06）	0.98（0.06）	0.98（0.04）	0.99（0.04）

剔除填充材料，对两种隐喻的理解正确率进行 2（被试类别：HFA 儿童、TD 儿童）×2（语境类型：无语境、有语境）×2（目标域类型：具体概念、抽

象概念）的重复测量方差分析。结果显示，被试类别主效应显著，$F(1,84)=53.10$，$p<0.001$，$\eta_p^2=0.39$，TD 儿童隐喻理解的正确率（$M=0.58$）显著大于 HFA 儿童隐喻理解的正确率（$M=0.35$）。语境类型主效应显著，$F(1,84)=15.17$，$p<0.001$，$\eta_p^2=0.15$，有语境条件下隐喻理解的正确率（$M=0.53$）显著大于无语境条件下的正确率（$M=0.41$）。目标域类型主效应显著，$F(1,84)=176.09$，$p<0.001$，$\eta_p^2=0.68$，"大"映射到具体概念的理解正确率（$M=0.57$）显著大于映射到抽象概念的理解正确率（$M=0.37$）。

在交互效应中，被试类别和语境类型交互效应不显著，$F(1,84)=1.11$，$p>0.05$；被试类别和目标域类型交互效应显著，$F(1,84)=17.94$，$p<0.001$，$\eta_p^2=0.18$。简单效应分析表明，两组儿童将"大"映射到具体概念的正确率均显著大于映射到抽象概念的正确率，$ps<0.001$，但 HFA 儿童将"大"映射到两类目标域的正确率的差异更大，两者相差 0.26，而 TD 儿童将"大"映射到两类目标域的正确率相差 0.14。语境类型和目标域类型交互效应不显著，$F(1,84)=1.50$，$p>0.05$。

被试类别、语境类型和目标域类型的交互效应显著，$F(1,84)=9.65$，$p<0.01$，$\eta_p^2=0.10$。进一步分析表明，在 HFA 儿童组，语境类型和目标域类型的交互效应显著，$F(1,42)=5.13$，$p<0.05$，$\eta_p^2=0.11$。语境促进了 HFA 儿童组将"大"映射到具体概念，在将"大"映射到具体概念时，有语境条件下的正确率（$M=0.56$）显著大于无语境条件下的正确率（$M=0.41$），$p<0.01$。而语境并未促进 HFA 儿童组将"大"映射到抽象概念，在将"大"映射到抽象概念时，有语境条件下的正确率（$M=0.23$）和无语境条件下的正确率（$M=0.21$）差异不显著，$p>0.05$。在 TD 儿童组，语境类型和目标域类型的交互效应不显著，$F(1,42)=2.70$，$p>0.05$。

四、讨论

（一）HFA 儿童空间概念"大"的隐喻映射

本研究以空间维度词"大"+名词短语的常规隐喻为实验材料，考察了 6—8 岁汉语 HFA 儿童的隐喻理解能力，结果发现 HFA 儿童在理解"大"的基本义时表现出天花板效应，而理解隐喻义的正确率显著低于 TD 儿童，他们在加工

"大+名词短语"结构时倾向于从字面意义上理解隐喻短语中的"大",因而更多地选择了备选图片中体积较大的物体,这说明汉语 HFA 儿童已经很好地掌握了"大"的基本义,但在将"大"映射到其他概念域时表现出困难。这一结果与前人研究的结果(Kasirer & Mashal,2016;Olofson et al., 2014)一致,再次证明了 HFA 儿童理解常规隐喻的能力弱于 TD 儿童。对成人而言,常规隐喻中"大"和各个目标域之间已经形成牢固的映射关系,但是,对儿童而言,常规隐喻中"大"和目标域之间的映射关系尚处于形成阶段,"大"已经与一些目标域建立了映射关系,与某些目标域之间的映射关系尚未形成,这些映射关系尚未形成的隐喻对儿童来说便是新奇隐喻。因此,本研究无语境条件下的结果可以说明 HFA 儿童头脑中已经与"大"建立映射关系的目标域要明显少于同年龄段的 TD 儿童。

隐喻不仅是一种修辞手段,更是人类概念系统的建构机制。在概念系统的形成过程中,源域概念与目标域概念之间隐喻映射关系的建立取决于主体对目标域概念的认知和发展(贺晓玲和陈俊,2020;Keil,1986;Schecter & Broughton,1991)。比如,理解"大钱"这个隐喻,需要建立"大"和目标域概念"价值"的映射关系,在映射关系建立之前需要先有"价值"或"购买力"等一系列的概念,才能通过隐喻把这些目标域概念实体化,这样才会用空间维度的"大"来衡量其他概念。如果儿童对目标域概念的认知不成熟,那么便难以在目标域概念与已习得的"大"概念之间建立映射。据此推测,本研究中 HFA 儿童将"大"映射到具体概念和抽象概念的表现均差于 TD 儿童,可能说明他们对具体概念和抽象概念的认知能力均与 TD 儿童存在差距。早期研究发现 HFA 儿童能够掌握具体概念和抽象概念的基本含义(Eskes et al.,1990)。而近年来,越来越多的研究认为 HFA 儿童基本概念的认知障碍可能是导致其隐喻理解困难等语用障碍的原因(于文勃等,2019;Zheng et al.,2015)。本研究根据隐喻映射的理论观点也得到类似的推论,HFA 儿童"大"概念的映射困难可能源于他们对作为目标域的具体概念和抽象概念的认知不足。

(二)目标域的抽象程度对"大"隐喻映射的影响

空间概念是基本概念域,处在人类复杂概念层级结构的最底层,人们不仅基于基本概念域来认知具体概念域,而且利用基本概念域来建构抽象概念域(赵艳芳,2001)。本研究聚焦于空间概念"大",不仅考察了 HFA 儿童利用"大"建构具体概念的能力,而且考察了他们基于空间概念"大"来认识和建构抽象概念的能力。已有的 HFA 儿童隐喻理解研究普遍使用"A 是 B"形式的隐喻，A 和 B 均为两个具体概念，例如"月亮是灯泡""啄木鸟是医生"等（Zheng et al., 2015），这一形式的隐喻理解任务仅能考察个体在不同的两个具体概念间建立映射关系的能力，因而前人研究未能检验 HFA 儿童利用基本空间概念建构抽象概念的能力。

本研究发现无论是 HFA 儿童还是 TD 儿童，将"大"映射到抽象概念的正确率均显著低于将其映射到具体概念的正确率，说明虽然 HFA 儿童的隐喻理解能力整体上弱于 TD 儿童，但他们和 TD 儿童一样，其隐喻理解均经历了由具体到抽象发展的过程。由于儿童对具体概念的认知和发展早于抽象概念，他们会先将源域映射到相对具体的概念域，随着认知能力的发展，源域才映射到相对抽象的概念域（吴念阳等，2007b；Wilson, 2002）。在本研究的材料评估中，6—8 岁的 HFA 儿童和 TD 儿童均可以在两个选项中正确选出价值更高的物体或社会地位更高的人物，这说明他们已经掌握了朴素的价值、社会地位等抽象概念。但是，对于 6—8 岁的儿童而言，他们对"价值"和"社会地位"等抽象概念的认知可能尚未成熟，对这些抽象概念的认知不够深入，因而难以建立"大"和抽象概念之间的隐喻映射。与基于身体经验的、可感知到的具体概念不同，抽象概念的认知依赖于抽象逻辑思维的发展（Vigliocco et al., 2018），例如"价值"概念的发展需要儿童基于生活经验归纳出物体看不到、摸不到的价值属性；"社会地位"概念的发展还需要儿童具备一定的社会认知能力（吴念阳等，2016）。另外，儿童还可以通过不同语境下的语料输入来加深对抽象概念的认知，这种认知方式仍然要以儿童的抽象逻辑思维能力为基础。6—8 岁的 HFA 儿童和 TD 儿童由于抽象概念的认知和发展均落后于具体概念，因此两组儿童均更容易将"大"映射到具体概念域。

（三）语境在 HFA 儿童"大"隐喻映射中的作用

分析语境对儿童隐喻理解的提高效果发现，HFA 儿童将"大"映射到抽象概念比将其映射到具体概念更加困难。在语境的帮助下，TD 儿童和 HFA 儿童理解"大"隐喻义的表现均有提高，TD 儿童理解两种隐喻的正确率有相当程度的提高，而语境仅促进了 HFA 儿童"大"和具体概念间的隐喻映射，未能显著促进"大"和抽象概念间映射关系的建立。这说明，HFA 儿童可以在语境线索的帮助下在"大"和具体概念之间临时建立映射关系，但是即便有语境的帮助，HFA 儿童也难以临时建立"大"和抽象概念之间的映射。

推测 HFA 儿童难以利用语境线索映射"大"到抽象概念的原因有二：一是与具体概念相比，HFA 儿童对抽象概念的认知更加不足。语境信息可以帮助 HFA 儿童加深对具体概念的认知，完成"大"到具体概念的映射，却无法弥补 HFA 儿童抽象概念的认知不足，在语境的帮助下，HFA 儿童也难以加深对抽象概念的理解，难以建立"大"和抽象概念之间的映射。现有研究多集中考察 HFA 儿童具体概念的表征能力，针对 HFA 儿童抽象概念认知能力的研究十分稀少（Vigliocco et al., 2018）。来自临床的行为观察发现，HFA 个体的思维是自下而上的，往往需要大量的实例才能掌握概念；他们的抽象思维能力有限，更加依赖具象思维认识世界，因而难以习得抽象的概念（Grandin, 2006）。林宝贵（2004）也指出 HFA 儿童在理解具体概念时比较容易，但是对抽象概念的理解存在困难。基于前人研究推测，HFA 儿童可能对"价值"和"社会地位"等抽象概念的认知不足，因而，即使语境提供了线索，HFA 儿童也难以利用"大"把认知尚未成熟的抽象概念实体化。

二是 HFA 儿童的语境利用能力不足。有语境条件下的表现反映了儿童的语境利用能力。前人研究发现 HFA 儿童对语境的利用能力有限（Frith & Snowling, 1983；Jolliffe & Baron-Cohen, 1999；Loukusa et al., 2007）。结合前人研究可以推论，本研究中 HFA 儿童具备借助语境来帮助自己理解隐喻的能力，但他们的这种能力可能弱于 TD 儿童。与具体概念相比，抽象概念的理解需要更多的认知经验，因而临时建立"大"和抽象概念的映射关系时可能需要更多或更深的语境信息，即更强的语境整合能力。由于语境利用能力较弱，HFA 儿童在需要更多或更深语境线索的抽象概念的映射上表现欠佳，他们无法像 TD 儿童那样借助语境线索临时建立起"大"和抽象概念间的映射关系，但 HFA 儿童的语境利用能力足以帮助他们在"大"和具体概念间建立映射关系。

上述两个原因仅是在相关研究的基础上进行的推测，未来研究仍需深入挖掘 HFA 儿童难以利用空间概念建构抽象概念的原因。

五、结论

6—8 岁汉语 HFA 儿童"大"概念的隐喻映射能力弱于 TD 儿童。HFA 儿童与 TD 儿童一样，更容易将"大"映射到具体概念，但是 HFA 儿童比 TD 儿童更加难以将"大"映射到抽象概念。即便在语境的帮助下，HFA 儿童也很难临时建立"大"到抽象概念的映射关系，其障碍原因仍需进一步研究。

第四节　汉语高功能孤独症儿童褒贬义的空间隐喻

关于源域和目标域之间的映射关系，越来越多的学者发现隐喻映射不只是单向的，而是灵活的、双向的，既可以由源域向目标域映射，也可以由目标域向源域映射（鲁忠义等，2017；He et al.，2015；Lee & Schwarz，2012）。隐喻形成是从源域向目标域映射开始的，在隐喻形成后，源域和目标域之间的映射便可以变成灵活的双向映射（鲁忠义等，2017）。上节考察了 HFA 儿童空间概念向目标概念的单向映射能力，本节将从隐喻双向映射的角度出发，讨论 HFA 儿童垂直空间概念和褒贬概念之间的双向映射能力。

一、引言

空间概念作为个体最容易、最先掌握的概念，最常用于建构抽象概念。以空间概念（如上-下，前-后等）为源域将其结构映射到抽象目标域上的隐喻便是空间隐喻（Lakoff & Turner，1989）。空间隐喻在人类的认知活动中有着重要作用（蓝纯，1999），上、下空间概念植根于地球引力中，是人们理解最直接和深刻的空间概念（Gibson，1969）。实证研究发现垂直空间概念可以映射到情绪、权利、道德、时间、褒贬等抽象概念（鲁忠义等，2017；吴念阳等，2007a；吴念阳等，2009；Meier & Robinson，2004；Schubert，2005），如褒贬概念和"上""下"空间概念之间存在对应关系，人们头脑中存在着"褒义在上，贬义在下"的空间隐喻。发展研究表明幼儿已经形成了抽象概念的垂直空间隐喻，4—6 岁儿童已经能够将"上""下"空间方位和事物的积极/消极属性关联在一起（吴念阳等，2008）；道德概念的垂直空间隐喻在 4—5 岁初步形成，7—9 岁基本形成，11—13 岁接近成人（翟冬雪等，2016）。

关于空间概念和抽象概念之间的映射关系，不同学者有不同的观点。Lakoff 和 Johnson（1999）明确指出概念隐喻映射是单向的，只能从源域映射到目标域，而不能从目标域向源域映射，语言中"A 是 B"的隐喻形式，不能变为"B 是 A"，例如"时间是金钱""爱情是旅行"，但不能倒过来。而有学者认为单向映射是隐喻的形成过程，隐喻形成是从源域向目标域映射开始的，在隐喻形成后，源域和目标域之间的映射可以变成灵活的双向映射（鲁忠义等，2017）。

有研究发现空间概念和时间概念之间的映射是单向的、不对称的,人们可以将空间概念映射到时间概念来建构时间概念,但是反过来建构空间概念却不必通过时间概念(Casasanto & Boroditsky,2008)。然而,更多的研究发现隐喻映射是灵活的、双向的,既可以由源域向目标域映射,也可以由目标域向源域映射(鲁忠义等,2017;He et al.,2015;Lee & Schwarz,2012)。

已有研究发现 HFA 个体在理解"A 是 B"形式的隐喻(如"落叶是舞者")时倾向于从字面义上理解隐喻(闫菲菲,2012;Happé,1993;Rundblad & Annaz,2010)。研究者从心理理论缺陷、字面信息抑制不良和语义知识能力不足等方面尝试解释了 HFA 人群隐喻理解困难的原因(Happé,1993;Melogno et al.,2012a;Norbury,2005)。"A 是 B"形式的隐喻理解任务检验了 HFA 儿童在某两个具体概念中提取相似性特征的能力。例如,掌握了"落叶"和"舞者"的语义知识,并在两者的语义知识中找到相似特征,那么便能够理解"落叶是舞者"这一修辞方式所表达的含义。然而,较少有研究关注 HFA 人群利用具体概念建构抽象概念的能力。本节将考察 HFA 儿童的褒贬语义表征中是否存在垂直空间方位隐喻。实验 1 采用迫选任务,要求儿童将褒义形容词和贬义形容词放在垂直空间方位的上方或下方,考察 HFA 儿童和 TD 儿童将垂直空间方位"上"和"下"映射到抽象褒贬概念域的能力。如果儿童倾向于将褒义形容词放在上方,将贬义形容词放在下方,说明儿童加工褒贬义形容词时激活了空间图式,他们能够将"上"和"下"空间概念映射到褒贬概念。实验 2 采用假词褒贬义判断任务,要求儿童对呈现在屏幕上方和下方的句子中的假词进行褒贬义判断,考察两组儿童将抽象褒贬概念映射到空间方位概念的能力。如果儿童倾向于将呈现在屏幕上方句中的假词判断为褒义,将呈现在屏幕下方句中的假词判断为贬义,说明儿童对空间方位关系的加工能够启动对褒贬语义的加工,他们的空间方位表征中内隐地存在从褒贬概念域向空间概念域的映射。

二、实验 1 HFA 儿童褒贬义形容词的垂直空间方位表征

(一)被试

选取 24 名认知水平较高、无明显行为问题的 HFA 儿童。24 名 HFA 儿童均已经接受医学诊断并具有医院的诊断证明,均符合美国《精神障碍诊断与统计手册(第 5 版)》对 ASD 的诊断标准。根据 HFA 的韦氏智力总分不低于 70

的标准（Rubin & Lennon，2004），采用韦氏儿童智力量表中国修订版测量了 HFA 儿童的言语智商、操作智商和总智商，24 名 HFA 儿童三项智商得分均高于 90 分。与 HFA 儿童相匹配的 TD 儿童 24 名，均无其他发展性疾病。所有被试均为汉语母语者，无听力和视觉障碍，儿童经监护人和学校教师许可后参加实验。两组被试的基本信息如表 3-10 所示。独立样本 t 检验结果显示两组被试在生理年龄、言语智商、操作智商和总智商上均不存在显著差异（$ps < 0.05$）。

表 3-10　实验 1 被试的基本信息及匹配情况

匹配指标	HFA 儿童 （N=24）	TD 儿童 （N=24）	t（46）	p
生理年龄/月	70.38（8.40）	75.04（12.42）	−1.52	0.135
言语智商/分	113.08（12.12）	118.00（11.40）	−1.45	0.154
操作智商/分	117.54（12.10）	116.38（13.51）	0.32	0.750
总智商/分	114.54（11.80）	118.92（11.84）	−1.28	0.207

（二）实验设计

采用 2（被试组别：HFA 儿童、TD 儿童）×2（形容词的色彩义：褒义、贬义）×2（摆放方位：上、下）混合实验设计。其中，被试组别为被试间因素，其他因素均为被试内因素。因变量为被试摆放刺激卡片在上和在下的个数。

（三）材料

首先，从市面上常见的儿童故事读本、小学一年级语文教材和课后教辅书籍中，筛选出具有褒贬色彩意义的形容词，并在特教老师的帮助下，选取 5—7 岁 HFA 儿童熟悉性较高的 32 个形容词，其中褒义形容词 16 个，贬义形容词 16 个。而后，对照《现代汉语词典》（第 4 版）、《汉语褒贬义词语用法词典》、《褒义词词典》和《贬义词词典》，确定这些词语具有相对明确的褒贬意义、不易产生歧义且没有一词多义的用法。所有刺激词语均为双字词。在经过筛选的褒义词和贬义词中，避免出现含有"上、下、高、低"等具体的垂直空间方位的词语，如"高尚"和"下流"等。

选取 30 名不参加正式实验的 5—7 岁 TD 儿童和 HFA 儿童对词语的熟悉度进行 7 点评分，1 分为完全不熟悉，7 分为完全熟悉。根据每个备选词语的评分情况，保留了平均分在 5 分以上的词语，剔除了该年龄段儿童不熟悉的词语，最终保留了 24 个形容词，其中 12 个褒义形容词，12 个贬义形容词。将最终的实验材料打印制成 24 张卡片，每张卡片的文字均在中央，卡片背景色为白色。另外制作了一张 A4 纸大小的背景纸卡，参照 Casasanto（2009）在纸卡正中央有一个由简单笔画绘制成的小人，如图 3-6 所示。

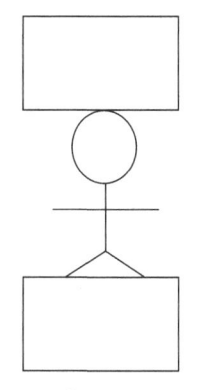

图 3-6　背景纸卡示例图

（四）程序

实验在一个安静的教室进行，每名被试单独施测。指导语为："小朋友你好，现在让我们开始一个小任务！这里有一张纸，纸上印着一个小火柴人，这个小人的上面有一个方框，下面也有一个方框。现在，我将给你一些印着词语的卡片。每拿到一张卡片时，请你读出卡片上的词语，并把你手中的卡片放到这张纸上的方框中，每张卡片只能放进一个方框，看看你想把它放在哪个方框里。如果遇到不太明白的词语，请立即向老师提问。现在让我们开始实验吧。"指导语结束后，将一个画有黑色圆形的卡片呈现给被试，让被试进行摆放以熟悉实验流程。确认被试理解了任务要求之后，将印有小人图案的白纸放在被试面前，纸张要垂直摆放于被试面前的桌子上。依次将 24 张词卡按伪随机顺序递给被试，避免使三个以上同一类色彩的词语连续出现，避免褒贬义词语交替出现。

在被试进行词卡的摆放之前，要确保被试已经掌握了该词语的语义。如果被试遇到不理解或意思不明确的词语，需要根据《现代汉语词典》（第 4 版）中的释义，尽可能简要地向被试解释这一词语的意义。每张词卡待被试摆放结束后再收回。当被试对摆放位置犹豫时，鼓励被试按照自己的想法摆放，避免对被试进行任何提示或干扰，也不为被试提供答案正误的反馈。整个实验过程需要 20—30 min。主试对被试的摆放结果进行纸笔记录。

（五）结果

分别统计了儿童将形容词摆放在上方和下方的个数，每种形容词摆放在上方和下方的比例见图 3-7。

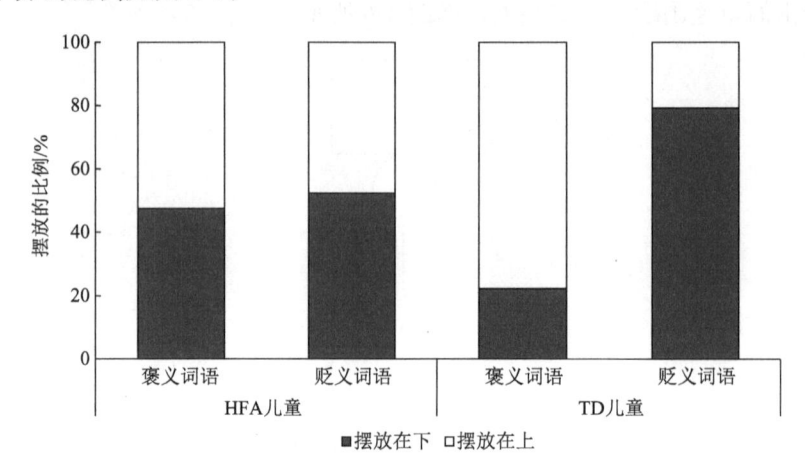

图 3-7　两组儿童将形容词放在上方或下方的比例

对变量进行编码，具体编码方式如下：在被试组别变量中，将 TD 儿童编码为 0，HFA 儿童编码为 1；在形容词色彩义变量中，将褒义和贬义均分别编码为 0、1 的虚拟变量；在摆放方位变量中，将上和下分别编码为 0 和 1。以被试组别、形容词的色彩义及二者的交互效应为自变量，以摆放方位为因变量进行二元逻辑斯谛回归。统计结果显示，被试组别对形容词摆放方位的影响不显著，$B = -0.02$，$SE = 0.12$，$Wald\,\chi^2 = 0.06$，$p = 0.814$，$OR = 0.973$，OR 的 95% 置信区间为[0.77，1.23]。形容词的色彩义对形容词摆放方位的影响显著，$B = 1.28$，$SE = 0.12$，$Wald\,\chi^2 = 106.35$，$p < 0.001$，$OR = 3.589$，OR 的 95%置信区间为[2.82，4.58]。被试组别和形容词的色彩义的交互效应对因变量的影响显著，$B = 1.71$，$SE = 0.16$，$Wald\,\chi^2 = 113.09$，$p < 0.001$，$OR = 5.527$，OR 的 95%置信区间为[4.03，7.58]。

对交互效应的进一步分析发现，HFA 儿童摆放褒义形容词和贬义形容词的空间方位没有显著差异，$B = 0.20$，$SE = 0.17$，$Wald\,\chi^2 = 1.36$，$p = 0.244$，$OR = 1.215$，OR 的 95%置信区间为[0.88，1.69]，而 TD 儿童摆放褒义形容词和贬义形容词的空间方位存在显著差异，$B = 2.59$，$SE = 0.20$，$Wald\,\chi^2 = 162.77$，$p < 0.001$，$OR = 13.30$，OR 的 95%置信区间为[8.94，19.79]，TD 儿童倾向于将褒义形容词放在上方，将贬义形容词放在下方。同时，TD 儿童将褒义形容词放

在上方的比例显著高于 HFA 儿童，$B = 1.16$，SE = 0.18，$Wald\ \chi^2 = 38.26$，$p < 0.001$，OR = 3.175，OR 的 95%置信区间为[2.21，4.56]，将贬义形容词放在下方的比例也显著高于 HFA 儿童，$B = -1.24$，SE = 0.19，$Wald\ \chi^2 = 43.80$，$p < 0.001$，OR = 3.448，OR 的 95%置信区间为[2.39，4.97]。

检验结果表明：HFA 儿童褒贬语义的垂直空间方位表征与 TD 儿童存在显著差异。TD 儿童倾向于将褒义词语摆放于上方，将贬义词语摆放于下方，TD 儿童的褒贬语义加工启动了空间方位图式。而 HFA 儿童将褒义词语和贬义词语放在上方或下方的个数没有显著差异，HFA 儿童褒义词语和贬义词语的摆放结果没有明显的空间倾向性。实验 1 考察了 HFA 儿童和 TD 儿童褒贬语义加工中空间方位经验的激活情况，比较了两组由空间域向褒贬概念目标域的映射表现。那么两组儿童由褒贬概念目标域向空间域的映射表现是否存在差异？实验 2 将考察两组儿童对褒贬语义类型的判断是否会受到垂直空间方位的影响。

三、实验 2　垂直空间方位线索对 HFA 儿童褒贬语义加工的影响

（一）被试

被试的筛选方式同实验 1。选取 20 名未参加实验 1 的 HFA 儿童和与之匹配的 TD 儿童。两组被试的基本信息如表 3-11 所示。独立样本 t 检验结果显示两组被试在生理年龄、言语智商、操作智商和总智商上均不存在显著差异。

表 3-11　实验 2 被试的基本信息及匹配情况

匹配指标	HFA 儿童	TD 儿童	t（38）	p
生理年龄/月	68.35（5.94）	72.45（10.82）	−1.49	0.144
言语智商/分	112.65（7.33）	116.75（9.16）	−1.56	0.127
操作智商/分	117.25（11.19）	116.70（8.81）	0.17	0.866
总智商/分	116.40（8.66）	118.05（7.96）	−0.63	0.532

（二）实验设计

采用 2（被试组别：HFA 儿童、TD 儿童）×2（句子呈现位置：上、下）×2（假词褒贬义判断：褒义、贬义）混合实验设计。其中，被试组别为被试间因素，其他因素均为被试内因素。因变量为被试判断假词为褒义和贬义的个数。

（三）材料

实验材料由 48 个含有无意义双字假词的单句组成。首先选择描述性的且不带有褒贬义的中性句作为句干，假词则由随机组成的韩语文字充当。在 40 个韩语字母组成的文字中，挑选出字形与汉字差异较大、不易使被试联想到字形与汉字相似的单字，随机不重复地将两个韩语单字组合起来，填充到编写好的句干中。这些双字假词在句中充当形容词的作用，对句中的主体进行褒义或贬义的评价，例如"他的成绩很辛방"，句子长度控制在 11 个字以内。另外，句子描述的内容不超出儿童的认知水平，抽象程度低，贴近儿童的实际生活和自然话语。请 10 名成人对实验材料中的 48 个句子的合理度进行评定，对语义不明确或语法上不通顺的句子进行修改，保证最终材料语义合理且句法通顺。

将 48 个句子分为三组，每组各 16 句，分别出现在屏幕的顶部、中央和底部（图 3-8）。相同句干的句子将分别在顶部、中央、底部各出现一次，但句中出现的假词完全不同。位于屏幕中央的句子为填充材料。

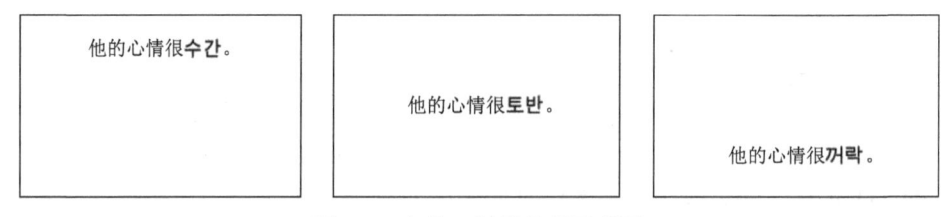

图 3-8　实验 2 材料呈现示意图

（四）程序

实验要求被试阅读在屏幕顶部、中央或底部出现的句子，每个目标句均为单句，句中均含有一个假词，要求被试判断该句中出现的假词具有褒义还是贬义的语义。实验程序通过 E-Prime 2.0 软件呈现。在实验开始时，首先为被试呈现指导语："小朋友你好，欢迎你来参加我们的实验！在接下来的任务中，你将看到一些句子，每个句子中都会出现一个你不认识的新词语。每个新词语有两种可能的含义，一种可能是含有好的、积极的意义，一种可能是含有不好的、消极的意义。读完句子后，如果你认为句中的新词语的意义是好的、积极的，请按 Q 键，如果你认为这个新词语的意义是不好的、消极的，请按 P 键。现在请你按下 U 键开始练习，然后进入正式实验。"按键方式在被试间进行了平衡。

实验正式开始前，先进入练习环节。练习阶段与正式实验的材料形式相同，在屏幕的顶部、中央和底部分别出现各两个句子，呈现顺序随机。在确保被试理解实验任务的具体要求，并能够顺利进行独立的按键操作后，再进入正式实验。

在正式实验中，电脑显示器垂直摆放在桌上，被试面对显示器，每个目标句刺激出现时，要求被试阅读目标句后，独立进行按键选择。句子在实验中出现的顺序进行伪随机处理，同一位置上的刺激不会连续出现三次及以上。如果被试在实验中出现注意力分散或难以集中的情况，会要求被试出声读出完整的句子。当被试对选择感到犹豫时，鼓励被试按照自己的判断进行选择。如果被试在句中有不认识的字，可以给予适当的提示。实验过程中，避免对被试的判断进行任何干扰，也不为被试提供答案正误的反馈。整个实验过程需要约 20 min。

（五）结果

分别统计儿童将形容词摆放在"上"和"下"的个数，每种形容词摆放在上和下的比例见图 3-9。

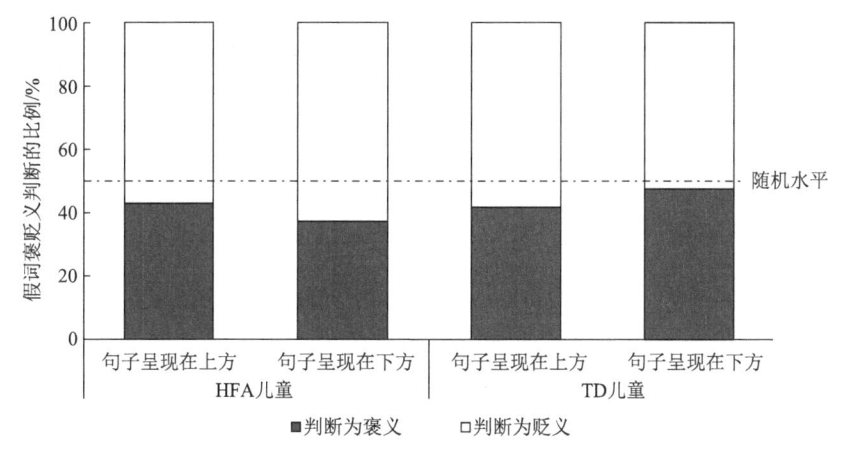

图 3-9 两组儿童对假词褒贬判断的比例

采用同样的编码方式对各变量进行编码，以被试组别、句子呈现位置及二者的交互效应为自变量，以假词褒贬义判断结果为因变量进行二元逻辑斯谛回归。统计结果显示，被试组别对假词褒贬义判断结果的影响不显著，$B = 0.18$，$SE = 0.11$，$Wald\ \chi^2 = 2.51$，$p = 0.113$，$OR = 1.196$，OR 的 95%置信区间为[0.96, 1.49]。句子呈现位置对假词褒贬义判断结果的影响不显著，$B = 0.01$，$SE = 0.11$，$Wald\ \chi^2 = 0.01$，$p = 0.910$，$OR = 1.013$，OR 的 95%置信区间为[0.81, 1.26]。两个自变量的交互效应对因变量的影响显著，$B = 0.28$，$SE = 0.13$，$Wald\,\chi^2 = 4.63$，$p = 0.031$，$OR = 1.322$，OR 的 95%置信区间为[1.03，1.71]。

对交互效应的进一步分析发现，句子呈现位置对 HFA 儿童判断假词褒贬义的影响不显著，$B = -0.22$，$SE = 0.16$，$Wald\,\chi^2 = 1.88$，$p = 0.171$，$OR = 0.801$，OR 的 95%置信区间为[0.58，1.10]。句子呈现位置对 TD 儿童判断假词褒贬义的影响也不显著，$B = 0.24$，$SE = 0.16$，$Wald\,\chi^2 = 2.28$，$p = 0.131$，$OR = 1.27$，OR 的 95%置信区间为[0.93，1.74]。同时，HFA 儿童将呈现在上方的假词判断为褒义的比例与 TD 儿童不存在显著差异，$B = 0.05$，$SE = 0.16$，$Wald\,\chi^2 = 0.10$，$p = 0.749$，$OR = 1.053$，OR 的 95%置信区间为[0.77，1.44]，而 HFA 儿童将呈现在下方的假词判断为贬义的比例显著低于 TD 儿童，$B = -1.24$，$SE = 0.19$，$Wald\,\chi^2 = 43.80$，$p < 0.001$，$OR = 3.448$，OR 的 95%置信区间为[2.39，4.97]。

检验结果表明：句子呈现的空间方位没有显著地影响 HFA 儿童和 TD 儿童对句中假词褒贬义的判断。与 TD 儿童相比，当句子呈现在下方时，HFA 儿童更倾向于判断句中假词为褒义词。

四、讨论

本节通过两个实验考察了 HFA 儿童空间概念和褒贬义概念之间的隐喻映射关系。在实验 1 中，HFA 儿童在摆放褒贬义形容词时没有表现出明显的空间倾向性；在实验 2 中，HFA 儿童在判断句中假词的褒贬义时也没有表现出"上是褒义，下是贬义"的对应关系，但是，当含有假词的句子呈现在屏幕下方时，HFA 儿童比 TD 儿童更多地将假词判断为褒义词。由于统计结果显示空间方位没有显著影响 HFA 儿童对假词褒贬义的判断，因此，这一结果不能说明 HFA 儿童存在与 TD 儿童"下-贬义"相反的"下-褒义"对应关系，而是说明 HFA 儿童比 TD 儿童更倾向于将假词判断为褒义。这可能与 HFA 儿童在生活和学习中接受更多的表扬和肯定评价有关。在 HFA 儿童的教学过程中，教师对 HFA 儿童的表现主要以鼓励和表扬为主，因而 HFA 儿童接受了更多的褒奖话语，这可能是 HFA 儿童对句中假词更多做出褒义判断的原因。

在与 HFA 儿童的对比中发现，5—7 岁 TD 儿童在摆放褒贬义形容词时出现隐喻一致效应，即摆放结果表现出"褒义在上，贬义在下"的对应关系，说明 TD 儿童可以通过空间概念来建构褒贬概念，这与前人的研究一致。前人研究发现 4—5 岁是空间隐喻的初步形成阶段，4 岁儿童已经能够将垂直空间概念映射到抽象的权利概念和道德概念（贺晓玲和陈俊，2020；翟冬雪等，2016）。本研究中 5—7 岁的 TD 儿童也已经表现出相同的空间隐喻映射能力。然而，TD 儿童在判断句中假词的褒贬义时没有显著受到句子呈现的空间方位的影响，这说明对 TD 儿童而言，空间和褒贬的隐喻映射是不对称的，他们可以通过空间概念来建构褒贬概念，但是反过来褒贬概念域难以映射到空间概念域。这一结果与 Casasanto 等（2010）的研究发现一致，该研究发现儿童在空间和时间之间的映射关系是单向的，儿童可以将空间概念映射到时间概念，但是难以将时间概念映射到空间概念。儿童单向的隐喻映射表现与 Lakoff 和 Johnson（1999）的理论假设一致。

然而，在针对成人的隐喻映射研究中，大量研究发现源域和目标域之间的映射是双向的（吕军梅和鲁忠义，2013；He et al.，2015），虽然也有少数研究发现两者之间的映射是单向的（Casasanto & Boroditsky，2008）。儿童和成人隐喻映射方向的差异说明双向隐喻映射可能是随着个体认知能力的发展而建立的。本研究中 TD 儿童的年龄为 5—7 岁，处于抽象概念空间隐喻的形成阶段，因而仅形成从空间概念到褒贬概念的映射，随着年龄的增长，儿童概念系统内部概念间的网络联系更加复杂，从褒贬概念到空间概念的映射便形成了。但是现有研究发现直到 11 岁，这种空间和时间之间的映射仍然是单向的（Casasanto et al.，2010）。即便双向隐喻映射形成，成人的双向隐喻映射也是不平衡的（鲁忠义等，2017）。

隐喻是人类认识世界的重要方式，人类通过熟悉的、具体的空间概念来理解和表达陌生的、抽象的概念（Lakoff & Johnson，1999）。然而，已有研究多使用"A 是 B"形式的隐喻考察 HFA 个体在两个具体概念间建立相似性的能力。本研究首次考察 HFA 儿童能否在具体的空间概念和抽象的褒贬概念之间建立对应关系。结果发现 HFA 儿童不仅在加工褒贬义形容词时难以激活"上""下"空间概念，而且在假词褒贬义判断时也没有受到假词呈现位置的影响，说明本研究中的 HFA 儿童在建立垂直空间方位概念和褒贬概念的对应关系时存在困难，既难以从空间概念映射到褒贬概念，也难以从褒贬概念映射到空间概念。

已有研究对 HFA 人群隐喻理解困难的解释有：一是心理理论缺陷，HFA 个体由于难以推理他人心理状态和意图，因而无法为隐喻义的理解提供必要条件（Happé，1993）；二是执行功能障碍，HFA 个体由于难以抑制字面意义或语境中的无关信息而难以理解隐喻（Melogno et al.，2012a）；三是弱中央统合能力，由于中央统合能力较弱，即便提供了语境，HFA 个体仍难以整合语境信息来帮助理解隐喻（Rundblad & Annaz，2010）；四是语义知识不足，由于对隐喻中两个具体概念的语义知识掌握不足，而难以在两个概念间建立相似关系（Norbury，2005）。以上四种观点均为不同研究者对 HFA 人群"A 是 B"形式隐喻理解困难的解释。而本研究的实验任务不涉及对他人心理状态的推理，因而心理理论缺陷无法解释 HFA 儿童在垂直空间方位概念和褒贬概念之间对应关系的缺失，同时，由于没有使用"A 是 B"形式的隐喻，也没有提供语境信息，因而不存在字面意义和隐喻义的竞争以及语境整合过程，因而执行功能障碍和弱中央统合能力也无法解释本研究的结果。本研究推测 HFA 儿童空间概念和褒贬概念之间映射不足的原因可能有二。

一是 HFA 儿童对作为目标域的词汇褒贬义表征不足，在加工词汇时可能只激活了词汇的基本意义而难以自动激活词汇的褒贬义。HFA 人群社会交往行为缺乏，情感冷漠，远离人群，其词汇褒贬义的习得可能存在损伤。虽然有研究发现 HFA 儿童能对他人行为做出或好或坏的社会评价（Carter et al.，2012），但是尚未有研究考察 HFA 人群对词汇褒贬义的表征能力。

二是 HFA 儿童对作为源域的空间概念的表征异常。HFA 儿童可能掌握了词汇的褒贬义，但是他们的空间认知能力不足，导致其在空间概念和褒贬概念之间建立联系时存在困难。研究指出认知能力相对完好的 HFA 个体在视觉空间任务中存在困难，HFA 个体的空间工作记忆能力受损（Wang et al.，2017），他们在记忆物体的空间方位时表现出困难（Mooney et al.，2020），在描述场景时，HFA 成人较少关注物体的方位特征，产出的空间方位词数量较少，并且在记忆涉及空间方位关系的话语内容时表现出困难（Bochynska et al.，2020）。这种异常的空间方位信息处理方式使 HFA 儿童"看到"的世界与众不同，在他们的世界中，空间方位信息容易被忽略，而这可能影响 HFA 儿童空间经验的获得，使得他们难以利用空间概念建构抽象概念。

五、结论

5—7 岁汉语 HFA 儿童在空间概念和褒贬概念之间建立映射关系时存在困难，他们难以将空间概念映射到褒贬概念，也难以将褒贬概念映射到空间概念，这可能与 HFA 儿童词汇褒贬义表征不足和空间认知能力不足有关。

第四章

汉语高功能孤独症儿童的代词加工

代词是具有替代和指示作用的词,一般包括人称代词、指示代词和疑问代词三类(邵敬敏,2007:180-184)。代词主要用于指称话语中已经提及的对象,继续先前的话题,从而保持语篇的连贯性(Swaab et al.,2004)。在交际过程中要正确理解说话人传递的信息,听话人必须借助多种线索,快速准确地找到代词在当前语境中指称的实体,这一过程就是代词加工。代词加工是儿童语言习得过程中必须掌握的语用技能(Ariel,1990:56-64;Arnold,1998;Gundel et al.,1993;Stevenson et al.,1994)。

代词加工受到多种线索机制的影响。个体在消解歧义、确定代词唯一合适所指的过程中,会利用非语言线索和语言线索。非语言线索包括先行词与代词的距离(邱丽景等,2012)、先行词的先后位置(陈永明和崔耀,1994)等,语言线索包括句法信息(Arnold et al.,2009;Serratrice,2013)、韵律信息(Bögels et al.,2011)等。在语言线索中,提及顺序、重读以及动词隐含因果语义三个因素尤为重要(Edelson,2011;Hartshorne et al.,2015)。

前人研究表明,ASD 儿童在产出和理解代词方面存在困难,具体表现为 ASD 儿童常常发生代词颠倒现象,使用第二人称代词指称自己或用第一人称代词指称会话的对方(Arnold et al.,2009;Brehme,2014;Colle et al.,2008;Lombardo & Baron-Cohen,2010);在语篇叙述中,较少使用代词保持语篇的连贯性,且产出的代词常常没有明确的指称对象(Novogrodsky,2013)。在代词理解中,他们难以识别语篇中突显的实体,或是不明白代词用于指称先前语篇中突显的实体(Terzi et al.,2016)。也有大量研究表明,HFA 儿童在利用语境信息进行话语特定意义推理的过程中存在明显损伤,因而孤独症儿童的语用缺陷在指示代词的理解上可能也会有所体现：一方面，在语境中空间要素的加工上，孤独症儿童倾向于以自我中心立场来解释话语，无法根据语境中交际伙伴的身体位置关系来调整从说话人到听话人的角色（Hobson，2007）；另一方面，在语境中非语言线索的加工上，从婴儿期开始孤独症人群对语境中引发共同注意的眼神和手势等线索的敏感性就较低，难以回应他人的共同注意线索，也难以主动发起展示、指向物体的行为（Carpenter et al.，2002）。

HFA 儿童的代词产出基本不会出现颠倒等基本用法的错误，但这并不表明他们没有代词加工的问题，只是表现得更不易察觉。语篇中的代词，其加工受到多种因素影响，当语境中存在多个可能的指称对象时代词的理解就会产生歧义，需要听者借助多种类型的线索消除代词歧义，确定代词唯一合适的所指，HFA 儿童对这些线索的捕捉和依赖程度是否存在困难尚不清楚。本章前三节通过讨论提及顺序、重读和动词隐含因果语义三类线索，探究 HFA 儿童加工语篇中人称代词的能力。与语篇中的人称代词不同，指示代词必须在特定的交际情境中结合语境的现场要素才能明确其所指，因而非语言信息、说话人和听话人的空间位置关系、心理理论等都会影响指示代词的加工。本章后两节探讨了这些一般认知能力对 HFA 儿童加工方位指示代词的影响。

第一节　提及顺序对汉语高功能孤独症儿童人称代词加工的影响

一、引言

语篇中首先提及的实体和被重读的实体的突显程度都较高（Balogh，2003；Gernsbacher & Hargreaves，1988；Itzhak & Baum，2015；陈伟英等，2013；缪小春，1996）。首先提及的实体更倾向于在接下来的话语中再度提及，而代词的功能就是指称重复提及的实体，继续先前的话题。听话人在加工代词时会倾向于选择首次提及的实体作为代词的指称对象。因此，提及顺序是可能影响代词加工的线索之一。本节主要讨论提及顺序对汉语 HFA 儿童代词加工的影响情况（实验一）。

提及顺序线索是指代词加工中，理解者倾向于将代词理解为上文首个提及的实体，而多数情况下，语篇中首个提及的实体同时为句子的主语，如"小强打了小明，然后 tā 打了小刚。"中"小强"既是首个提及的实体，又是该句主语。在这种情况下，如果听话人选择了"小强"作为代词所指，既可能是因为"小强"被首个提及，也可能是因为"小强"的主语地位。

前人研究发现，3—5 岁的 TD 儿童就能够利用提及顺序线索明确代词的指称对象（Hartshorne et al., 2015; Song, 2004; Song & Fisher, 2005, 2007）。前人研究还表明，4—6 岁的 TD 儿童在理解代词时更倾向于利用语篇突显性信息（van Rij et al., 2016）。为了考察 HFA 儿童的代词加工能力是否达到正常发展水平，本节将被试年龄定在 6 岁前后，即选取 5—7 岁的 HFA 儿童作为本节的被试，并选取生理年龄、语言能力、认知水平和言语工作记忆广度相匹配的 TD 儿童作为控制组。实验材料为由两个分句构成的连贯语篇，两个句子保持同一个话题，第二个分句是对第一个分句的进一步阐述。

由于在任何条件下都无法避免提及顺序线索的影响，本节主要考察汉语 HFA 儿童是否能够利用单独提及顺序线索加工代词，并将该研究作为下一节考察重读潜在指称对象线索的基线条件。在本节中，假设 HFA 儿童和 TD 儿童都会倾向于选择第一个提及的实体作为代词的所指。此外，本节为排除主语位置带来的影响，将可能成为代词指称对象的两个实体均放在主语位置，且保持语义角色相同，即两个实体只在提及顺序上存在差异，如"小明和小刚在操场，tā 在踢足球"。该类句子有歧义，代词可以指向两个实体中的任何一个而不违反句法规则，因而更适用于考察单独提及顺序线索的表现。

二、研究方法

（一）被试

在青岛市某康教中心老师的帮助下，本节初步确定 50 名认知水平较高、无明显行为问题的 ASD 儿童作为备选。参与实验的 ASD 儿童均由医院诊断为患有孤独症谱系障碍。随后，采用韦氏儿童智力量表中国修订版测量了 ASD 儿童的言语智商、操作智商和总智商，共筛选出 28 名三项智商得分均高于 100 分的 HFA 儿童。在实验过程中，又删除 10 名 HFA 儿童的数据，原因如下：①未通过词汇量水平测验（3 名）；②实验过程中因注意力缺陷和情绪问题，未完成所有实验项目（3 名）；③正确率为极端情况（4 名）。最终保留 18 名 HFA 儿童的数据。

实验共设置两组被试，即 HFA 儿童和 TD 儿童，每组 18 人，均为男性。HFA 儿童的平均年龄为 71.11 个月，TD 儿童的平均年龄为 71.02 个月。TD 儿童被试来自普通幼儿园，均无孤独症谱系障碍和其他发展性疾病病史。所有被试为汉语母语者，无听力和视觉障碍。儿童经监护人和学校教师许可后参与实验。

由于言语工作记忆会对代词加工产生影响（Nieuwland & van Berkum, 2006），因此本节匹配了 HFA 儿童和 TD 儿童在言语工作记忆任务中的表现。综上，TD 儿童与 HFA 儿童在性别、生理年龄、总智商、言语智商、操作智商以及言语工作记忆广度五项标准上进行了匹配，具体信息见表 4-1。

表 4-1　HFA 儿童与 TD 儿童信息匹配情况

匹配指标	HFA 儿童（N=18）	TD 儿童（N=18）
生理年龄/月	71.11（6.66）	71.02（5.07）
言语智商/分	105.33（12.82）	106.00（8.04）
操作智商/分	101.61（14.06）	108.06（8.26）
总智商/分	103.67（14.03）	107.00（7.99）
言语工作记忆广度/分	11.28（2.71）	11.61（2.54）

独立样本 t 检验结果显示：两组被试生理年龄无显著差异，$t(17) = 0.05$，$p = 0.96$；两组被试言语智商无显著差异，$t(17) = -0.19$，$p = 0.85$；两组被试操作智商无显著差异，$t(17) = -1.68$，$p = 0.11$；两组被试总智商无显著差异，$t(17) = -0.88$，$p = 0.39$；两组被试言语工作记忆广度无显著差异，$t(17) = -0.38$，$p = 0.71$。

（二）材料

实验材料由两个分句构成，第一个分句用连词"和"连接两个实体。第一个实体（简称 NP_1）和第二个实体（简称 NP_2）为并列关系，词汇特征、句法角色和语义角色完全相同，仅在提及顺序上有先后之分。第二个分句由代词做主语，描述某一实体正在进行或已经完成某一动作。填充材料和实验材料形式相同，但第二个句子不出现代词，而是以名词作为主语。实验项和填充项各 10

个，一共 20 个。实验材料示例见表 4-2。所有的实验材料由普通话水平一级的汉语母语者以自然的语调和语速朗读，使用 Audition 17.0 软件录音。

表 4-2 实验一材料示例

	实验材料	问题
实验项	小明和小刚在操场，tā在踢足球。	tā 是谁？
填充项	小明和小刚在操场，小明在踢足球。	小明在哪里？

（三）程序

本节采用迫选任务。被试听完音频材料后回答主试对代词指称对象的提问。主试为熟知实验流程的成人，拥有相关儿童实验经验。实验在安静的教室内进行，每次由一名主试对一名儿童进行测试。主试首先介绍实验材料中涉及的四个人物，并告知被试实验要求和程序。实验前进行两个练习项，确保被试理解实验要求。随后，主试播放实验材料的音频。针对实验句，主试提问："tā是谁？"若被试无反应，可结合实验材料进一步询问，如："谁在踢足球？"由于本节中代词的理解存在歧义，儿童可能会回答两个答案都可以，这时主试可提醒："只能选择一个，你觉得哪一个更合适呢？"针对填充句，主试询问记忆性问题，如第一个分句中提及的地点。主试不向被试提供任何关于回答正误的反馈。

三、结果

HFA 儿童和 TD 儿童利用提及顺序线索加工代词的表现如表 4-3 和图 4-1 所示。

考虑到本节中 10 个实验句形式相同，被试的正确率可能集中呈现为 100% 或 0% 两个极端数据，导致两组被试数据不符合正态分布。在进一步分析数据之前，首先使用单样本 K-S 检验检验数据是否符合正态分布。HFA 儿童组：K-S = 0.73，$p = 0.67$，表明 HFA 儿童组数据符合正态分布。TD 儿童组：K-S = 0.66，$p = 0.77$，表明 TD 儿童组数据符合正态分布。

表 4-3 HFA 儿童组和 TD 儿童组利用提及顺序线索加工代词的表现 单位：%

被试回答	HFA 儿童（N=18）	TD 儿童（N=18）
选择 NP_1	54.44（0.296）	73.33（0.261）

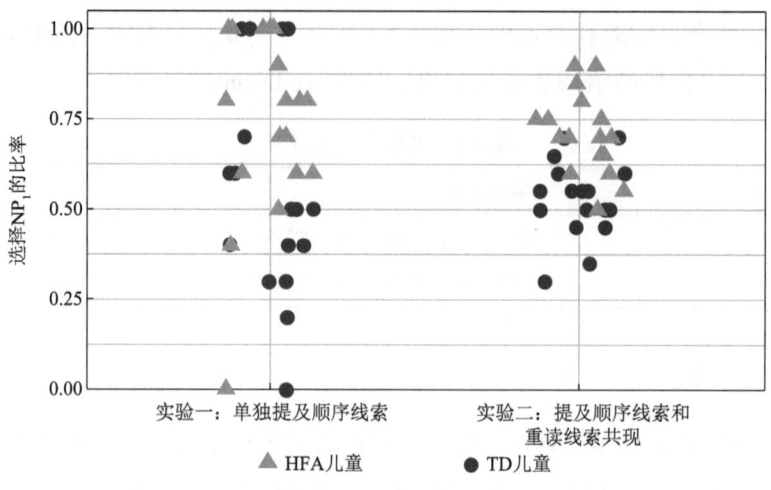

图 4-1　HFA 儿童和 TD 儿童的代词加工表现

独立样本 t 检验结果显示：$t(17) = -2.03$，$p = 0.05$，表明 HFA 儿童组和 TD 儿童组利用提及顺序线索加工代词的表现存在边缘显著差异。单样本 t 检验比较了被试选择 NP_1 的比例与随机水平（50%）的差异。结果显示，HFA 儿童选择 NP_1 的比例与随机水平无显著差异，$t(17) = 0.64$，$p = 0.53$。然而，TD 儿童选择 NP_1 的比例显著高于随机水平，$t(17) = 3.79$，$p = 0.001$，这表明 TD 儿童表现出倾向于选择 NP_1 为代词所指。

四、讨论

本节考察了被试能否利用单独提及顺序线索明确代词的指称对象。实验一的结果表明，5—7 岁汉语 HFA 儿童不能利用单独提及顺序线索明确代词所指，具体表现为倾向于随机选择一个可能的实体作为代词的所指。而同龄的 TD 儿童在加工代词时利用了提及顺序线索，具体表现为倾向于选择首次提及的实体作为代词的所指。

本节中，5—7 岁 TD 儿童的表现表明首次提及的实体更倾向于成为代词所指。语篇突显性理论认为，代词通常指称心理表征中最突显的实体。从语言表达的经济原则出发，当某一实体处于注意力的焦点并具有较高的突显性时，说者会选择使用缩减的语言形式，即用代词指称该实体。这符合 Grice（1975）会话合作原则中量的准则，即说话人提供的信息量应当满足当前交际的需求但又不能超过必需的量。使用重复的名词指称先前已经提及的并处于突显地位的实体会违反量的准则，导致听话人加工困难。听话人在假设说者遵循会话合作原则的前提下，会将代词理解为突显性最高的实体。依据语篇表征构建理论（Gernsbacher & Hargreaves，1988），听话人在加工语篇过程中，要不断将新的信息整合到现有的心理表征上。首个提及的实体则是语篇构建的基础，在听话人的心理表征中处于优势地位。因此，首个被提及的实体处于注意力的焦点，比其他实体更加突显，在后续语篇中更倾向于以代词形式实现。

儿童明确首个提及的实体在后续语篇中更可能以代词形式出现是以大量言语输入为基础的，即利用提及顺序线索加工代词需要听话人具备一定的语言经验（Arnold，2001）。儿童需要借助大量的言语输入材料，以明确语篇中首先提及的实体在接下来的话语中重复出现的可能性较高，并习得代词一般用于指称重复指称的实体的功能，才能最终建立提及顺序线索和代词的联系。本节中 HFA 儿童表现出不能利用提及顺序线索，随机选择一个可能的实体为代词指称对象。这可能是由于 HFA 儿童在交际和语用方面存在困难，缺乏充分的言语输入以建立这种关联，因而难以利用提及顺序线索选择语篇中首次提及实体为代词的指称对象。同时，Hartshorne 等（2015）指出和成人相比，后提及的实体对于语用技能发展不完善的儿童来说可能更容易被激活。HFA 儿童可能难以抑制最近提及实体的活跃状态，去重新激活先前提及的实体，也就无法利用提及顺序线索加工代词。

五、结论

5—7 岁汉语 TD 儿童能够利用提及顺序线索明确语篇中的实体在表层结构上的突显性，从而明确代词所指，但生理年龄、认知水平和语言能力匹配的 HFA 儿童则对这条线索不敏感，无法利用该种线索加工代词。

第二节　重读对汉语高功能孤独症儿童人称代词加工的影响

本章第一节的研究结果表明，与 TD 儿童相比，汉语 HFA 儿童无法利用提及顺序线索加工代词。除提及顺序之外，韵律信息中的重读信息是又一感官识别度较高的语用线索。重读能够实现重读对象在语篇中的突显性，如"他在看书"。重读"他"时突显了动作发出者，重读"书"时则突显了动作接受者。前人研究指出在口语交际过程中，说话人会重读代词潜在指称对象，提高该实体在听话人语篇表征中的突显性，促使听话人将被重读的实体理解为代词的所指（Balogh，2003；Itzhak & Baum，2015；郑波等，2002）。本节考察汉语 HFA 儿童利用重读线索理解代词的情况（实验二）。

一、引言

Edelson（2011）探究了重读代词是否会影响 HFA 儿童的代词理解表现。实验结果表明，HFA 儿童和 TD 儿童的表现无显著差异，研究推论 HFA 儿童代词理解可能不存在缺陷。然而，参与该研究的 HFA 被试年龄上至 17 岁，下至 5 岁，年龄跨度过大，且在年龄和言语智商方面与 TD 儿童差异显著，因而该结果可能不能准确反映 HFA 儿童代词加工的表现。

针对儿童开展的利用重读线索明确代词所指的研究均重读代词，旨在考察儿童是否会像成人一样，在重读代词时做出与不重读时相反的指称对象选择（Kertoy，1991；Maratsos，1973；Solan，1980）。如"小军批评了小刚，因为他不能自控"中当代词"他"被重读时儿童是否会做出"他"不被重读时不同的代词所指选择。但逻辑重音可以赋予句子的任何一个成分，并由此表达说话人不同的意图，名词也可以被重读。当说话人产出"小明和小刚在操场，tā 在踢足球"时重读"小明"，表明"小明"更可能成为代词的指称对象，重读"小刚"时，则可能"小刚"会成为代词的指称对象。目前尚未见研究考察重读代词潜在指称对象时儿童加工代词的表现。当存在一个以上的潜在指称对象时，重读其中不同的对象应该会对代词加工产生影响，因而很有必要考察重读潜在指称对象情况下儿童代词加工的表现。

在具体语篇中，提及顺序是有可能影响代词加工的固有因素之一。本节在考察重音对 HFA 儿童代词加工的影响时，将提及顺序这一无法直接剥离的因素考虑进来。具体说来，本节主要考察提及顺序线索和重读线索共现条件下被试儿童的代词加工表现。在本节中，当重读线索和提及顺序线索一致时，假设 HFA 儿童和 TD 儿童倾向于选择被重读的实体为代词的所指；当重读线索和提及顺序线索不一致时，假设 HFA 儿童和 TD 儿童仍旧倾向于选择被重读的实体为代词的所指。

二、研究方法

本节首先随机选取 20 名汉语成人作为被试，考察重读指称对象是否影响听话人加工代词。结果显示，成人倾向于选择被重读的词语为代词的指称对象。

（一）被试

参与本节实验的被试与本章第一节实验一中的相同。

（二）材料

本节材料在本章第一节实验的基础上编制，句式和编制要求都与实验一相同。实验句分为两种条件：重读 NP_1、重读 NP_2。重读 NP_1 条件下，重读线索和提及顺序线索作用一致，共同促进被试的代词加工；重读 NP_2 条件下，重读线索和提及顺序线索产生冲突，可以考察被试更倾向于使用哪种线索。每种重读条件的实验句为 10 句，共 20 句。材料示例详见表 4-4。

表 4-4　实验二材料示例

实验条件	实验材料	问题
重读 NP_1	**小明**和小刚在教室，tā 擦了黑板。	tā 是谁？
重读 NP_2	小兰和**小红**在公园，tā 在做早操。	
填充项	**小明**和小刚在教室，小明擦了黑板。	小明在哪里？

注：加粗标识重读。

（三）程序

实验程序和实验一类似。所有被试必须先完成实验一再进行实验二。被试首先进行两个练习项，分别为重读 NP_1 和重读 NP_2。全部实验结束后，为确定被试在知觉重读音节方面不存在缺陷，主试连续播放重音位置不同和无重音的句子录音，要求被试模仿，并询问被试句子有何不同，结果表明所有被试都能进行相对准确的模仿。

三、结果

提及顺序线索和重读线索共现条件下，被试选择被重读的 NP 为代词所指的比例如表 4-5 和图 4-1 所示。

表 4-5　HFA 儿童与 TD 儿童在提及顺序和重读线索共现条件下加工代词的表现

单位：%

重读线索	HFA 儿童（N=18）	TD 儿童（N=18）
重读 NP$_1$	49.44（0.23）	74.44（0.24）
重读 NP$_2$	58.33（0.21）	65.00（0.29）
总计	53.90（0.11）	69.70（0.12）

对被试在不同重读位置情况下的选择反应进行 2（被试类型：HFA 儿童和 TD 儿童）×2（重读位置：重读 NP$_1$ 和重读 NP$_2$）重复测量方差分析。结果显示，组别主效应极其显著，$F(1, 34)=16.67$，$p < 0.001$，$\eta^2 = 0.33$，HFA 儿童组选择被重读的 NP 的比例显著低于 TD 儿童组；重读位置主效应不显著，$F(1, 34)= 0.002$，$p = 0.97$。组别和重读位置交互效应不显著，$F(1, 34) = 1.65$，$p = 0.21$。

使用单样本 t 检验比较两组被试选择被重读实体的比例与随机水平（50%）的差异。结果显示，TD 儿童在重读 NP$_1$ 条件下选择 NP$_1$ 为代词所指的比率显著高于随机水平，$t(17) = 4.27$，$p = 0.001$；TD 儿童在重读 NP$_2$ 条件下选择 NP$_2$ 为代词所指的比例显著高于随机水平，$t(17) = 2.23$，$p = 0.04$；TD 儿童在实验二中选择被重读的 NP 为代词所指的比例显著高于随机水平，$t(17) = 6.94$，$p < 0.001$。上述结果表明 TD 儿童倾向于选择被重读的 NP 作为代词的指称对象。

HFA 儿童在重读 NP$_1$ 条件下选择 NP$_1$ 为代词所指的比例与随机水平无显著差异，$t(17) = 0.10$，$p = 0.92$；HFA 儿童在重读 NP$_2$ 条件下选择 NP$_2$ 为代词所指的比例与随机水平无显著差异，$t(17) = 1.67$，$p = 0.11$；HFA 儿童在实验二中选择被重读的 NP 为代词所指的比例与随机水平无显著差异，$t(17) = 1.48$，$p = 0.1$。这一结果表明 HFA 儿童对重读线索不敏感，无法利用重读线索明确代词所指。

在重读 NP$_2$ 的情况下，提及顺序和重读线索存在冲突，HFA 儿童在该条件下选择 NP$_2$ 为代词所指的比例与随机水平无显著差异，而 TD 儿童选择 NP$_2$ 为代词所指的比例显著高于随机水平。这表明当提及顺序和重读线索存在冲突时，TD 儿童倾向于利用重读线索，而 HFA 儿童则不存在选择的倾向性。

四、讨论

本节考察了提及顺序和重读线索共现情况下被试的代词加工表现。当提及顺序线索和重读线索一致时，5—7岁的TD儿童表现为倾向于选择被重读的实体为代词所指，而HFA儿童表现为随机选择一个实体作为代词所指；当提及顺序线索和重读线索不一致时，TD儿童仍旧表现为倾向于选择被重读的实体为代词所指，HFA儿童对两种线索都不敏感，仍旧随机选择一个实体作为代词所指。

本节中TD儿童的表现表明被重读的实体更倾向于成为代词的指称对象。基于语篇突显性理论，本节假设：代词的某一被重读的潜在指称对象是说话人意图强调的对象，表明说话人暗示了听话人该实体需要成为关注的焦点，提高了该实体在听话人心理表征中的突显性，明确了该实体更可能在后续的语篇中以代词的形式再度出现。郑波等（2002）指出，在特定的语境中，说话人在发音过程中会自觉或不自觉地运用语音手段提供解歧信息。例如，为了促进听话人对歧义代词的理解，说话人常常会重读自己意图所指的实体，引导听者选择该实体作为代词的指称对象。

当提及顺序和重读线索发生冲突时，TD儿童表现为倾向于依靠重读线索选择代词的指称对象，这表明被重读的实体在语篇中的突显程度要高于首次提及的实体。这可能与提及顺序线索本身的可靠性有关。提及顺序线索不是绝对的规则，而是对实体成为代词指称对象概率性的提示。Arnold（1998）认为提及顺序线索只有在以下情况中才发挥重要作用：①代词的理解存在歧义，缺乏其他强指向性线索，如词汇线索和语义线索；②句子较为复杂，难以使用语用推理去确定代词所指。而儿童首先会从高度可信的资源获得信息，之后才依赖可能性的信息（Snedeker & Trueswell，2004）。因此，当更为外显的重读线索出现时，听话人将倾向于依据重读线索选择代词的指称对象。

汉语HFA儿童在实验二中的表现与研究假设相反，他们无法像TD儿童和成人一样利用重读线索明确代词的指称对象。然而，HFA儿童在实验后的重音模仿产出任务中表现较好，这表明该人群在听觉层面感知重音不存在困难。因此，本节认为5—7岁的汉语HFA儿童在实验二中表现较差的原因在于未能理解说话人重读指称对象的意图，即无法理解重读的功能。前人研究指出该人群在重读理解方面存在困难。Peppé等（2007）测评了6—14岁HFA儿童的韵律能力，实验结果表明HFA儿童在焦点（由相对重音标识）理解任务中的表现显著差于年龄和言语智商匹配的 TD 儿童。Järvinen-Pasley 等（2008b）针对 7—17 岁 HFA 人群的理解性韵律能力的研究结果也表明该人群在重音理解任务中的表现较差。本节中的 HFA 儿童可能由于不能理解说话人重读实体的意图，因此无法建立被重读的指称对象和代词之间的联系，因而无法利用该线索明确代词的指称对象，与前人研究结果相符。

五、结论

5—7 岁汉语 TD 儿童能够利用重读线索明确语篇中的实体在表层结构上的突显性，从而明确代词所指，但生理年龄、认知水平和语言能力匹配的 HFA 儿童则对这条线索不敏感，无法利用语篇突显性线索加工代词。

第三节　隐含因果语义动词对汉语高功能孤独症儿童人称代词加工的影响

前两节研究结果表明，与 TD 儿童相比，HFA 儿童无法有效利用提及顺序和重音这两个视觉和听觉感官上突显度较高的线索加工代词。除了以上两种感官上突显度较高的线索之外，隐含在语言单位中的语义因素，比如动词的隐含语义，也有可能影响到代词加工（Edelson，2011）。本节考察动词的隐含因果语义对汉语 HFA 儿童代词加工的影响。

一、引言

因果语义隐含动词能够引起听者对事件指向方向的不同归因，大致可以分成两类："恳求""打扰"这些动词凸显主语从而导致听者从主语的角度解释原因，被称作主语隐含型动词；"喜欢""祝贺"这些动词凸显宾语从而导致听者从宾语的角度解释原因，被称作宾语隐含型动词。大量研究指出句子中动词隐含因果语义的指向会影响听者对代词所指的判断（申敏和杨玉芳，2006），例如句子"陈建批评李冰，因为 tā 做错了事情"中，"批评"是宾语隐含型动词，会引导个体加工宾语信息，因此个体倾向认为后句的代词指代的是宾语"李冰"。

除动词本身的语义指向方向外，个体在加工包含具有隐含因果语义动词的句子时，往往也会利用语境信息来确定代词所指（徐晓东等，2013），Stewart 等（2000）采用逐分句呈现的自定步速阅读范式考察代词加工中语义和语境信息的协同作用，首先给被试呈现包含代词的首句，如"Jean congratulated Rita because she"，随后被试根据自己的阅读速度按键引出第二个句子，有"had won the championship"和"was very impressed"两种情况，结果发现当第二个句子语义内容和因果语义隐含动词指向一致时被试的阅读速度更快（had won the championship），研究者推断动词的隐含因果信息在语言加工方面的作用在句尾时才被利用。Kehler 和 Rohde（2013）也指出动词隐含因果语义线索对代词加工的影响受到语篇连贯性的调节，听者会从保持句子间连贯性的角度出发，结合从句语义和世界知识对代词的所指做出合理的推断。语言的产出实验为探究个体代词加工提供了新的视角，陈伟英和谢莉（2018）采用语篇生成范式考察语篇话题、动词隐含因果倾向和有无连词3个因素对代词回指选择的影响。实验要求被试对 20 个不完整的句子进行续写，结果发现，动词隐含因果性确实影响后续指称对象的选择，这种效应在有因果连词的条件下还会得到加强。总体而言，代词加工受到多种线索机制的影响，其中，动词的隐含因果语义在代词消解歧义过程中的作用既包括深层语义信息，也包括语境信息。

在代词理解任务中，Edelson（2011）指出英语 HFA 儿童的代词加工能力不存在缺陷，他们能够利用世界知识、动词隐含语义和重音等线索确定代词所指，与同龄的 TD 儿童相比没有显著差异；李伟亚（2009）发现汉语 HFA 青少年可以依赖句子的语义特征确定代词所指。然而，前一个研究中 HFA 被试组年龄跨度大，个体间的认知水平差异悬殊，且与 TD 儿童在各项标准上未完全匹配，后一个研究缺少和 TD 儿童的对比，研究结论并不可靠。

虽然已有研究证实 HFA 儿童在代词加工中存在困难（Terzi et al., 2016），但没有涉及在加工包含隐含因果语义动词的句子时是否能够准确找到代词所指，本节重点考察 HFA 儿童能否像 TD 儿童一样利用动词隐含因果语义这一线索加工代词。考虑到此类动词分为主语隐含型和宾语隐含型两种，因此在实验材料中都有所涉及，然而本节的主要目标在于考察 HFA 儿童在此类线索下对代词的加工情况，并非比较两种指向对代词加工的影响，因此只对这一变量的结果进行简要描述。上文还提到在此类代词加工线索中，语境信息也是重要的线索（徐晓东等，2013），因此本节还设置了这一变量，所有的材料都由两个因果分句组成，并以"因为"连词连接（Cozijn et al., 2011）。在有语境条件下，后一个分句为真实有意义的句子，可以提供语境信息，如"小刚打扰了小明，因为 tā 在吹喇叭"；在无语境条件下，后一个分句为没有意义的句子，不提供明显的语境信息，如"小刚打扰了小明，因为 tā bì lì 了"。实验任务要求被试在听到句子后回答"tā"所指代的是哪个人，我们预期 HFA 儿童回答的正确率低于 TD 儿童，而且还会受到语境信息的影响。前人研究指出言语工作记忆能力强的个体对句子的歧义更敏感（Miyake et al., 1994），而代词加工需要听者在合适共指建立前，将不同的指称对象保持在短时记忆中，因此我们还对两组被试的言语工作记忆能力进行了匹配。

二、研究方法

（一）被试

在青岛市某康教中心老师的帮助下，初步确定 50 名认知水平较高、无明显行为问题的 ASD 儿童作为备选。由于考察代词加工能力，对被试的认知水平和语言能力有较高要求，因此采用韦氏儿童智力量表中国修订版考察 HFA 儿童的言语智商、操作智商和总智商情况，筛选出的被试的三项智商得分都应当高于 100 分，在此过程中共保留 28 名 HFA 儿童。在实验过程中，又删除了 10 名 HFA 儿童的数据，原因为：①未通过词汇量水平测验（3 名）；②实验过程中因注意力缺陷和情绪问题，未完成所有实验项目（3 名）；③正确率为极端情况（4 名）。最终保留 HFA 儿童 18 人。与 HFA 儿童相匹配的 TD 儿童（18 名）均无其他发展性疾病。所有被试均为汉语母语者，无听力和视觉障碍，儿童经监护人和学校教师许可后参与实验。由于本节中筛选出的 HFA 儿童均为男性，因此在匹配 TD 儿童过程中也选择了男性。两组被试的基本信息如表 4-6 所示。独立样本 t 检验结果显示：两组被试生理年龄无显著差异，$t(17)=0.046$，$p > 0.05$；言语智商得分无显著差异，$t(17) = -0.187$，$p > 0.05$；操作智商得分无显著差异，$t(17) = -1.677$，$p > 0.05$；总智商得分无显著差异，$t(17) = -0.876$，$p > 0.05$；言语工作记忆广度得分无显著差异，$t(17) = -0.380$，$p > 0.05$。综合来看，HFA 儿童和 TD 儿童在多项指标上匹配良好。

表 4-6　HFA 儿童与 TD 儿童基本信息匹配情况

匹配指标	HFA 儿童（N=18）		TD 儿童（N=18）	
	M	SD	M	SD
生理年龄/月	71.11	6.66	71.02	5.07
言语智商/分	105.33	12.82	106.00	8.04
操作智商/分	101.61	14.06	108.06	8.26
总智商/分	103.67	14.03	107.00	7.99
言语工作记忆广度/分	11.28	2.71	11.61	2.54

（二）材料

有语境条件和无语境条件各有 20 个句子，每种条件分别包含 10 个有主语隐含型动词的句子和 10 个有宾语隐含型动词的句子，实验材料的主语和宾语均采用儿童较为熟悉的人名，如"小明""小红"等。由于被试的年龄集中在 5—7 岁，因此特意选择该年龄段儿童较为熟悉的动词，并且选取了南京市某幼儿园的儿童进行访谈，确保被试可以理解实验材料。填充材料和实验句结构类似，所有材料字数大致相同，具体示例如表 4-7。

表 4-7　实验材料示例

语境类型	动词类型	实验材料	问题
有语境条件	主语隐含型动词	小刚打扰了小明，因为 tā 在吹喇叭。	tā 是谁？
	宾语隐含型动词	小明批评了小刚，因为 tā 乱扔垃圾。	
无语境条件	主语隐含型动词	小红伤害了小兰，因为 tā hòu shēn 了。	tā 是谁？
	宾语隐含型动词	小刚很害怕小明，因为 tā fǔ néng 了。	

（三）程序

1. 词汇量水平测验

检测所有被试的词汇量水平，从而确保被试已经具备了一定的语义知识（不作统计分析使用），测验材料来自皮博迪图片词汇测验修订版（PPVT-R）。主试首先朗读动词并播放幻灯片，一张幻灯片上呈现 3 幅描述不同动词的图片，被试需从中选择和主试朗读的动词相匹配的图片。

2. 言语工作记忆任务

言语工作记忆测试采用数字串记忆任务，被试在听完一串数字后立即复述，分为正背和倒背。数字串长度不断增加，正确复述同一长度的两组数字序列各得 1 分，两组数字序列都错时停止测试。此项任务是一个重要的匹配指标，确保两组儿童都具有理解句子所必需的言语工作记忆能力，在表 4-6 中列出相应的数据结果。

3. 代词加工测验

被试首先进行练习实验，其与正式实验程序一样。正式实验过程中，主试依次播放每一个句子录音，随后提问："tā是谁？"要求被试对代词所指做出判断。针对填充项，主试根据材料内容提出记忆性问题。本节中正确答案均为动词隐含因果语义指向的实体，如在句子"小红打扰了小兰，因为 tā 大声唱歌"中，"打扰"是主语隐含型动词，因此"tā"指代的实体为"小红"，被试答对记 1 分，答错记 0 分。

三、结果

两组被试在所有条件下代词加工正确率如表 4-8 所示。首先判断被试是否可以正确地完成代词理解任务，在 HFA 儿童组，发现在无语境的两种动词条件下，被试对代词判断的正确率均与随机水平（50%）无显著差异，$t(17) = 1.30$，$p > 0.05$，$t(17) = 0.73$，$p > 0.05$；但在有语境的两种动词条件下，被试对代词判断的正确率显著（边缘）高于随机水平（50%），$t(17) = 1.92$，$p = 0.07 < 0.1$，$t(17) = 4.49$，$p = 0.00 < 0.05$。同理，对 TD 儿童在四种条件下的反应正确率进行 t 检验，结果发现被试正确率均显著高于随机水平（$ps < 0.05$）。

表 4-8　HFA 儿童和 TD 儿童利用动词隐含因果语义线索加工代词的正确率　单位：%

条件	HFA 儿童		TD 儿童	
	M	SD	M	SD
无语境主语隐含型动词	58.33	0.273	63.89	0.257
无语境宾语隐含型动词	54.44	0.257	72.78	0.222
有语境主语隐含型动词	61.67	0.257	72.78	0.160
有语境宾语隐含型动词	71.11	0.199	89.44	0.106

随后对被试反应的正确率进行 2（被试类别：HFA 儿童、TD 儿童）×2（语境类型：有语境、无语境）×2（动词类型：主语隐含型动词、宾语隐含型动词）的混合方差分析，结果显示被试类别主效应显著，HFA 儿童组利用动词隐含因果语义线索加工代词的正确率显著低于 TD 儿童组，$F(1, 34) = 11.633$，$p < 0.01$，$\eta^2 = 0.26$；语境类型主效应显著，从句语境显著地提高了两组被试代词加工的正确率，$F(1, 34) = 23.66$，$p < 0.01$，$\eta^2 = 0.41$；动词类型主效应不显著，$F(1, 34) = 2.69$，$p = 0.11 > 0.05$；语境类型和被试类别的交互效应不显著，$F(1, 34) = 0.35$，$p > 0.05$；动词类型和被试类别的交互效应不显著，$F(1, 34) = 1.11$，$p > 0.05$；动词类型和语境类型的交互效应不显著，$F(1, 34) = 2.31$，$p > 0.05$；被试类别、动词类型和语境类型三者的交互效应不显著，$F(1, 34) = 0.16$，$p = 0.69 > 0.05$。

四、讨论

本节主要考察了 5—7 岁汉语 HFA 儿童利用动词隐含因果语义线索加工代词的能力，结果发现汉语 HFA 儿童代词加工的正确率显著低于 TD 儿童，而且 TD 儿童在所有条件下的正确率均显著高于随机水平，HFA 儿童在无语境条件下的正确率与随机水平相当，这说明汉语 HFA 儿童在代词加工方面存在障碍；此外，语境信息均显著提高了两组被试在所有条件下的正确率，这说明该年龄段儿童（TD 儿童和 HFA 儿童）均能够在一定程度上结合语境信息理解代词。

代词是保持语篇连贯性的重要手段，正确理解连贯话语中的代词不仅依赖于基本的词汇、句法能力，还需要被试整合语境信息，考虑到孤独症群体在语篇理解上存在困难（Arciuli et al., 2013；Ricketts et al., 2013），因此可以推断该群体也难以理解代词，尤其是无法有效建立代词和指代实体之间的连接。Sah 和 Torng（2015）对汉语 HFA 儿童叙述能力的研究显示，HFA 儿童在叙述的基本水平上与 TD 儿童无差异，但是较少涉及事件发生的因果关联，话语之间缺少连贯性。在代词加工过程中有多种线索可以被利用，比如句子 "John likes Marry, because she is pretty." 中，代词 she 具有性别突显性，个体可以由此判断其指代前一句中的 Marry。动词隐含因果语义是众多线索中相对复杂的一个，目前考察 HFA 儿童利用这一线索加工代词的研究较少，本节考察了汉语 HFA 儿童能否利用这一类线索加工代词，结果发现相比于 TD 儿童，HFA 儿童在确定代词指代对象过程中存在缺陷。

实验结果显示，无论是 HFA 儿童还是 TD 儿童，在有语境信息的条件下对代词指代的理解均显著提高，说明被试在听完整个句子后，会结合从句信息形成一个统一的语篇表征进而确定代词所指。这一结果支持 Millis 和 Just（1994）提出的关系整合模型（connective integration model，CIM），该模型认为动词隐含因果关系的作用发生在阅读之后，个体不是阅读到隐含因果关系动词时就利用相应知识确定原因从句代词的所指，而是在阅读整个句子之后整合两个句子的表征时，语义知识才发挥作用（冷英和莫雷，2002）。此外，从本节中 TD 儿童的结果来看，他们在无语境信息条件下仍可以较好地判断代词所指（68.33%，显著高于随机水平），这说明被试在确定代词所指的过程中既利用了动词语义信息，也利用了语境信息；不同于 TD 儿童，HFA 儿童在无语境条件下的代词加工正确率处于随机水平（56.39%），在有语境条件下，才得到了一定的提高，这说明 HFA 儿童不能仅依赖动词的语义信息确定代词所指，他们更需要借助语境信息整合前后句的语义内容，对代词的指称对象做出合理的推断，这暗示 HFA 儿童在利用动词隐含因果语义信息加工代词时表现出障碍的原因主要是对该类动词的语义表征存在问题。

具有隐含因果语义特征的动词能够使得表示原因的实体在听者心理表征中处于凸显地位，因而该实体更倾向于被认为是从句中代词所指。隐含因果语义动词一般具有较强的感情色彩和主观性，由于心理动词的内隐性更容易引发人们探索事件产生的原因，因此很多隐含因果语义动词都是心理动词，这类动词连接"引发者"和"体验者"两个语义角色，描述某一实体引发另一实体产生某种态度或情感。前人研究表明，孤独症儿童在习得表示情感、认知等心理状态的概念和语言上存在缺陷（Lartseva et al.，2015）。Losh 和 Capps（2006）指出孤独症儿童很少用表示情感、心理状态的词语解释他人的行为，即使是孤独症成人在描述和解释他人行为时也较少涉及人物的心理状态（Barnes et al.，2009）。Song 等（2017）采用句子产出任务，要求 HFA 儿童和 TD 儿童利用心理动词（如喜欢、安慰）和动作动词（如推翻、移动）造句，结果发现 HFA 儿童在心理动词条件下产出了大量句法合理但语义不合理的句子，比如将"我讨厌妈妈"结构套用成"我考虑妈妈"，这说明 HFA 儿童在很多时候无法准确理解涉及心理状态的动词。另外，目前孤独症研究的主流观点认为孤独症群体不具备功能完善的心理理论能力，即使 HFA 成人可能也无法通过复杂的心理理论任务，也就是说他们可能无法预测他人的内心状态和行为表现（肖晓等，2014；

周楠和方晓义，2011），这也说明之所以 HFA 儿童无法利用隐含因果语义动词加工代词，可能是因为他们无法有效地对具有强烈感情色彩和主观性的动词进行语义表征。

本节将隐含因果语义特征的动词分为主语隐含型和宾语隐含型两种，结果显示动词类型的主效应并不显著，说明两组儿童对代词的加工并不受到动词语义指向的影响，但从被试的实际反应看，无论是 HFA 儿童还是 TD 儿童在宾语隐含型动词条件下的正确率基本都要高于主语隐含型动词（表4-8），说明5—7岁儿童在利用动词语义指向确定代词指代方面发展并不均衡，未来的研究可以根据这一发现继续展开。

五、结论

5—7岁汉语 HFA 儿童利用动词隐含因果语义加工代词的能力存在缺陷，虽然语境信息可以有效地帮助他们确定代词所指，但仍与 TD 儿童存在较大差异，说明 HFA 儿童在此类动词语义表征上可能存在障碍，这制约了他们对深层语义关系的使用，从而影响了对代词的理解。

第四节　非语言信息和空间信息对汉语高功能孤独症儿童指示代词加工的影响

本章前三节发现 HFA 儿童在语篇中加工人称代词的能力不足。在日常交际场景中，指示代词出现的频率极高，"这个"和"那个"是汉语中最常使用的近指代词和远指代词。听话人需要知道说话人的参照点才能确定"这个"和"那个"的所指对象，通常距离说话人近的位置使用"这个"，距离说话人远的位置使用"那个"，如果听话人与说话人处于同侧位置，较之对侧位置，理解起来会相对容易，因为处于对侧位置时，说话人的"这个"对听话人来说可能是"那个"。此外，说话人在说到指示代词的对象时，是否辅以眼神或手势，也会影响听话人的理解。本节主要考察汉语 HFA 儿童在眼神和手势这两种非语言线索，以及与主试处于同侧和对侧两种空间位置条件下对指示代词的加工情况。

一、引言

指示是言语活动中,尤其是在有一名说话人和至少一名听话人参与的典型语言交际活动中,反映语言和语境之间关系的最明显方式(Levinson,1983)。离开了特定的交际语境,指示词项或语法范畴的所指便无法确定。指示深刻地编码了语境信息,这一现象暗含了语言的社会属性:人类具有强烈的与他人共享环境信息的倾向,语言中的指示现象是实现这一目标的重要工具。来自进化语言学、动物行为学等领域的证据表明非人类灵长类动物不具备这种共享环境的能力,无法像人类一样解码指示线索(Tomasello & Moll,2013),因而有研究将语言指示现象和指点行为背后所体现的这种社会协调倾向作为人类语言起源的一种解释(Diessel,2013)。

方位指示代词是一种普遍存在于各语言中的指示词项。方位指示代词通常编码的是指示中心(即说话者的身体)与周围言语情境中的物体之间的相对距离。跨语言研究表明,世界上大多数语言的空间指示词项都可以分为两种形式——近指和远指(Diessel,2005,2006;Imai,2003),两种形式的区别在于指称物与说话人的空间关系不同。"这个"为汉语中最常使用的近指代词,用于指示说话人附近的指称物,与之相对,"那个"是远指代词,用于指代远离说话人的物体(Diessel,2005,2014)。从语义上看,这两种指示代词具有对立的语义特征,但仅掌握其语义是无法明确其所指的,指示词区别于其他词汇的属性在于明确其所指必须结合交际语境。

语言发展与习得研究发现方位指示代词出现得很早(Clark & Sengul,1978)。针对母语为英语的儿童(Tanz,1980)和母语为汉语的儿童(Zhao,2007)的研究均发现4—6岁是儿童方位指示代词习得的关键时期,4岁及4岁前儿童难以正确理解方位指示代词,发展到6岁时则已基本掌握了这类指示用法。前人研究还发现"这个(this)"和"那个(that)"两种指示代词的习得表现受到年龄的调节(孔令达和陈长辉,1999;Tanz,1980)。纵向追踪研究结果显示汉语儿童产出的话语中,近指代词"这"及由"这"组成的复合指示代词(1岁6个月)早于具有指示功能的远指代词"那"和由"那"组成的复合指示代词(1岁9个月)(孔令达和陈长辉,1999)。考察理解能力的研究发现,4岁英语儿童能够理解近指代词this,但对远指代词that的理解处于随机水平,到5岁时,this和that的理解水平趋于同步(Tanz,1980)。

如上文所述,指示词所指对象的确定依赖于特定的交际语境。对于方位指示代词而言，理解其意义需将其与语境中的空间要素联系在一起（Diessel，2006）。前人研究发现指示物、说话人和听话人的相对位置关系影响听话人对空间指示代词的理解。空间是没有界限的，必须借助参照点才能确定某人或某物的空间位置。在语言交际中，说话人通常以自身为参照点，近指代词和远指代词实际表达的是说话人与所指对象物理距离的远近。当说话人和听话人空间位置一致时，其参照点同一，但当交际双方所处空间位置相对时，听话人需要抑制将自身作为参照中心的倾向，额外推断说话人的立场。有研究发现对于4—6岁儿童，相比于同侧位置，当说话人与听话人处于对侧位置时，指示代词理解准确率更低（Zhao，2007）。

在面对面的交际活动中，方位指示代词通常与语境中的手势和眼神等非语言线索同时出现，这些线索提供了明确的关于指示中心与指示对象的空间关系的信息。研究发现当手势或眼神朝向一个可见的被指物时，说话人通常会在被指物和听话人之间交替注视（Kita，2003），并调整其手势运动，同时产出话语，以满足其所推测的听话人对信息的需求（Koolen et al.，2011）。听话人可以使用说话人的手势、眼神来建立对预期指称的共同注意（Diessel，2006），从而明确说话人的所指对象。从1岁开始，儿童就可以利用说话人的眼神和手势等非语言线索来达成共同注意（Tomasello et al.，1997），并在指示代词习得中高度依赖物理语境来进行意义区分（Zhao，2007）。

目前仅有少数研究直接关注了孤独症人群指示代词习得问题，且研究结果不一致。Loveland和Landry（1986）发现4—12岁孤独症儿童与发展性语言延迟儿童，以及智龄、语言能力（以平均句长衡量）相匹配的TD儿童产出的指示代词数量没有群体差异。其他研究则发现，与典型发展人群相比，孤独症儿童和青少年在指示代词使用上存在障碍，其在自发互动中产出的指示代词数量更少（Baltaxe & D'Angiola，1996），准确度更低（Friedman et al.，2019），倾向于用近指代词指代离自己较远的位置（Hobson et al.，2010）。目前唯一探究孤独症儿童指示代词理解的研究发现，孤独症儿童对指示词语的反应不及典型发展儿童准确（Hobson et al.，2010），该研究同时考察了孤独症儿童在理解指示代词时是否理解了手势和点头等线索的提示作用，结果发现孤独症儿童对典型指示线索（手势）的反应不存在困难，但对非典型指示线索（点头）的反应比典型发展儿童更少。

指示是人类特有的连接自我、他人与环境的手段，考察以社会性缺陷为典型特征的孤独症人群的指示习得，对于探索语言的社会属性具有不可替代的价值，但目前针对该人群指示代词习得研究的数量仍很有限。另一方面，英语人群在交际活动中展现出更丰富的非语言行为（So，2010），汉语孤独症儿童受社会文化背景影响，可能在具有交际功能的手势和眼神加工上存在特殊的障碍表现，但目前缺少针对汉语人群的实证证据。现有研究在实验设计层面也还存在一些局限：①发展视角缺失，被试年龄跨度较大，覆盖儿童和青少年，目前还不明确在 4—6 岁这一典型发展儿童指示代词发展的关键阶段孤独症儿童的发展进程；②侧重于自然话语中的产出能力，较少关注其理解能力。儿童产出能力和理解能力之间具有不对称性，产出表现不足以说明儿童是否习得了指示代词；③未区分高低功能孤独症个体，难以排除其在语言习得上出现的损伤源于一般性的智力损伤；④对手势和眼神等非语言线索的作用的考察仍不充分，且对语境中的空间要素这一关键性因素的考察缺失。

针对前人研究的不足，本研究以 4 岁 HFA 儿童、6 岁 HFA 儿童、4 岁 TD 儿童和 6 岁 TD 儿童为被试，探究 4 岁和 6 岁汉语 HFA 儿童对方位指示代词理解的发展表现，对语境中的空间要素和非语言线索等关键因素在汉语方位指示代词理解中的作用进行实证检验。实验材料涵盖汉语中使用频率最高的两种指示代词形式，即近指代词"这个"和远指代词"那个"。同时，设置无线索提示、手势提示和眼神提示三种情境。每种情境条件下都包含说话人-听话人在同侧和对侧的位置状况。本研究希望探讨以下问题：①HFA 儿童利用眼神、手势等非语言提示线索的能力是否存在损伤？②HFA 儿童是否在对侧条件下面临更大程度的理解困难？③对于 HFA 儿童，近指和远指两种方位指示代词的习得水平是否具有非典型性？基于前述孤独症儿童的语义-语用缺陷，本研究推测 4 岁和 6 岁 HFA 儿童更难利用手势、眼神等非语言线索，且当听话人与说话人处于对侧位置时更难理解说话人的话语意义，因而 HFA 儿童"这个"和"那个"的发展轨迹落后于 TD 儿童。

二、研究方法

（一）被试

选取生理年龄、言语智商、操作智商及总智商相匹配的汉语 HFA 儿童和 TD 儿童为被试。HFA 儿童均已接受医学诊断并具有医院的诊断证明，符合美国《精神障碍诊断与统计手册（第五版）》的诊断标准。采用韦氏学龄前儿童智力量表（WPPIS）测量 HFA 儿童的言语智商、操作智商和总智商。

筛选出符合标准的 33 名 HFA 儿童，其中 4 岁组 17 人（年龄范围为 51.03—59.40 个月，平均年龄为 55.82 个月），6 岁组 16 人（年龄范围为 68.60—82.43 个月，平均年龄为 75.06 个月）；TD 儿童共 39 名，4 岁组 20 人（年龄范围为 48.77—61.30 个月，平均年龄为 55.35 个月），6 岁组 19 人（年龄范围为 70.07—80.67 个月，平均年龄为 75.63 个月）。被试均为汉语母语者，无其他伴随性疾病，三项智商得分均大于 90，视力和听力正常。儿童经监护人和教师允许后可以参加实验，被试的基本信息见表 4-9 和表 4-10。独立样本 t 检验结果显示，4 岁 HFA 儿童和 TD 儿童被试的生理年龄、言语智商、操作智商、总智商均无显著差异（$ps > 0.05$），6 岁 HFA 儿童和 TD 儿童被试也无显著差异（$ps > 0.05$）。

表 4-9　4 岁组 HFA 儿童和 TD 儿童的匹配结果

匹配指标	TD 儿童	HFA 儿童
生理年龄/月	55.35（3.56）	55.82（2.70）
言语智商/分	119.65（9.94）	116.82（8.81）
操作智商/分	116.40（9.82）	119.00（14.93）
总智商/分	119.80（7.05）	119.88（10.56）

表 4-10　6 岁组 HFA 儿童和 TD 儿童的匹配结果

匹配指标	TD 儿童	HFA 儿童
生理年龄/月	75.63（2.99）	75.06（4.19）
言语智商/分	106.37（6.58）	101.25（15.26）
操作智商/分	108.53（6.16）	103.56（10.07）
总智商/分	108.05（4.87）	103.06（13.63）

（二）材料

刺激语料包括 54 个句子，每种提示情境下（无线索、眼神线索和手势线索）有 18 个指令句。在每种提示情境下又区分了说话人和听话人在同侧和对侧的位置情况。18 个句子中有 9 个句子是同侧指令，另外 9 个是对侧指令，其中每个位置下都有 3 个含有"这个"的句子、3 个含有"那个"的句子以及 3 个填充语料。为减轻被试的记忆负担，句子形式均为"把+动物+放在+这个/那个动物园"，如"把小狗放在这个动物园""把小猫放在那个动物园"，实验中测试句随机呈现。

(三)程序

采用2（组别：HFA儿童/TD儿童）×2（年龄组：4岁/6岁）×2（指示代词类型：这个/那个）×2（位置类型：同侧/对侧）的实验设计，设置无线索、眼神线索和手势线索三种情境。实验程序采用半结构化互动的方式。正式实验前，为让被试熟悉实验的任务要求，对被试进行预实验。实验材料由两个大小相同、颜色不同的盒子和儿童熟悉的小动物模型构成。指令句与正式实验的句法形式相同，只是将指示代词替换为盒子自身的颜色。如果被试的两次操作都正确则进行正式实验，反之则继续练习，直到连续两次正确为止。正式实验阶段，主试发出指令句，如"把兔子放在这个动物园""把乌龟放在那个动物园"，被试根据指令句作出反应。

三种提示情境的任务如下：①无线索提示任务中，指令句不附带任何手势或眼神指示意义，主试在发出指令时直视被试的眼睛，以免混淆语言和眼神线索；②眼神线索提示任务中，主试在说出"这个""那个"两个词语的同时进行眼神提示；③手势线索提示任务中，主试说出"这个""那个"两个词语的同时给出手势指点的提示。三个实验任务顺序采用拉丁方设计。每种情境下被试都在不同的位置下完成指令。预实验和正式实验的位置顺序在被试间进行平衡，一半首先在同侧，另一半首先在对侧。主试和被试的位置设置如图4-2所示。在每个线索提示任务结束后，需要把盒子里的动物收回，并调换两个盒子的位置，避免被试产生对盒子颜色和位置的偏好，然后利用下一组动物进行新的指示任务。主试和被试在安静的教室内单独进行测试，同时，另一名实验员负责根据被试的操作正确与否进行实时统计，同时录制视频。在完成一侧的实验后，休息5 min，实验全程30 min。

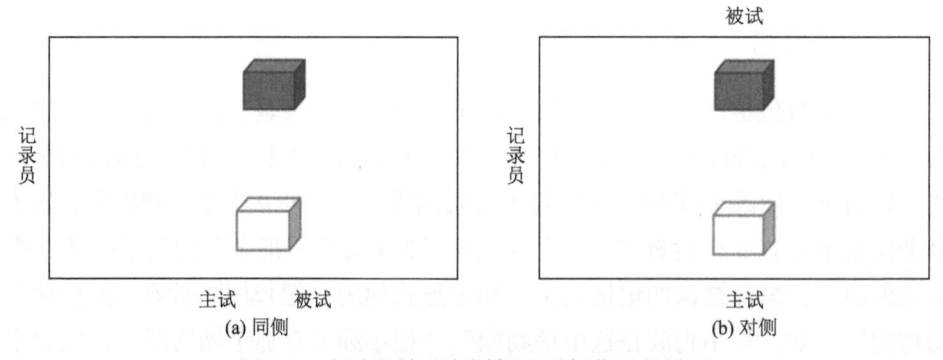

图4-2　主试和被试在同侧和对侧位置的设置

三、结果

无线索、眼神线索和手势线索下被试的描述性结果分别如表 4-11、表 4-12 和表 4-13 所示。

表 4-11 无线索提示任务中被试反应正确率（$M \pm SD$）

实验条件	年龄组/岁	组别	正确率/%
同侧无线索"这个"	4	HFA 儿童	88.23 ± 28.73
		TD 儿童	90.00 ± 15.67
	6	HFA 儿童	77.08 ± 29.11
		TD 儿童	92.98 ± 17.84
同侧无线索"那个"	4	HFA 儿童	64.71 ± 43.25
		TD 儿童	75.00 ± 26.21
	6	HFA 儿童	70.83 ± 38.25
		TD 儿童	85.96 ± 32.04
对侧无线索"这个"	4	HFA 儿童	23.53 ± 32.84
		TD 儿童	49.97 ± 29.72
	6	HFA 儿童	58.33 ± 37.52
		TD 儿童	66.67 ± 44.46
对侧无线索"那个"	4	HFA 儿童	39.22 ± 41.22
		TD 儿童	71.67 ± 32.94
	6	HFA 儿童	52.01 ± 38.43
		TD 儿童	75.44 ± 38.24

表 4-12 眼神线索提示任务中被试反应正确率（$M \pm SD$）

实验条件	年龄组/岁	组别	正确率/%
同侧眼神"这个"	4	HFA 儿童	94.12 ± 17.62
		TD 儿童	100.00 ± 0.00
	6	HFA 儿童	93.75 ± 18.13
		TD 儿童	100.00 ± 0.00
同侧眼神"那个"	4	HFA 儿童	86.27 ± 31.31
		TD 儿童	100.00 ± 0.00
	6	HFA 儿童	89.58 ± 15.96
		TD 儿童	100.00 ± 0.00

续表

实验条件	年龄组/岁	组别	正确率/%
对侧眼神"这个"	4	HFA 儿童	58.82 ± 43.35
		TD 儿童	100.00 ± 0.00
	6	HFA 儿童	77.08 ± 37.94
		TD 儿童	100.00 ± 0.00
对侧眼神"那个"	4	HFA 儿童	60.78 ± 42.87
		TD 儿童	100.00 ± 0.00
	6	HFA 儿童	66.67 ± 40.37
		TD 儿童	100.00 ± 0.00

表 4-13　手势线索提示任务中被试反应正确率（$M \pm SD$）

实验条件	年龄组/岁	组别	正确率/%
同侧手势"这个"	4	HFA 儿童	98.04 ± 8.08
		TD 儿童	100.00 ± 0.00
	6	HFA 儿童	100.00 ± 0.00
		TD 儿童	100.00 ± 0.00
同侧手势"那个"	4	HFA 儿童	100.00 ± 0.00
		TD 儿童	100.00 ± 0.00
	6	HFA 儿童	100.00 ± 0.00
		TD 儿童	100.00 ± 0.00
对侧手势"这个"	4	HFA 儿童	94.12 ± 24.25
		TD 儿童	100.00 ± 0.00
	6	HFA 儿童	97.92 ± 8.33
		TD 儿童	100.00 ± 0.00
对侧手势"那个"	4	HFA 儿童	92.16 ± 25.08
		TD 儿童	100.00 ± 0.00
	6	HFA 儿童	97.92 ± 8.33
		TD 儿童	100.00 ± 0.00

使用 R Studio（2022）统计工具，采用广义线性混合模型（generalized linear mixed model，GLM）分别对三种线索情境下儿童指示代词任务的回应结果（正确/错误，正确编码为 1，错误编码为 0）进行分析。全模型以组别（HFA 儿

童 vs. TD 儿童）、年龄组（4 岁 vs. 6 岁）、位置（同侧 vs.对侧）、指示代词类型（"这个"vs."那个"）及其交互效应作为固定效应，被试作为随机效应。采用似然比检验（likelihood ratio test）对比各模型。无线索情境下各因素的主效应和交互效应如表4-14所示。结果显示，位置主效应显著，$p < 0.001$，指示代词类型主效应显著，$p = 0.002$。指示代词类型和位置的交互效应显著，$p < 0.001$，指示代词类型、位置和年龄组三因素交互效应也显著，$p = 0.014$。对显著的交互效应进行事后检验，并采用 Bonferroni 校正，结果显示：4 岁组同侧条件下"这个"的表现显著好于"那个"，$p = 0.002$, 95%置信区间为[1.95, 9.23]；4 岁组对侧条件下"那个"的表现显著好于"这个"，$p = 0.009$，95%置信区间为[0.18, 0.67]。6 岁组同侧条件下"这个"和"那个"没有显著差异，$p = 0.529$，6 岁组对侧条件下"这个"和"那个"也没有显著差异，$p = 1.000$，如图 4-3 所示。对侧条件下，对于"这个"的表现 6 岁组显著好于 4 岁组，$p = 0.012$，95%置信区间为[0.09, 0.58]。同侧条件下，对于"这个"的表现 4 岁组和 6 岁组没有显著差异，$p = 1.000$。同侧条件下，对于"那个"的表现 4 岁组和 6 岁组没有显著差异，$p = 0.442$，对侧条件下也没有显著差异，$p = 0.776$。

表 4-14 无线索情境的广义线性混合模型分析结果

变量	χ^2	p
年龄组	1.04	0.307
组别	0.03	0.862
位置	57.43	<0.001
指示代词类型	9.57	0.002
年龄组 × 组别	2.42	0.120
年龄组 × 位置	12.60	<0.001
年龄组 × 指示代词类型	2.62	0.106
组别 × 位置	2.84	0.092
组别 × 指示代词类型	0.30	0.586
位置 × 指示代词类型	12.85	<0.001
年龄组 × 组别 × 位置	5.81	0.016
年龄组 × 组别 × 指示代词类型	0.71	0.398
年龄组 × 位置 × 指示代词类型	6.09	0.014
组别 × 位置 × 指示代词类型	0.06	0.804
年龄组 × 组别 × 位置 × 指示代词类型	1.41	0.236

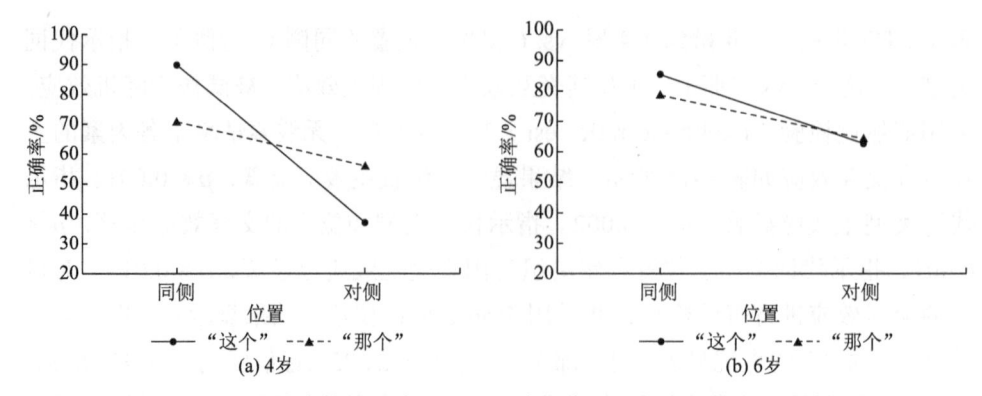

图 4-3 无线索情境下位置、指示代词类型和年龄组的交互效应

年龄组和位置的交互效应显著，$p < 0.001$，年龄组、组别和位置三因素交互效应也显著，$p = 0.016$。事后检验（Bonferroni 校正）结果显示：4 岁 HFA 儿童组同侧表现显著好于对侧，$p < 0.001$，95%置信区间为[6.39，30.66]。4 岁 TD 儿童组同侧表现显著好于对侧，$p < 0.001$，95%置信区间为[2.00，7.95]。6 岁 HFA 儿童组同侧表现显著好于对侧，$p = 0.013$，95%置信区间为[1.50，6.23]。6 岁 TD 儿童组同侧表现显著好于对侧，$p < 0.001$，95%置信区间为[2.41，15.02]。同侧条件下，4 岁 TD 儿童组和 HFA 儿童组没有显著差异，$p = 0.993$。对侧条件下，4 岁 TD 儿童组表现显著好于 4 岁 HFA 儿童组，$p = 0.026$，95%置信区间为[0.07，0.60]。同侧条件下，6 岁 TD 儿童组表现显著好于 6 岁 HFA 儿童组，$p = 0.019$，95%置信区间为[0.15，0.69]。对侧条件下，6 岁 TD 儿童组表现边缘显著好于 6 岁 HFA 儿童组，$p = 0.050$，95%置信区间为[0.28，0.88]，如图 4-4 所示。

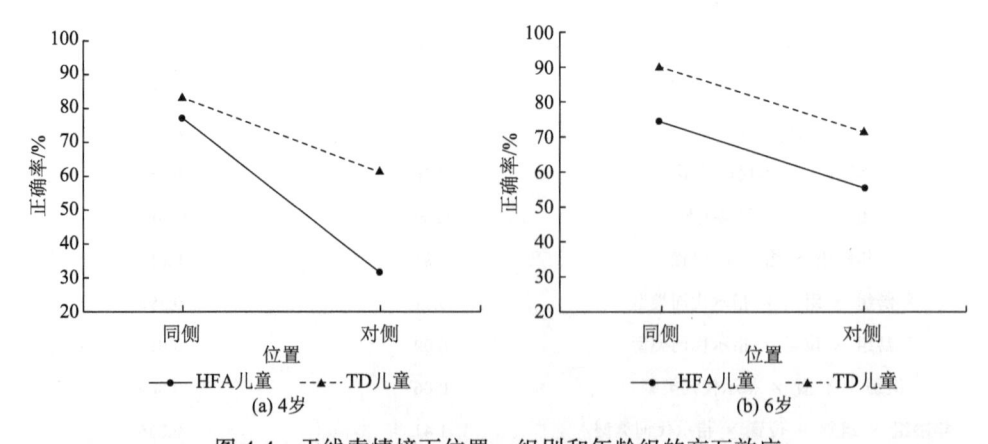

图 4-4 无线索情境下位置、组别和年龄组的交互效应

如表 4-12 所示，眼神线索情境的描述性结果显示 4 岁和 6 岁 TD 儿童组在所有条件下都呈现天花板效应（正确率为 100%）。广义线性混合模型分析结果显示，组别主效应显著，$p = 0.040$，HFA 儿童组表现显著弱于 TD 儿童组。位置主效应显著，$p < 0.001$，同侧条件表现显著好于对侧条件，其他主效应和交互效应均不显著，$ps > 0.05$。

手势线索情境的广义线性混合模型分析结果显示，所有主效应和交互效应均不显著，$ps > 0.05$。

四、讨论

（一）非语言线索对 4 岁和 6 岁 HFA 儿童指示代词理解的影响

实验设置了无线索、眼神以及手势线索三种提示情境，考察儿童在语境中利用非语言线索理解指示代词的能力。结果发现 4 岁和 6 岁 HFA 儿童在无线索、眼神线索下的表现都要差于同一年龄段的 TD 儿童，HFA 儿童仅在手势条件下能够与 TD 儿童表现相当，而 TD 儿童无论是在眼神线索还是在手势线索下，正确率都已达 100%。结果表明 4 岁时 HFA 儿童已能够有效使用手势线索，但到 6 岁时利用眼神线索的能力仍存在损伤，未能完全掌握眼神朝向的目标即为指示代词的所指对象这一点。

手势是一种显著的提示线索，具备较高的物理凸显度，能够明确地促进空间方向的定位，指点手势是儿童所能观察到的最明显和最易使用的指示线索。指示词语和指点手势的结合形成了强有力的表达，使儿童在学习指示词语时利用手势在物理环境中指代任何实体（Diessel，2006，2013）。本研究表明 HFA 儿童和 TD 儿童在习得指示代词之初都高度依赖语境中的物理线索，4 岁时 HFA 儿童和 TD 儿童都已经能够较好地理解手势代表的交际意义，利用指点手势建立共同注意，进而确定指示代词的所指对象。

与手势相比，眼神线索的空间指向意义较不明显。相比于手势指向，儿童更难通过他人的注视方向来识别指示物（Doherty & Anderson，1999）。前人研究发现 ASD 人群存在眼神加工缺陷（Achermann et al.，2021；Forgeot et al.，2016；Baron-Cohen et al.，1997）。早期发展中，孤独症个体更易忽视他人的眼神。以高危孤独症婴儿为对象的研究证实孤独症个体在生命早期就缺乏对眼神的偏好。后来被诊断为孤独症的婴儿在 2 个月到 2 岁间已经表现出了对他人眼神关注持续减少的模式（Achermann et al., 2021）。孤独症个体的共同注意机制存在损伤，难以利用眼神线索将自我、他人、对象三者联系起来，对他人发起的指示信号不敏感，通过眼神来判断他人注视对象的正确率显著低于同龄人（Forgeot et al., 2016）。孤独症个体（年龄范围：7—12 岁）的眼神加工损伤对其词汇知识的获得产生消极影响，孤独症个体以说话人的视线方向为参照来学习概念与物体之间关系的能力较弱（Baron-Cohen et al., 1997）。本研究则进一步表明，在 4—6 岁这一语言发展的关键阶段，相比于 TD 儿童，HFA 儿童更难把握交际语境中方位指示代词所附带的眼神线索的变化，直到 6 岁时 HFA 儿童这一能力仍存在明显损伤，这造成其在物理线索辅助指示的语境中难以像同龄典型发展者那样准确地理解"这个"和"那个"的所指对象。

（二）说话人-听话人的位置关系对 4 岁和 6 岁 HFA 儿童指示代词理解的影响

语言中的指示词语是以说话人为中心组织起来的，因此听话人成功定位方位指示代词的所指对象不仅需要掌握其语义知识，还需要找准参照点。本研究实验中设置了同侧和对侧两种位置关系，当被试和说话人处于同侧位置时，被试与说话人共享同一视角，此时在掌握"这个"和"那个"的语义知识的基础上，以自我或以说话人为参照点都能成功定位"这个"和"那个"的指示对象。然而，当被试和说话人处于对侧位置时，被试和说话人视角不一致，此时被试只能以说话人为参照点才能达成理解。

当被试与说话人处于同侧位置时，无线索提示情境的实验结果显示 4 岁 TD 儿童组和 HFA 儿童组没有显著差异，但 6 岁 TD 儿童组表现显著好于 6 岁 HFA 儿童组。当交际双方位于同侧时，听话人在定位指示代词的所指对象时不需要切换视角，此时能否成功理解指示代词更大程度上取决于听话人的语义知识。听话人需要正确表征和组织存在对立语义关系的方位指示代词"这个"和"那个"，明确前者指较近的事物，后者指较远的事物。前人研究发现，孤独症个体的语义组织方式和能力有别于 TD 人群（Hermelin & Connor, 1967；Bader, 2022），例如，在记忆任务中要求记住一系列事物名词并回忆时，孤独症个体倾向于刻板地按照词汇呈现的顺序而非语义关联进行回忆（Hermelin & Connor, 1967）。最近的一项研究则发现 6—7 岁孤独症儿童会使用同一个词来表达"热-冷""开-关"等对立的意义（Bader, 2022）。本实验中 HFA 儿童 6 岁时相较于年龄匹配的 TD 儿童显现出同侧指示代词理解损伤，这暗示 HFA

儿童在发展过程中出现语义层面的损伤，难以组织语义上呈对立关系的指示代词对。

无线索提示情境下，对于 4 岁和 6 岁 HFA 儿童和 TD 儿童，当其与说话人处于对侧位置时，指示代词理解表现均显著差于与说话人处于同侧位置时。然而，4 岁和 6 岁 HFA 儿童在对侧条件下的指示代词理解表现都不及 TD 儿童。此外，眼神提示情境下也存在位置效应，无论是同侧还是对侧条件，4 岁 TD 儿童在眼神线索的提示下就已达天花板水平，而 4 岁和 6 岁 HFA 儿童在对侧条件下的表现均不及同侧。结果表明，相比于年龄匹配的 TD 儿童，HFA 儿童在需要以他人作为参照点，从说话人视角出发理解指示代词时面临更大的困难，且这一损伤表现贯穿 4—6 岁。该结果与前人研究中广泛报告的孤独症个体的"自我中心主义倾向"相一致，这是孤独症谱系障碍的定义特征之一（Begeer et al., 2012）。在过去的 30 年间，心理理论缺陷被广泛地用于解释孤独症个体的自我中心主义倾向（Baron-Cohen et al., 1985），即倾向于高估他人与自己经历的相似程度，进而难以预测他人的内心状态（Frith & de Vignemont, 2005）。心理理论指对自己和他人心理状态（如需要、信念、意图和感觉等）的认识，并由此对相应行为作出因果性预测和解释的能力（Happé et al., 1998）。听话人需站在说话人的立场去确定指示词的所指，这种换位思考能力的发展依赖于心理理论能力的成熟。在一个考察 5—14 岁孤独症儿童指示词（this/that、here/there 和 come/go）习得的研究中，Hobson 等（2010）发现孤独症儿童对涉及对比意义的指示词的反应不如 TD 儿童组准确，研究者指出这源于其心理理论缺陷。本研究发现 4—6 岁时，在必须以说话人为参照中心的情况下，作为听话人的 HFA 儿童更难以理解话语中的指示现象，这反映了存在心理理论缺陷的 HFA 儿童在建立一个与他人共有的话语世界时进行角色转换的局限性。

（三）4 岁和 6 岁 HFA 儿童指示代词"这个"和"那个"的习得进程

前人研究就 TD 人群近指代词和远指代词的习得顺序进行了探讨。有研究提出在 this 和 that 中 that 是无标记词，推测 that 比 this 更早学会（Clark, 1973）。与之相对，实证研究则显示 4—6 岁 TD 儿童在近指代词上的表现比远指代词更好（Zhao, 2007）。也有研究发现儿童对近指代词和远指代词的理解水平随着年龄增长趋于一致（Tanz, 1980）。本研究揭示出近指代词和远指代词习得顺序的更复杂的模式，结果发现对于 HFA 儿童和 TD 儿童，近指代词和远指代词的理解水平差异仅存在于4岁无线索条件下。这表明HFA儿童在"这个"和"那个"的习得进程上，具有和TD儿童一致的多因素调节模式，具体表现为不同指示代词的理解表现受到年龄和多重语境因素的影响。

第一，在无线索情境下，位置信息调节"这个"和"那个"理解水平的差异模式。对于4岁HFA儿童和TD儿童，同侧条件下，"这个"的理解水平高于"那个"，这与前人研究结果相一致（Zhao，2007），该结果表明近指代词和远指代词的习得并非完全同步。这可能与儿童的感觉运动经验有关，在"这个"的真实学习情境中，儿童通过触摸等行为建立了更丰富的与靠近自身的物体的互动经验，从而获得更稳固的近指代词语义表征，而"那个"指代的物体与儿童距离更远，儿童较不易获得与之相关的感觉运动经验。与之相反，对侧条件下，4岁HFA儿童和TD儿童对"那个"的理解好于"这个"，这种代词类型效应主要存在于无线索条件下，该结果可能与实验情境有关。为控制眼神线索的影响，无线索条件下主试在发出指令时直视被试的眼睛，这就形成了主试用"这个"指代近处物体但眼神看向离自己较远的被试的情境。此时言语信息（近指代词"这个"）和眼神线索（看向对侧）的不一致性可能会加大理解难度。

第二，年龄阶段和语境中的非语言线索，决定近指代词和远指代词的理解水平是否存在差异。一方面，无论是HFA儿童还是TD儿童，"这个"和"那个"的理解水平差异仅存在于4岁时，到6岁时，在各条件下，"这个"和"那个"的理解水平均趋于一致。这种发展趋势与儿童4岁到6岁间对侧条件下"这个"的理解表现增强有关。这表明与TD儿童相似，HFA儿童也在发展中逐渐消解多线索间的潜在冲突，在复杂的非典型交流情境中更准确地识别出指示代词的所指对象，呈现出"这个"和"那个"理解程度平衡化的发展趋势，这种平衡化可能是代词理解能力发展渐趋成熟的一个标志。另一方面，"这个"和"那个"的理解水平差异仅存在于无线索条件下，当环境中出现手势和眼神线索等强有力的提示线索时，"这个"和"那个"的理解水平趋于一致。手势提示情境下，4岁和6岁HFA儿童对两种指示代词的理解表现均已达天花板水平。眼神提示情境下，4岁和6岁HFA儿童表现虽不及年龄匹配的TD儿童，但对两种指示代词的理解水平也相当。以上结果表明，4岁和6岁HFA儿童能够像TD儿童那样利用非语言线索弥补指示代词理解上的困难，手势和眼神高度显著和可靠的提示作用消除了前述感知觉经验以及多线索冲突带来的儿童在"这个""那个"理解上的差异。尤其是在手势线索辅助的情境下，即使是年幼的4岁HFA儿童也能同等完好地理解"这个"和"那个"，无线索时不同类型指示代词理解水平的差异被消解。手势线索在 HFA 儿童语言理解中具有高度有效性，这提示我们可将其作为指示干预的辅助性手段。

五、结论

本研究表明 4 岁和 6 岁 HFA 儿童在方位指示代词的理解上能力与缺陷共存：①与年龄匹配的 TD 儿童相比，4 岁和 6 岁 HFA 儿童方位指示代词的理解能力存在明显损伤，体现在语境中眼神线索的使用困难和位置信息加工困难上，这与其共同注意缺陷和心理理论缺陷有关。②4 岁和 6 岁 HFA 儿童"这个"和"那个"的习得顺序呈现出和 TD 儿童相似的模式。到 6 岁时，在无线索条件下，不同类型指示代词的理解差异在发展中被消解，指示代词习得渐趋成熟。同时，手势等高凸显的非语言线索有效补偿了 HFA 儿童的语言理解困难，并消解不同类型指示代词的理解差异。

第五节 心理理论等对汉语高功能孤独症儿童指示代词加工的影响

上节研究发现 HFA 儿童在眼神线索和位置要素等语境信息的加工上存在损伤，而这与其共同注意和心理理论等社会性缺陷有关。前人研究发现，ASD 儿童具有极强的"自我中心主义倾向"（Begeer et al., 2012），在指示代词的理解上，ASD 儿童倾向于以自我中心立场来解释话语，无法根据语境中交际伙伴的身体位置关系来调整从说话人到听话人的角色。许多研究发现一些非语言认知能力与 ASD 人群的指示代词习得表现相关，因此，本节主要考察 HFA 儿童的心理理论、视觉观点采择能力、执行功能三种非语言认知能力对其指示代词加工能力的影响。

一、引言

（一）非语言认知能力与方位指示代词理解的关系

指示词习得研究提出了一种可能性，即一些基础认知能力的发展与指示理解之间存在关联。在本章第四节提到过的心理理论是其中一项重要能力。此外，有研究提出视觉观点采择（VPT）能力也与儿童的指示代词加工能力相关（Uzundag & Küntay，2018）。视觉观点采择能力是一种从他人的角度看世界的能力，儿童在使用指示代词交际的过程中需要关注指称物和说话人的位置关系，由这一直观的视觉特点来判断指示代词所指。研究者认为，该能力与心理理论密切相关，两者都涉及不同视角的同时表征，认知行为和视觉行为共享认知过程（Hamilton et al.，2009）。对立观点则认为视觉观点采择和心理理论是完全独立的结构（Leslie，1987），不同于心理理论侧重对他人内心状态的认知，视觉观点采择更大程度上依赖于视觉功能。对于 ASD 儿童在视觉观点采择能力上是否有缺陷这一问题，目前也还存在争议（无缺陷：Baron-Cohen，1989；有缺陷：Hamilton et al.，2009）。

执行功能（executive function，EF）是另一项影响指示代词理解的非语言认知能力。执行功能常被定义为一组高级认知能力，负责协调认知资源以完成复杂的认知任务，包括 3 个不同的核心成分：刷新/工作记忆、抑制、转换/认知灵活性（Diamond，2013）。理解指示代词时，听话人默认的视角是自己，若交际双方的位置方向不一致，那么听话人就需要抑制默认视角，灵活地转换到说话人的角度，因此儿童执行功能中抑制控制能力和转换/认知灵活性的成熟也是影响指示代词理解的潜在因素。研究发现 ASD 儿童在执行功能各组成方面存在缺陷，这些缺陷与 ASD 儿童的交际能力受损相关（Kim-Spoon et al.，2019）。交际需要一定灵活性，以及对细微变化和多方面的信息及时评价并做出适当反应的能力，因而执行功能完好是成功交际的前提。

在 TD 儿童中，心理理论和执行功能与指示理解发展之间的关联已得到实证证据的支撑。Chu 和 Minai（2018）、Uzundag 和 Küntay（2018）分别发现汉语 TD 儿童（年龄范围为 3—6 岁）和英语 TD 儿童（年龄范围为：4—5 岁；9 岁）对各自母语中方位指示代词的理解表现，与其执行功能、心理理论得分之间存在统计学意义上的相关关系。面向 ASD 儿童的研究也尝试从非语言认知能力发展角度出发解释其指示代词理解困难（Hobson et al.，2010），但研究中并未评估 ASD 儿童的各项认知能力，因而已有研究还未对这些假设进行直接的实证检验。

（二）问题提出

指示是人类特有的连接自我、他人与环境的手段，指示理解能力是一种重要的语用能力。考察 ASD 人群的指示习得表现及非语言认知能力的作用，有利于探索这一人群的核心语言损伤。但目前相关研究数量有限，且实验设计层面存在一些局限：①被试年龄跨度较大，覆盖儿童和青少年，目前尚不明确在 4—6 岁这一 TD 儿童指示代词发展的关键阶段 ASD 儿童的能力表现。且未区分高低功能 ASD 个体，难以排除语言习得上出现的损伤源于一般性智力缺陷。②侧重于话语产出能力，较少关注理解方面。产出和理解之间具有不对称性，产出表现不足以说明是否习得了指示代词。③对语境中空间信息这一关键性因素的考察缺失。④未见关于指示代词习得与 HFA 儿童非语言认知能力之间关系的实证证据。

针对前人研究的局限，本研究以 4—6 岁汉语 HFA 儿童和 TD 儿童为被试，探究方位指示代词的理解表现。实验材料涵盖汉语中使用频率最高的两种指示代词形式，即近指代词"这个"和远指代词"那个"。设置交际双方在同侧和对侧的位置情境。本研究旨在探讨以下问题：HFA 儿童非语言认知能力与方位指示代词理解的发展是否存在关联？基于前述 HFA 儿童的语用缺陷，本研究推测 4—6 岁 HFA 儿童指示代词理解水平不及 TD 儿童，相比于交际双方处于同侧的条件，对侧条件下更难理解指示代词，且此时理解表现与非语言认知能力的发展水平存在更大程度的关联。

二、研究方法

（一）被试

使用 G*power 3.1 计算样本量，效应量设置为 0.25，α 设置为 0.05，为达到 0.95 的统计检验力，共需被试 36 名。实际筛选出 HFA 儿童 33 人（年龄范围为 50.70—82.43 个月，平均年龄为 65.68 个月）；TD 儿童 39 人（年龄范围为 48.77—80.67 个月，平均年龄为 65.64 个月）。HFA 儿童均已接受医学诊断并具有医院的诊断证明，符合美国《精神障碍诊断与统计手册（第五版）》的诊断标准，均为汉语母语者，无其他伴随性疾病，视力和听力正常。采用韦氏学龄前儿童智力量表测量智商，三项智商得分均大于 90。被试基本情况见表 4-15。独立样本 t 检验结果显示，HFA 儿童和 TD 儿童的生理年龄、言语智商、操作智商、总智商均不存在显著差异（$ps > 0.05$）。儿童经监护人和学校教师允许后参加实验。

表 4-15　HFA 儿童和 TD 儿童的基本信息

匹配指标	HFA 儿童（N=33）		TD 儿童（N=39）	
	M	SD	M	SD
生理年龄/月	65.68	10.72	65.64	10.03
言语智商/分	112.56	10.73	109.27	13.66
操作智商/分	116.40	9.06	111.52	14.91
总智商/分	114.08	8.46	111.73	14.24

（二）实验程序

1. 指示代词理解任务

采用2（组别：HFA 儿童/TD 儿童）×2（指示代词类型：这个/那个）×2（位置：同侧/对侧）三因素混合实验设计。刺激语料包括 18 个句子，区分了交际双方在同侧和对侧的位置情况，9 个句子是同侧指令，另外 9 个句子是对侧指令，每个位置下包含 3 个含有"这个"的句子、3 个含有"那个"的句子以及 3 个填充语料，形式均为"把+动物+放在+这个/那个动物园"，如"把小狗放在这个动物园"，以随机方式呈现。

采用半结构化互动方式。为让被试熟悉任务要求，正式实验前进行预实验。预实验指令句的句法形式与正式实验相同，只是将指示代词替换为盒子自身的颜色，如"把兔子放在蓝色的动物园"。连续两次操作都正确方可进入正式实验。正式实验阶段，为排除眼神的影响，主试直视被试眼睛的同时发出指令句，如"把兔子放在这个动物园"，被试据此作出反应，答对 1 次记 1 分，错误计 0 分。预实验和正式实验的位置顺序在被试间平衡。主试和被试的位置设置如图 4-5 所示。

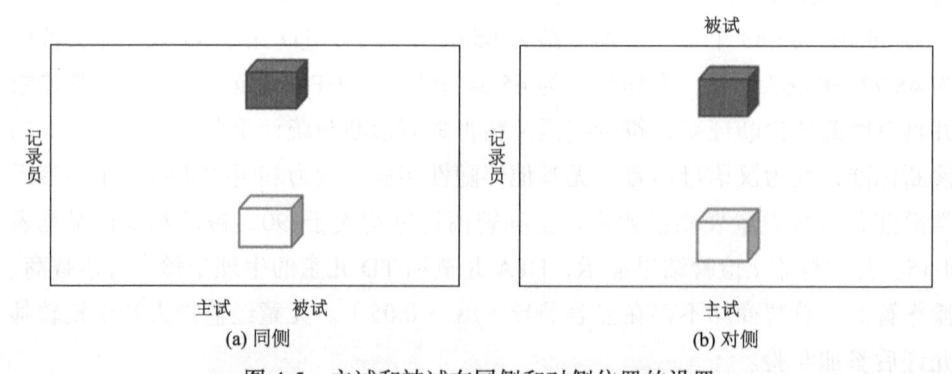

图 4-5　主试和被试在同侧和对侧位置的设置

2. 心理理论任务

采用错误信念任务，改编自"Sally-Anne 故事"。主试向被试展示 4 张图片并讲述图中故事情境，详见图 4-6。询问被试 4 个问题：①皮球一开始放在哪里？②皮球现在放在哪里？③小明看见小红把皮球拿出来了吗？④小明回来后会先去哪儿找他的皮球？问题 1 和问题 2 的目的是确定被试是否记住了故事的基本情节。问题 3 考察被试对故事的理解，是正确回答问题 4 的基础。问题 4 为任务的关键，被试需要站在"小明"的角度思考，预测其行为。答对问题 1 和问题 2 不记分，答错则主试再次讲述故事。若问题 3（答案：没有）和问题 4（答案：白色的纸箱）都答对并合理解释答案才算通过测试，未通过计 0 分，通过计 1 分。

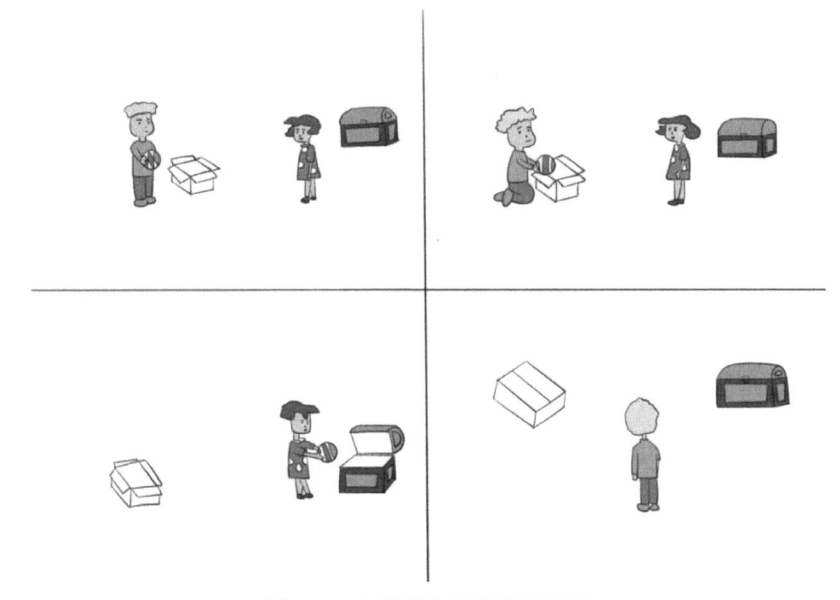

图 4-6 心理理论任务实验材料

3. 视觉观点采择任务

采用简化版"三山实验"，改编自 Hamilton 等（2009）。要求被试想象一个玩偶在不同的位置能看到什么，包括熟悉阶段和测试阶段。在熟悉阶段，一个小玩具放在正方形转盘上（图 4-7a）。要求被试从图 4-7c 中指出："哪一张图片是你眼里看到的熊猫？"随后，玩具被一个不透明的柱形布袋覆盖，要求儿童回答："当我提起袋子时，你会看到哪只熊猫？"在熟悉阶段，如果被试出现错误，则需要用第二个玩具再次完成训练序列，以确保其理解实验任务。正式测试阶段，玩具被黑色布袋遮盖，一个名为"小红"的小洋娃娃被放在转台的左侧、右侧或远离被试的远处（图 4-7b）。要求被试根据图 4-7c 回答："提起袋子时，你猜猜小红会看到哪只熊猫？"每个儿童完成 6 个试次，答对 1 次记 1 分。

哪一张图片是你眼里看到的熊猫？　　　　　当我提起袋子时，你猜猜小红会看到
　　　　　　　　　　　　　　　　　　　　　　　哪只熊猫？
　　　　(a)　　　　　　　　　　　　　　　　　　　　(b)

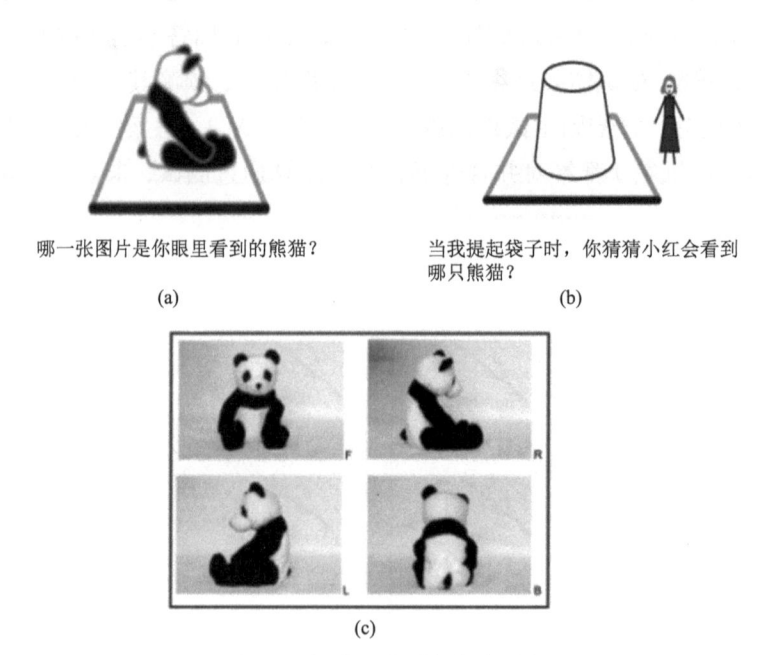

(c)

图 4-7　视觉观点采择任务材料

4. 执行功能任务

采用维度变换卡片分类（dimensional change card sorting，DCCS）任务（Zelazo et al., 1996），该任务专门化地探测转换/认知灵活性，对工作记忆要求较低。如图 4-8 所示，实验材料包括目标卡片和测试卡片。目标卡片为 1 张蓝色兔子和 1 张红色小船，测试卡片为 5 张红色兔子和 5 张蓝色小船。实验包含转换前阶段和转换后阶段。转换前阶段，要求被试根据形状对图片进行分类；转换后阶段，要求被试根据颜色分类。两个阶段的分类顺序在被试间进行平衡，一半被试的转换前阶段是根据颜色，另一半被试根据形状，转换后阶段则改变顺序。放对一个卡片得 1 分，放错不得分，分数范围为 0—10 分。

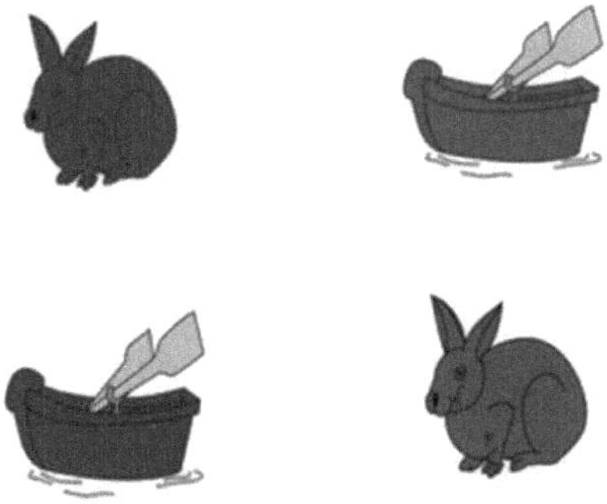

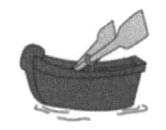

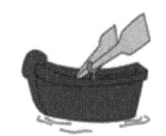

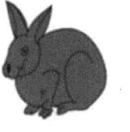

图 4-8　维度变换卡片分类任务材料示例

三、结果

（一）指示代词理解能力

各条件下的得分如表 4-16 所示。

表 4-16　HFA 儿童和 TD 儿童指示代词理解得分

条件	HFA 儿童（N=33）		TD 儿童（N=39）	
	M	SD	M	SD
同侧"这个"	2.48	0.87	2.74	0.50
同侧"那个"	2.03	1.21	2.41	0.88
对侧"这个"	1.21	1.17	1.33	1.26
对侧"那个"	1.39	1.20	2.21	1.06

使用 R Studio（2022）统计工具，采用广义线性混合模型对被试指示代词任务的回应结果（正确/错误，正确编码为 1，错误编码为 0）进行分析。全模型以组别（HFA 儿童 vs. TD 儿童）、位置（同侧 vs. 对侧）、指示代词类型（"这个" vs. "那个"）及其交互效应作为固定效应，被试作为随机效应。采用似然比检验对比各模型，结果如表 4-17 所示。

表 4-17　不同组别、位置和指示代词类型条件下指示代词理解的广义线性混合模型分析结果

变量	χ^2	p
组别	2.84	0.092
位置	49.20	<0.001

续表

变量	χ^2	p
指示代词类型	7.50	0.006
组别 × 位置	1.72	0.190
组别 × 指示代词类型	0.03	0.853
位置 × 指示代词类型	7.28	0.007

对组别、位置和指示代词类型三因素交互效应进行事后检验，采用 Bonferroni 校正，结果显示：同侧位置下，HFA 儿童组"这个"得分显著高于"那个"，$b = 1.014$，SE $= 0.378$，$Z = 2.682$，$p = 0.0439$，TD 儿童组"这个"得分边缘显著高于"那个"，$b = 1.121$，SE $= 0.436$，$Z = 2.571$，$p = 0.061$，HFA 儿童组和 TD 儿童组"这个"的得分没有显著差异，$p = 0.569$，两组"那个"的得分也没有显著差异，$p = 0.487$；对侧位置下，HFA 儿童组"这个"和"那个"的得分没有显著差异，$p = 1.000$，TD 儿童组"那个"的得分显著高于"这个"，$b = -1.636$，SE $= 0.330$，$Z = -4.961$，$p < 0.001$，两组"这个"的得分也没有显著差异，$p = 1.000$，但 TD 儿童组"那个"的得分显著高于 HFA 儿童组，$b = -1.501$，SE $= 0.462$，$Z = -3.250$，$p = 0.007$。对于"这个"，HFA 儿童组同侧得分显著大于对侧，$b = 2.489$，SE $= 0.388$，$Z = 6.413$，$p < 0.001$，TD 儿童组同侧得分也显著大于对侧，$b = 3.235$，SE $= 0.433$，$Z = 7.462$，$p < 0.001$；对于"那个"，HFA 儿童组同侧得分显著大于对侧，$b = 1.144$，SE $= 0.339$，$Z = 3.376$，$p = 0.004$，但 TD 儿童组同侧和对侧得分没有显著差异，$p = 1.000$。

（二）指示代词理解与心理理论能力的关系

对 HFA 儿童组和 TD 儿童组的错误信念任务得分进行卡方检验，结果显示，TD 儿童组表现明显优于 HFA 儿童组，$\chi^2 = 13.317$，$p < 0.001$。

为检验心理理论能力和指示代词理解的相关性，分别对 HFA 儿童组和 TD 儿童组心理理论任务结果与指示代词理解任务结果进行卡方分析，结果如表 4-18 所示。心理理论能力同 HFA 儿童组在"对侧+这个"上的表现边缘显著相关，$p = 0.068$，与 HFA 儿童组"对侧+那个"上的表现显著相关，$p = 0.022$；心理理论能力和 TD 儿童组"对侧+这个"上的表现边缘显著相关，$p = 0.060$，与"对侧+那个"上的表现显著相关，$p = 0.010$。其他条件下无显著相关性，$ps > 0.05$。

表 4-18　HFA 儿童和 TD 儿童指示代词理解得分同心理理论能力的卡方分析

组别	同侧		对侧	
	"这个"	"那个"	"这个"	"那个"
HFA 儿童	1.761	1.021	7.117†	9.958
TD 儿童	0.577	3.269	7.402*	11.275

（三）指示代词理解与视觉观点采择能力的关系

对 HFA 儿童组和 TD 儿童组的视觉观点采择任务得分进行曼-惠特尼 U 检验，结果显示 HFA 儿童组和 TD 儿童组视觉观点采择任务得分无显著差异，$p = 0.346$。分别对 HFA 儿童组和 TD 儿童组各条件下的指示代词理解任务得分与视觉观点采择任务得分进行 Spearman 相关分析，结果如表 4-19 所示。

表 4-19　HFA 儿童和 TD 儿童指示代词理解得分同视觉观点采择任务得分的相关分析

组别	同侧		对侧	
	"这个"	"那个"	"这个"	"那个"
HFA 儿童	−0.128	0.086	0.283	0.226
TD 儿童	0.219	0.194	0.035	0.243

（四）指示代词理解与执行功能的关系

对 HFA 儿童组和 TD 儿童组的维度变换卡片分类任务得分进行曼-惠特尼 U 检验，结果显示，两组维度变换卡片分类任务得分无显著差异，$p = 0.330$。分别对 HFA 儿童组和 TD 儿童组各条件下的指示代词理解任务得分与维度变换卡片分类任务得分进行 Spearman 相关分析，结果如表 4-20 所示。

表 4-20　HFA 儿童和 TD 儿童指示代词理解得分同维度变换卡片分类任务得分的相关分析

组别	同侧		对侧	
	"这个"	"那个"	"这个"	"那个"
HFA 儿童	−0.069	0.137	−0.117	−0.205
TD 儿童	−0.064	0.065	0.592	0.386

四、讨论

（一）HFA 儿童方位指示代词理解损伤

同侧条件下，结果显示，对于两组儿童，"这个"的理解表现均优于"那个"，同时，"这个"或"那个"的理解表现均不存在组间差异。当交际双方处于同侧位置，听话人在定位指示对象时无须切换视角，能否成功理解更大程度上取决于听话人是否正确表征存在对立语义关系的"这个"和"那个"，明确前者指较近的事物，后者指较远的事物。前人研究发现 ASD 个体高频词项上的词汇能力通常不受损害（Walenski et al., 2008）。本研究结果表明 HFA 儿童在同侧条件下，指示代词理解能力相对得到保留，这可能得益于其相对完好的高频词语义表征。

当交际双方处于对侧位置时，HFA 儿童组"这个"和"那个"的得分没有显著差异，TD 儿童组"那个"的得分显著高于"这个"。以上结果与实验情境有关，为控制眼神等高度凸显的非语言线索的提示，主试在发出指令时直视被试的眼睛，这就形成了主试用"这个"指代近处物体但眼神看向离自己较远的被试的情境。此时言语信息（近指代词"这个"）和眼神（看向对侧）的不一致可能会加大理解难度，TD 儿童更大程度地加工了这种环境线索中的冲突，因而在"这个"的理解上出现了明显困难。同时，在"那个"上，TD 儿童组表现明显好于 HFA 儿童组，且 TD 儿童组同侧和对侧没有显著差异，但 HFA 儿童组同侧正确率显著大于对侧。以上结果表明，相比于年龄匹配的 TD 儿童，4—6 岁 HFA 儿童在需要以他人作为参照点时面临更大的困难。参照点切换依赖于听话人深度整合语境信息，摆脱"自我中心主义倾向"，HFA 儿童在与之相关的心理理论等非语言认知能力上可能存在损伤。

（二）HFA 儿童方位指示代词理解与非语言认知能力的关系

非语言认知能力的一般性限制，如幼儿相对难以表征他人的心理状态（即相对缺乏心理理论），以及未发展成熟的视觉观点采择能力和执行功能，可能影响指示代词理解水平高低。基于此，本研究实验测量了儿童的上述多项非语言认知能力。

采用错误信念任务测量心理理论，该任务侧重于评估理解他人真实信念的能力。结果发现 HFA 儿童呈现出明显的心理理论缺陷（64%的 TD 儿童通过错误信念任务,但仅 21% 的 HFA 儿童通过该任务)。这与前人研究中广泛报告的 ASD 个体的心理理论缺陷相一致(Begeer et al., 2012)。本研究聚焦 4—6 岁年龄段,一般认为 TD 儿童到 4 岁时心理理论能力获得重大发展,此时开始综合信念和愿望等因素对自己及别人的行为进行推断,在 6 岁左右,继续发展出更复杂的高阶心理理论能力,但是同一年龄阶段的 ASD 儿童心理理论能力发展明显延迟(Pino et al., 2017)。结果同时显示,对侧条件下,无论是 HFA 儿童还是 TD 儿童,心理理论任务得分均与两种指示代词的理解得分相关。Chu 和 Minai(2018)首次提供了 TD 儿童(3—6 岁)指示代词理解与 ToM 发展相关的实证线索,本研究则在 4—6 岁 TD 儿童中再次发现了相关证据。另一方面,针对 ASD 个体的研究中,研究者尝试从心理理论缺陷角度解释指示词习得困难(Hobson et al., 2010),本研究则为 HFA 儿童指示代词理解与心理理论发展水平之间的关联提供了实证证据。当交际双方的空间位置不一致时,听话人需明确指示现象是以说话人为中心组织起来的,从说话人的视角表征近指和远指对象,这对理解他人的真实信念提出了更高要求。以上结果暗示,心理理论能力参与 HFA 儿童和 TD 儿童指示代词理解过程,在对视角转换提出更高要求的对侧情境下,HFA 儿童的心理理论缺陷可能是其指示代词理解困难的原因。

以往研究关于 ASD 儿童视觉观点采择能力是否受损未得出一致结论(Zwickel et al., 2011),本研究在严格匹配智商后发现,4—6 岁 HFA 儿童和 TD 儿童的表现相当。先前研究对于视觉观点采择是否独立于心理理论问题也存在争议,本研究发现 HFA 儿童心理理论能力明显受损,而视觉观点采择能力相对保留,这为两种能力相互分离提供了新证据。同时,结果显示视觉观点采择表现与两组被试各条件下的指示代词理解表现之间均无显著相关性。视觉观点采择探测的是想象与其视角不一致的人针对同一事物看到的是什么的能力,这是一种视觉空间加工能力,其与指示代词理解能力不相关也反映出,指示代词加工是基于推测他人内心的认知过程,而非简单的视觉转换。

采用维度变换卡片分类任务衡量执行功能,该任务被归类为转换/认知灵活性任务,同时也涉及抑制控制能力,被试需要根据当前规则抑制对与刺激无关维度的注意(Diamond, 2013)。结果显示,两组儿童的执行功能无显著差异,对侧条件下,两类指示代词得分与维度变换卡片分类任务得分显著相关,但这一相关性仅存在于 TD 儿童组。前人研究也发现执行功能在 TD 儿童指示代词理解能力发展中起着重要作用(Chu & Minai, 2018; Uzundag & Küntay, 2018)。儿童依赖认知灵活性整合语境中的空间信息,在心理过程之间转换。充分的抑制控制能力也尤为重要，儿童的默认视角是其自身，拥有更多抑制控制资源的儿童更有可能抑制自我中心主义倾向。与之相对，HFA 儿童虽然在执行功能任务表现上未见明显困难，但其得分与指示代词任务得分没有显著相关性。许多研究提供了 HFA 个体执行功能受损的证据，但采用同样的维度变换卡片分类任务的研究对于 HFA 儿童是否存在执行功能缺陷问题，仍有不同发现。从定义上看，HFA 为没有智力障碍（IQ > 80）的 ASD，但实证研究中 HFA 个体智力水平的纳入标准从临界水平、低于平均水平到平均水平高低不等，这部分解释了研究结果之间的差异（Kalbfleisch & Loughan，2012）。本研究结果表明，在严格控制儿童的各项智力水平（言语智商、操作智商和总智商 > 90）后，测得的 HFA 儿童的执行功能无明显损伤。目前还未有研究直接关注 HFA 儿童执行功能与指示代词习得之间的关系，已有的涉及 HFA 儿童语言发展的研究也未得出一致结论（Akbar et al.，2013；Joseph et al.，2005）。Berenguer 等（2018）的研究结果与本研究较为相关，该研究发现心理理论可以解释 HFA 儿童部分的社会性障碍，但执行功能效应在回归模型中未达显著值。本研究中 HFA 儿童的心理理论缺陷较为严重，而执行功能相对保留，近 1/3 的 HFA 儿童维度变换卡片分类测试获得满分，但其中有 2/5 的儿童两类指示代词理解得分均为 0，且都未通过心理理论任务。对侧条件下，依靠心理理论能力，儿童在以语言为载体的社交情境中将说话人作为交际中心，理解说话人视角与自身的不同，做出切换视角的决策，进而在执行功能的帮助下脱离自身的"默认"视角。心理理论和执行功能在指示代词理解中起作用环节的先后顺序的差异，可能是造成以上结果的原因，即 HFA 儿童严重的心理理论缺陷使其难以准确做出转换视角的决策，因而即使执行功能相对保留，这一能力也无法像 TD 儿童那样有效地参与指示代词理解。

五、结论

（1）当交际双方处于同一空间位置（同侧）时，作为听话人的 4—6 岁 HFA 儿童的方位指示代词理解能力得到保留，但当其与说话人处于不同空间位置（对侧）时，HFA 儿童的指示代词理解能力明显受损。

（2）非语言认知能力与方位指示代词理解之间存在关联，且这种关联仅存在于交际双方视角不一致的对侧条件下。HFA 儿童严重的心理理论缺陷制约了其指示代词理解。而 HFA 儿童视觉观点采择能力和执行功能相对得到保留，且其发展的个体差异难以解释指示代词理解能力差异。

第五章

汉语高功能孤独症儿童的语篇加工

语篇是言语交流中普遍且重要的信息组织形式，儿童4岁左右开始发展叙事能力，用叙事来分享生活经历或讲述故事。叙事不仅能反映说话人宏观的信息组织能力，还能反映微观的语音、语法、词汇和语用等语言能力。现有研究往往通过故事讲述和故事复述两种任务来探究儿童叙事的宏观结构和微观结构的发展及表现。宏观叙事结构主要反映了儿童是否能以恰当的方式组织事件，提供给听话人足够的信息完成理解。与之相对，微观叙事结构则更注重儿童在叙事过程中，如词汇量、词汇多样性、平均句长等能够反映其语言能力发展的指标。指称是衡量叙事连贯性的重要指标之一，是语用能力的重要表现，也是言语交际中的常见行为（Gullberg，2006）。指称行为涉及说话者、听话者、语言形式和所指对象四者之间的互动关系（Gundel & Hedberg，2008），与孤独症人群的核心障碍密切相关。因此，指称是儿童叙事过程中特别值得关注的指标之一。

前人研究表明，HFA儿童在故事讲述这一自发性产出任务中会表现出一定的困难（Banney et al.，2015），但也有研究结果支持HFA儿童与TD儿童在某些指标上无显著差异（Capps et al.，2000；Tager-Flusberg & Sullivan，1995）。各项研究中的被试年龄差异较大，所关注反映叙事能力的指标也略有差异，因而尚未达成一致结论。对HFA儿童进行叙事能力研究，并在文本层面多维度分析语言特征，全面了解HFA儿童语言发展各个方面的状态与特征，可以为临床中HFA儿童叙事能力的检测及干预提供相应的参照。目前仍需更多实证研究来探讨HFA儿童的叙事能力面貌，尤其是来自汉语人群的证据。叙事能力通常被认为是儿童语言水平的重要指标，也与他们未来的读写能力和学业成绩紧密相关（Snow，1991；Bigozzi & Vettori，2016），为孤独症儿童提供叙事干预，不仅对其社交沟通能力康复和发展有重要意义，还能帮助解决该人群在学业上存在的困难。然而，目前国内尚未有孤独症儿童的叙事能力干预实证研究，没有形成本土化的叙事评估和干预材料；在具体的叙事干预要素上，前人更多关注整体宏观结构要素，缺乏对微观叙事结构方面的关注。

鉴于此，本章主要围绕孤独症儿童的语篇构建能力进行探究。第一节探讨汉语 HFA 儿童的整体叙事能力，明确汉语 HFA 儿童的叙事能力是否存在损伤，描述损伤的具体表现；第二节重点关注汉语 HFA 儿童在引入指称、维持指称和再次引入指称三个指称行为层面与 TD 儿童的差异；第三节借助彩色故事语法图标，从宏观结构和微观结构两个层面对汉语孤独症儿童的叙事能力进行干预，为该人群的叙事能力干预方法提供实证研究结果支持。

第一节　汉语高功能孤独症儿童的故事讲述能力

一、引言

叙事能力指故事讲述时通过恰当的词汇、句法来计划和组织故事情节结构的创造能力（Heilmann et al.，2010）。儿童在叙事过程中需要启动大脑中已有的与叙事主题相关的知识、提取恰当的词汇、进行正确句子的表述，还要兼顾叙述内容的合理性、交代清楚故事角色、事件的背景或前因后果，同时考虑听者的状态、感受和反馈。叙事能力的发展是一个循序渐进的过程，随着年龄、认知水平和语言能力的发展而发展，分水岭出现在 5—7 岁，此阶段儿童可以产出真正意义上的叙事，能够讲述结构完好的故事，可以从听者的角度出发，让听者可以清晰地理解故事的人物、时间和事件等（McCabe & Rollins，1994；李甦等，2006；王婷等，2014）。儿童叙事研究中以用手偶、图画、故事书等材料诱发儿童复述或者讲述故事，或者要求儿童根据研究者提供的主题创编故事等方式获取语言材料，其中无字图片因操作简便且能为诱发质量较高的语言样本提供支持，而在儿童叙事研究中被广泛采用（Diehl et al.，2006；Novogrodsky，2013；邹启蓉和张显达，2007）。

HFA 人群认知能力相对完好，其语言加工方面的核心问题是语用层面的困难（Lam & Yeung，2012），主要表现在言语交流行为、会话技能和语篇能力三个方面。叙事能力是重要的语用技能之一，叙事语篇是儿童早期重要的语言活动形式，它可以反映儿童的语音、语法、语义、语用等多种语言能力，是语言能力发展高级阶段的产物。叙事可为儿童的语言评估提供丰富的语言样本，成为揭示个体语言缺陷更敏感的方式（Hadley，1998），尤其是对 HFA 人群而言（Botting，2002），可以探测到在语言标准化测试中无法发现的问题（Banney et al.，2015）。

有研究发现 6—22 岁 ASD 个体与心理年龄匹配的 7—10 岁 TD 个体在微观叙事（以总句数、总词数、不同词数为指标）、叙事观点（以情绪和认知词汇的数量、因果语言为指标）上无差异，仅在情绪词语与情绪词总数的比例及情绪词语使用的解释上存在差异（Tager-Flusberg & Sullivan，1995）。Banney 等（2015）采用无字图画书《星期二》故事讲述任务考察 9—15 岁 ASD 儿童的叙事表现，发现 ASD 儿童组宏观叙事的整体结构较差，指称引入多采用定指形式，且使用模糊代词的比例较高；微观层面，总词数、总句数、不同词汇出现率无差异，但句法复杂性上较差；叙事观点未纳入分析。Capps 等（2000）考察平均年龄 12 岁 6 个月的 ASD 儿童的故事讲述能力，结果发现，ASD 儿童组故事长度较短，产出的复杂句（并列句、动词补语、状语从句、关系从句、被动结构）比例较低；ASD 儿童组叙事观点与对照组不存在差异。Norbury 和 Bishop（2002）研究了 6—10 岁 HFA 儿童与年龄和非言语智商匹配的特异性语言损伤（specific language impairment，SLI）儿童、语用语言损伤儿童和 TD 儿童，采用无字图画书《青蛙，你在哪里？》（Mayer，1969）讲故事的叙事表现。结果显示，宏观层面，故事内容无组间差异，指称衔接上 HFA 儿童组使用定指形式较多，模糊代词较多；微观层面，语素的数量和句法单元的数量无差异，但在以从句、动词补语和被动结构衡量的复杂句法上存在组间差异；叙事观点层面，心理框架、角色语言、模糊限定语、否定词和因果关系上无组间差异。分析接受性词汇知识水平及推理能力与叙事能力之间的关系发现，接受性词汇知识水平及推理能力与叙事能力显著相关，良好的接受性词汇知识水平及推理能力有助于更好地叙事。Diehl 等（2006）考察了 17 个 6—14 岁 HFA 儿童与年龄、性别和语言能力匹配的 TD 儿童在故事重述任务（听主试讲述《青蛙，你在哪里？》后重述这个故事）中的表现，结果发现：在宏观叙事能力方面，与 TD 儿童相比，HFA 儿童不太可能利用故事的要点来连贯地组织故事；在微观叙事能力方面，HFA 儿童与 TD 儿童叙事中产出的句子总数、平均句子长度、句法复杂性方面无显著性差异。邹启蓉和张显达（2007）探讨了4—7岁HFA儿童与年龄、性别、总智商、非言语智商和语法理解上匹配的TD儿童在故事讲述任务中的表现，结果发现：宏观叙事方面，HFA儿童组在结尾事件总数、表示内在反应的情节、故事完整性上较差；微观叙事方面，两组无差异；叙事观点方面，两组无差异。

由上可知，既往研究中被试选取多从心理年龄层面而未从总体智商、非言语智商等角度对ASD儿童组与TD儿童组进行匹配，致使被试年龄跨度较大，且多以低功能ASD人群为主，很难确定ASD被试的叙事困难是源于特定的孤独还是智力缺陷，难以确定哪些叙事指标缺陷是ASD群体所特有的。另外，已有研究多以英语母语的ASD人群为研究对象，汉语ASD人群叙事能力的研究较少，汉语儿童与英语儿童处在不同的语言文化环境中，语言和文化差异势必会对儿童的叙事发展造成影响，因此有必要对汉语ASD儿童的叙事能力进行研究。叙事方式有故事复述和故事讲述两种，复述一个听过的故事不仅考察研究对象的叙事能力，还涉及工作记忆、认知水平、注意稳定性等因素，并不能真正反映出研究对象的叙事能力，而故事讲述考察的是自发性语言，更能反映研究对象真实的叙事能力；叙事能力的考察虽然大多从宏观叙事、微观叙事、叙事观点三个层面进行，但由于所选素材的差异，具体指标各异，国内外关于ASD儿童在叙事能力上的表现并未达成一致结论，仍需更多实证性研究来探讨ASD儿童的叙事能力表现。因此，本研究拟以无字图画书《青蛙，你在哪里？》为诱发材料，采用口语叙事的形式，从宏观叙事能力、微观叙事能力和叙事观点三个维度对汉语5—6岁汉语HFA儿童与TD儿童的叙事进行比较，分析汉语HFA儿童的叙事能力与同年龄段的TD儿童相比，是否存在损伤以及损伤的具体表现和可能的原因。

二、研究方法

（一）被试

选取青岛市某康教中心和南京市某小学共60名5—6岁的汉语儿童参与研究，所有儿童均未阅读或听过无字图画书《青蛙，你在哪里？》的相关内容，其中HFA儿童组（生理年龄：60—81个月，$M = 70.53$）和TD儿童组（生理年龄：60—81个月，$M = 70.10$）各30名。

HFA 儿童组纳入标准：①具备医院开具的 ASD 诊断书；②采用韦氏儿童智力量表中国修订版进行言语、非言语以及总智商评定，总体智商评定超过 110 分；③情绪相对稳定，有较好的配合能力；④无其他神经系统、器质性等疾病；⑤家长签署知情同意书。

TD 儿童组在年龄、言语、非言语以及总智商上均与 HFA 儿童组一一匹配。独立样本 t 检验表明，两组被试的生理年龄、言语智商、操作智商及总智商均不存在显著差异，t（生理年龄）= 0.250，p（生理年龄）= 0.803 > 0.05，t（言语智商）= −1.308，p（言语智商）= 0.196，t（操作智商）= 0.361，p（操作智商）= 0.720，t（总智商）= −0.661，p（总智商）= 0.511。被试匹配情况如表 5-1 所示。

表 5-1　HFA 儿童和 TD 儿童的平均年龄与智商

组别	生理年龄/月	言语智商/分	操作智商/分	总智商/分
HFA 儿童	70.53（6.34）	115.77（12.41）	120.37（11.62）	119.77（11.53）
TD 儿童	70.10（7.05）	119.90（12.06）	119.43（8.11）	121.57（9.45）

（二）材料及分析框架

实验将无字图画书《青蛙，你在哪里？》作为故事讲述素材。该图画书用一系列精心设计的事件描绘了一个容易理解的情节，共有 24 幅图画，描述一个男孩寻找他丢失的宠物青蛙的故事。故事以小男孩和小狗寻找逃走的小青蛙为线索，依照地点的转换组织故事的主题情节，详细展现了寻找青蛙过程中的各种遭遇，小男孩和小狗经历了种种遭遇后最终找到了青蛙。

研究材料的分析从宏观叙事、微观叙事、叙事观点三个维度进行。宏观叙事能力从故事内容和指称衔接两个层面进行分析，其中故事内容的分析指标借鉴 Miles 和 Chapman（2002）专门针对由无文字图画书《青蛙，你在哪里？》引发的叙事制定的编码标准，从情节线索、主题和遭遇的角度进行。对叙事衔接的考察，指称是一个更为敏感性的指标，包括引入指称对象、重新提及先前提到过的对象、对指称的维持，一般来说采用不定指形式（如"一个男孩"）引入新的指称对象，用定指形式（如"那个男孩"）重新提及先前提到过的对象，在指称维持方面可采用重复使用名词/短语、代词、零形式三种形式，在该故事中代词会比使用名词更适合指称维持，在某些情况下，零形回指（或省略代词）最适合维持指称。在微观叙事能力方面，借鉴前人研究将代表言语产出力（总词数、不同词汇出现率和句子总数）和句法复杂性（平均句子长度和复杂句比例）的变量作为指标，同时在句法复杂性分析中将汉语特有的把字句和被字句也计入其中。叙事观点是叙事事件的延伸，包含叙事者对所叙述事件的态度以及所叙述事件对叙事者的意义，通过对叙事观点的考察，可以更深入地了解叙事者对故事的全局视角；在综合 Reilly 等（1990）、Bamberg 和 Damrad-Frye（1991）编码方案的基础上，确立了七类评价指标：①心理状态（行为）语言：对角色心理状态的推论。②因果陈述：因果陈述包括叙事者推断某些事件或行为的原因或动机的陈述，反映儿童整合故事中的信息来解释情绪或行为的能力。③强化和吸引注意力的手段：包括强调标记、重复、拟声词等，是采用角色视角来吸引和保持听众注意力的策略。④角色语言：虽然不一定是观点性质的，但是它们将目的状态归因于故事人物。⑤模糊限定语：表示叙事者的不确定性，以及对事件的多种可能的解释或观点。⑥负面评论：反映了一些与角色期望相矛盾的惊喜或信息。⑦主观评论：是叙事者直接的感受和观点的体现。具体如表 5-2 所示。

表 5-2 叙事评价指标

维度	指标	
宏观叙事能力	故事内容	情节线索（6个）
		主题（9个）
		遭遇（6个）
	指称衔接	引入指称对象：定指形式
		引入指称对象：不定指形式
		对指称的维持：重复使用名词/短语
		对指称的维持：代词
		对指称的维持：零形式
		重新提及先前提到过的对象：定指形式
		重新提及先前提到过的对象：不定指形式
微观叙事能力	言语产出力	总词数
		不同词汇出现率
		句子总数
	句法复杂性	平均句子长度
		复杂句比例
叙事观点	心理状态（行为）语言、因果陈述、强化和吸引注意力的手段、角色语言、模糊限定语、负面评论、主观评论	

（三）实验程序

根据 Norbury 和 Bishop（2002）的研究，接受性词汇知识水平和叙事能力显著相关，本研究中所有被试先进行皮博迪图片词汇测验以了解其接受性词汇知识水平，稍作休息后，再进行叙事任务。独立样本 t 检验显示，HFA 儿童组和 TD 儿童组的皮博迪图片词汇测验得分有显著差异，$t = -2.688$，$p = 0.009$，表明 HFA 儿童组的接受性词汇知识水平低于 TD 儿童组。

叙事实验在一间安静明亮的房间进行，采用主试和被试一对一模式，如若家长特别要求，方可允许家长在不干扰实验进行的前提下于房间一角进行观看。主试先与被试谈论姓名、年龄等话题帮助被试放松心情。之后，主试向被试呈现图画书《青蛙，你在哪里？》，并要求被试逐页仔细观看每张图片，确保被试看清楚每张图片后，要求被试讲述故事内容。故事讲述过程中主试尽可能地鼓励被试，对于被试的询问主试仅作最基本的回应，如"嗯，继续讲""你说得很棒"。当被试叙事遇到明显的困难而不能进行时，可用"然后呢""接下来发生了什么"等没有干扰性的语言鼓励被试讲述故事。实验过程中全程录音，以便后续转录与分析。

1. 语料转录

首先对每位被试故事讲述的录音材料进行剪辑，仅留下被试正式故事讲述的部分，接着采用儿童语言数据交换系统（Child Language Data Exchange System，CHILDES）对音频内容进行逐字转录。转录严格依据人工转录分析代码（Codes for the Human Analysis of Transcript，CHAT）的格式要求，每个转写文件由文件行首、主要行和附属行三部分构成。文件行首主要是一些背景信息，包括被试和转写人的基本信息（例如姓名、年龄），转写日期及文件名等。主要行是 CHAT 的核心部分，是对话语的基本转录，转写基本单位是词和语句。本研究采取人工分词分句的方式，其中分句以小句（小句是基本意义单元，一般句中含有明显动词）作为基本单元，辅之以停顿、语调下沉等韵律线索。每个语句都新起一行，每一主要行的行首为说话人的编码代号。对词语省略、语句重复、更正或内容无法识别等现象采用 CHILDES 转写规则中的标准化转录符号。附属行紧跟在主要行的后面，对主要行的编码、评价、事件或者其他研究人员关心的辅助信息进行补充，下文的编码在附属行进行。

2. 语料编码

1) 宏观叙事能力

在宏观叙事能力方面的情节线索（PL）、主题（TR）、遭遇（MB 为小男孩的遭遇；MD 为小狗的遭遇）的具体编码如下。

PL1：青蛙离开了瓶子

PL2：发现青蛙不见了

PL3：在屋内找青蛙

PL4：在屋外找青蛙

PL5：找到青蛙/带走青蛙

PL6：找到的是丢失的那只青蛙/又找了另一只青蛙

TR1：小男孩往鞋子里看

TR2：小狗往瓶子里看/闻

TR3：小男孩向窗外叫

TR4：小男孩在屋外叫

TR5：小男孩向鼹鼠洞里叫/看

TR6：小男孩向树洞里叫/看

TR7：小男孩站在石头上叫

TR8：小男孩和小狗趴在木头上向下看

TR9：其他任何与找青蛙有关的（如他们四处张望继续寻找青蛙）

MB1：小男孩受伤了/小男孩在洞中闻到了臭味/小男孩捂住了鼻子

MB2：小男孩从树上摔了下来/小男孩被猫头鹰吓跑了/小男孩惊扰了猫头鹰

MB3：小男孩被鹿掳走了/小男孩摔到水里

MD1：小狗摔到（爬到/掉到）了窗外（出去）/小狗打碎了瓶子

MD2：小狗被蜜蜂蜇/小狗被蜜蜂追/小狗被蜜蜂吓到

MD3：小狗摔到了水里

凡出现符合或意思相近的语言就进行编码标记。在情节中，必须遵循 PL1-PL2-PL3/PL4-PL5-PL6 的顺序，而且必须有前一情节的出现，后一情节才被计入编码（PL3 和 PL4 并列）。在主题中，除 TR9 外，均不可重复标记。

对于指称衔接，纳入编码的指标主要有：引入指称对象、重新提及先前提到过的对象以及对指称的维持。具体编码如下。

引入指称对象（角色）：用不定指名词或名词短语编码为 INT:IND；用定

指名词或名词短语编码为 INT:DEF。

重新提及先前提到过的对象（角色）：用不定指名词或名词短语编码为 REI:IND；用定指名词或名词短语编码为 REI:DEF。

当角色的确定性建立后维持角色指称：重复使用名词/短语编码为 MAI:REP；代词编码为 MAI:PRO；零形回指编码为 MAI:ZOR。

2）微观叙事能力

微观叙事能力分析包括言语产出力和句法复杂性两个方面。言语产出力包括 TW（总词数）、TTR（不同词汇出现率）和 TU（句子总数）指标以及句法复杂性指标 MLU（平均句子长度），均由 CHAT 根据公式自动计算，无须编码。本研究将汉语中具有两个或两个以上主要动词的句子视为复杂句，句法复杂性中的复杂句比例指标在编码体系中被统一编码为 COM，未做类别上的细分，此外被字句和把字句也被纳入复杂句的计算中。

3）叙事观点

叙事观点包括：心理状态（行为）语言、因果陈述、强化和吸引注意力的手段、角色语言、模糊限定语、负面评论和主观评论。具体编码如下。

EMO：表示故事角色心理状态（行为）的词（例：小狗很生气）

CAU：因果陈述（例：小狗打碎了罐子，所以小男孩生气了）

INF：强化和吸引注意力的手段（包括强化标记、重复、拟声词等，例：他们"扑通"一声掉到水里）

SPE：角色语言（例：小男孩对着树洞喊"青蛙，你快回来"）

HED：模糊限定语（例：水里面好像有几只青蛙）

NEG：负面评论（例：他不小心掉了下去）

COD：主观评论（例：它真是一只调皮的狗）

（四）编码一致性检验

随机抽取 50% 的语料请另外一位有编码经验但不熟悉本实验的语言学及应用语言学专业的研究生进行再编码，将其转录内容与已有转录内容以字数计算组内相关系数（intra-class correlation coefficient，ICC），结果为 0.998，$p < 0.001$。

另外由两位编码员对所有转录本进行独立编码，并将编码结果进行对照，如果两位编码员的编码结果差异过大，则重新编码，直到两位编码者各项编码指标的组内相关系数均达到 0.9 以上。

（五）数据分析

采用 CHILDES 中的计算机语言分析软件 CLAN（Computerized Language Analysis）对已编码的儿童语料文件进行分析，得到宏观叙事能力、微观叙事能力和叙事观点三个维度的数据。例如，在 CLAN 系统中打开儿童 0102LDJ 的叙事文件 0102LDJ.cha，输入命令 freq +t*CHI -t* +t%nas 0102LDJ.cha，CLAN 就会输出 0102LDJ 中故事内容的总数量、故事内容的类型及其各自的数量。之后，再把每个被试的数据结果整理成 Excel 数据，使用 SPSS16.0 进行独立样本 t 检验、秩和检验。

三、结果

（一）宏观叙事能力结果

在故事内容方面，对 HFA 儿童和 TD 儿童两组被试讲述故事中的故事情节线索、主题、遭遇的提及次数进行统计，具体数据见表 5-3。

表 5-3　HFA 儿童和 TD 儿童故事内容指标提及次数比较

组别	故事内容	情节线索	主题	遭遇
HFA 儿童	8.40（3.84）	2.20（1.32）	2.80（2.67）	3.40（1.04）
TD 儿童	12.57（2.57）	3.53（0.86）	4.70（1.84）	4.33（1.15）

独立样本 t 检验结果表明，HFA 儿童在故事内容提及次数（$t = -4.941, p < 0.001$）、情节线索提及次数（$t = -4.626, p < 0.001$）、主题提及次数（$t = -3.208, p = 0.002$）、遭遇提及次数（$t = -3.294, p = 0.002$）指标上均显著差于 TD 儿童。

在指称衔接方面，由于故事中涉及小男孩、小狗、小青蛙们、蜜蜂、鼹鼠、老鹰、小鹿等众多角色，指称对象复杂，分析时仅以主角"小男孩"为代表进行计算统计，对两组儿童在引入指称对象（小男孩）、重新提及先前提到过的对象（小男孩），以及对指称（小男孩）的维持方面进行统计分析。

在首次引入指称对象时，86.67%的 HFA 儿童采用了定指形式，假定听者具备先验知识，而仅有 13.33%的 HFA 儿童采用不定指形式引入指称对象"小男孩"；而 TD 儿童中，采用定指和不定指形式引入小男孩的儿童比例分别为 56.67%和 43.33%。为了确切探讨 HFA 儿童的引入指称对象能力，采用卡方检验对结果作进一步分析。卡方检验结果表明，HFA 儿童和 TD 儿童使用定指形式和不定指形式引入小男孩角色达到显著性差异，$\chi^2(1)= 6.648, p= 0.01 < 0.05$。具体情况如表 5-4 所示。

表 5-4　HFA 儿童和 TD 儿童不同引入指称对象形式的比例

指称形式	HFA 儿童		TD 儿童	
	人数/人	比例/%	人数/人	比例/%
定指形式	26	86.67	17	56.67
不定指形式	4	13.33	13	43.33

分析重新提及先前提到过的对象（小男孩）这一指标时，为排除个体在叙事中提及"小男孩"这一指称总次数不同而造成结果的差异，分别计算被试不同指称形式占重新提及先前提到过的对象总次数的比例。3 名 HFA 儿童和 1 名 TD 儿童在引入其他角色后未重新提及"小男孩"或在叙事中没有成功引入"小男孩"这一角色，被排除在统计之外。最终有 27 名 HFA 儿童和 29 名 TD 儿童数据纳入统计。秩和检验结果显示：HFA 儿童与 TD 儿童在重新提及先前指称"小男孩"时，都倾向于使用定指形式，两组儿童在重新提及先前指称"小男孩"时采用定指形式的占比显著高于不定指形式的占比，$p < 0.001$；但两组儿童在使用定指形式、不定指形式重新提及"小男孩"这一指称分别占重新提及"小男孩"这一指称总次数的比例上无显著差异，$p = 0.731 > 0.05$，具体如表 5-5、表 5-6 所示。

表 5-5　HFA 儿童和 TD 儿童使用不同指称形式重新提及先前提到过的对象的秩和值

重新提及先前提到过的对象的语言形式	HFA 儿童			TD 儿童		
	N	秩均值	秩和	N	秩均值	秩和
定指形式	27	41.00	1107.00	29	44.00	1276.00
不定指形式	27	14.00	378.00	29	15.00	435.00

表 5-6　HFA 儿童和 TD 儿童使用同一指称形式重新提及先前提到过的对象的秩和值

被试类型	N	定指形式		不定指形式	
		秩均值	秩和	秩均值	秩和
HFA 儿童	27	27.81	751.00	29.19	788.00
TD 儿童	29	29.14	845.00	27.86	808.00

分析被试对"小男孩"指称的维持时，为规避每个被试叙事中指称总次数不同的影响，分别计算被试采用重复使用名词/短语、代词和零形式三种语言形式对"小男孩"这一指称的维持次数在对"小男孩"这一指称总维持次数中的占比。由于 5 名 HFA 儿童和 3 名 TD 儿童在叙事中从未对"小男孩"这一指称进行维持或者在叙事中没有成功引入"小男孩"这一角色，最终有 25 名 HFA 儿童和 27 名 TD 儿童被试纳入统计。秩和检验结果显示：HFA 儿童在分别采用使用名词/短语、代词和零形式对"小男孩"这一指称的维持次数占总指称次数的比例上，无显著差异（$p = 0.868 > 0.05$），事后两两比较，也均无显著差异。而 TD 儿童在重复使用名词/短语、代词和零形式的指称维持次数占总指称维持次数的比例上，差异显著（$p < 0.001$）。事后两两比较显示，TD 儿童采用重复使用名词/短语维持指称次数在指称总维持次数的占比与使用代词维持指称次数在指称总维持次数的占比之间存在显著性差异（$p < 0.001$）；在指称总的维持次数上，TD 儿童重复使用名词/短语占比与零形式占比之间存在显著性差异（$p < 0.001$）；但 TD 儿童使用代词维持指称次数在指称总维持次数的占比与使用零形式维持指称次数在指称总维持次数的占比之间不存在显著性差异（$p = 0.997 > 0.05$），详见表 5-7。对比两组儿童分别采用重复使用名词/短语、代词、零形式进行指称维持的情况发现，两组儿童在重复使用名词/短语形式进行指称维持上存在显著差异，HFA 儿童组在采用重复使用名词/短语形式维持指称上显著高于 TD 儿童组（$p = 0.009 < 0.05$），在使用代词和零形式进行指称维持上两组不存在显著差异（$p_{代词} = 0.151 > 0.05$，$p_{零形式} = 0.126 > 0.05$），详见表 5-8。

表 5-7 两组儿童使用不同指称维持形式的情况

指称维持形式	HFA 儿童 N	HFA 儿童 秩均值	TD 儿童 N	TD 儿童 秩均值
重复使用名词/短语	25	38.98	27	22.02
代词	25	36.12	27	49.72
零形式	25	38.90	27	51.26

表 5-8 对于不同指称维持形式两组儿童的使用情况

被试类型	重复使用名词/短语 N	秩均值	秩和	代词 N	秩均值	秩和	零形式 N	秩均值	秩和
HFA 儿童	25	32.08	802	25	23.38	584.50	25	23.18	579.50
TD 儿童	27	21.33	576	27	29.39	793.50	27	29.57	798.50

（二）微观叙事能力结果

在言语产出力上，对两组儿童叙事中的总词数、不同词汇出现率和句子总数进行独立样本 t 检验，结果显示：HFA 儿童组叙事中的总词数（$t = -4.739$, $p < 0.001$）、句子总数（$t = -3.636$, $p = 0.001$）均显著少于 TD 儿童组；两组儿童不同词汇出现率差异边缘显著（$t = 1.900$, $p = 0.063$）。在句法复杂性上，对两组儿童的平均句子长度和复杂句比例进行独立样本 t 检验，结果显示：HFA 儿童组的平均句子长度（$t = -3.476$, $p = 0.001$）和复杂句比例（$t = -4.657$, $p < 0.001$）均显著低于 TD 儿童组。具体情况如表 5-9 所示。

表 5-9　HFA 儿童和 TD 儿童的微观叙事能力结果

被试类型	言语产出力			句法复杂性	
	总词数	不同词汇出现率	句子总数	平均句子长度	复杂句比例
HFA 儿童	206.33（54.46）	0.42（0.07）	35.77（8.84）	5.45（0.78）	0.14（0.10）
TD 儿童	291.63（82.18）	0.39（0.05）	45.83（12.32）	6.20（0.88）	0.25（0.08）

（三）叙事观点能力结果

在叙事观点上，对两组儿童叙事中产出的表示故事角色心理状态和行为的词、因果陈述、模糊限定语、负面评论、强化和吸引注意力的手段、主观评论和角色语言进行独立样本 t 检验，结果表明：在叙事观点的数量上 HFA 儿童显著少于 TD 儿童（$t = -2.597$, $p = 0.012$）。具体而言，HFA 儿童产出的心理状态（行为）语言显著少于 TD 儿童（$t = -3.227$, $p = 0.002$）；两组被试产出的强化和吸引注意力的手段差异边缘显著（$t = -1.936$, $p = 0.058$），HFA 儿童产出的强化和吸引注意力的手段少于 TD 儿童；其他指标上两组儿童均无显著差异。具体如表 5-10 所示。

表 5-10　两组儿童叙事观点比较

指标	HFA 儿童	TD 儿童
心理状态（行为）语言	2.27（1.93）	4.03（2.30）
因果陈述	0.10（0.40）	0.20（0.48）
模糊限定语	0.67（0.66）	0.67（0.99）
负面评论	3.13（2.53）	4.33（3.17）
强化和吸引注意力的手段	2.10（2.06）	3.23（2.46）

续表

指标	HFA 儿童	TD 儿童
主观评论	0.13（0.43）	0.03（0.18）
角色语言	1.96（1.90）	2.30（2.50）
叙事观点	10.37（4.80）	14.80（8.10）

四、讨论

（一）宏观叙事能力分析

本研究从故事内容和指称衔接两个方面衡量 5—6 岁汉语 HFA 儿童的宏观叙事能力。在故事内容方面，HFA 儿童组与 TD 儿童组存在显著性差异，验证了 HFA 儿童在故事内容方面存在损伤。具体表现为：一是依据图画线索组织"情节"能力较差，更多地描述与图画无关的事件与活动，如将故事理解为小男孩与各种小动物玩耍的经历；二是叙事"主题细节"把握薄弱，仅单纯地对图片直观的内容进行阐述，如将"小男孩在树洞里喊小青蛙"表述为"小男孩在树上"；三是对主角遭遇或次要角色遭遇的忽略，尤其是次要角色更为严重。可能原因，首先，HFA 儿童组在将视觉图像整合语义信息投射到心理模型过程中存在困难（Magliano & Zacks, 2011），采用无字图画书作为叙事材料引发儿童叙事，意味着以视觉呈现的方式内定了叙事主题与结构，需要儿童通过图像加工整个语义信息，并不断更新正在展开的场景信息进行语义加工。对比两组儿童的语料发现，HFA 儿童组产出更多文不对图的内容，如将直接可以看出的情节"小鹿把小男孩和小狗扔下悬崖"理解为"小鹿亲了小狗一口"，并且将不同的图片理解为彼此独立的内容，而这些在 TD 儿童组中几乎不存在。其次，HFA 群体存在的执行功能缺陷以及弱中央统合能力可能影响该群体运用"故事语法规则"将无字图画书的语义信息组织和布局成连贯的故事（Cohn et al., 2012; Cohn, 2013）。执行功能障碍是一种由前额叶皮层损伤引发的系列神经心理缺陷，被认为是导致 HFA 个体认知障碍的主要原因，同时也是影响其叙事能力的重要因素（King et al., 2014）。为表达被叙述事件的时间和因果顺序，良好的组织计划能力和关注一个主题的注意能力是必要的。但是受执行功能障碍的影响，HFA 儿童制定目标的能力、实现这些目标的计划能力欠缺，在叙事的过程中通常表现为文本的意义建构能力不足，难以维持叙事的连贯性和整体性，无法将局部信息整合为有意义的陈述，并且缺乏对故事事件做出适当因果联系的能力。如 HFA 儿童难以把握青蛙故事的情节线索和主题，无法像同年龄段的 TD 儿童一样，将小男孩和小狗的系列活动整合成一个完整的寻找小青蛙的过程。另外，中央统合是指在正常的认知系统中，存在一种对尽可能广泛的刺激形成统合，对尽可能广泛的背景进行概括的固有倾向，即整合传入的信息，从而构建更高层次的意义。HFA 儿童中央统合能力较弱，导致其倾向于以牺牲整体为代价来关注细节处理（Tager-Flusberg，1991）。叙事过程需要整合多种信息，但是 HFA 儿童弱的中央统合能力限制了他们把多种信息整合成一个完整有意义的语境的能力，他们过量地描述故事的某一细节，忽视故事的完整性，这造成其叙事时通常缺乏连贯性，无法合理组织叙事信息（Baron-Cohen，2010）。本研究中，与 TD 儿童只描述图画中与故事事件有关的角色和物体不同，HFA 儿童会对图片中所有角色和物体进行描述，如 TD 儿童描述第一幅图为"小男孩和小狗看着瓶子里的小青蛙"，而 HFA 儿童描述为："这里有一张床、一个灯，床上还有两本书。那边有小青蛙、小男孩、小狗。"

在指称衔接方面，在首次引入指称对象上，HFA 儿童组与 TD 儿童组呈现出显著差异，与 TD 儿童相比，HFA 儿童更多使用定指形式不恰当地引入指称对象；在指称维持形式上，HFA 儿童组与 TD 儿童组呈现出显著差异，TD 儿童倾向于使用代词和零形式对指称进行维持，而 HFA 儿童组在指称维持上呈现出名词/短语、代词和零形式三种形式随机使用的现象。Dan 和 Wilson（1995）提出言语交际的"经济性原则"，即人们在日常交际中，遵循最大相关性原则以进行信息的交流，花费最少的信息加工与处理程序，达到最大交际效果。具体到叙事中的指称衔接，由于主角"小男孩"会反复出现，当两次出现距离较近时，且中间未出现任何竞争性角色，叙事者则可以使用可及性程度更高的代词与零形式来进行指称维持，以最少地降低听者信息加工及解码的工作量，达到更高效的信息传递目的。HFA 儿童随机采用重复使用名词/短语、代词和零形式来维持指称，意味着叙事中"经济性原则"的缺失，反映了其语用方面的障碍。在首次引入指称对象时，两组被试都更倾向于使用定指形式来引入"小男孩"这一指称对象而非使用"一个小男孩"，这种不恰当引入在 HFA 儿童组表现得更为明显（86.67%），这意味着 5—6 岁的 HFA 儿童与 TD 儿童在运用不定指形式引入指称对象上都存在不足。这可能与该阶段儿童的认知发展水平有关。故事讲述时，当引入的生命性指称对象在语篇中是首次出现时，对听者而言是新信息，那么讲述者合理的预估是指称对象在听者认知中具有"不可辨性"

或"不可及性",与"不可辨性"或"不可及性"相对应的语言表达形式是不定指(梁丹丹和宋宜琪,2015)。HFA 儿童在指称对象引入上出现了更为明显的不恰当形式,表明他们不能准确推测听话人的认知状态,这可能与其心理理论缺陷有关(Rumpf et al.,2012)。指称的准确需要关注并理解听者的话语心理模型,当心理理论能力受损时,这种关注和理解功能预计会有所降低(Ariel,2001)。

(二)微观叙事能力分析

在微观叙事能力方面,HFA 儿童与 TD 儿童存在显著差异,HFA 儿童在言语产出力中的总词数和句子总数及句法复杂性上显著低于 TD 儿童,意味着 HFA 儿童组在词汇和语法使用方面表现出特定的困难。具体表现为:HFA 儿童组产出的故事总词数与句子总数均较少,平均句子长度较短,故事长度短,该结果与前人研究一致(Tager-Flusberg,1995;Siller et al.,2014);使用较少的复杂句,该结果与 Norbury 等(2002)的研究结果一致,而与 Naigles 等(2011)的研究结果不一致。当控制故事长度时,HFA 儿童与 TD 儿童在不同词汇出现率上存在边缘显著差异,HFA 儿童的词汇丰富性与多样性不及 TD 儿童,不控制故事长度时,TD 儿童的叙事词汇量更是多于 HFA 儿童,因此,可推测 HFA 儿童讲的故事长度短,应该与他们自身词汇量有限,以及词汇获取或运用词汇知识的欠缺有关,这一欠缺致使他们在叙事过程中无法调动合适的词汇表达相应的语义,限制了他们的叙事能力。本研究发现 HFA 儿童在皮博迪图片词汇测验中的得分更低,其接受性词汇知识水平远低于 TD 儿童,这可为上述推测提供支持。本研究中 HFA 儿童叙事中表现出的词汇和句法方面的缺陷,除了与一般性语言损伤有关之外,还可能与这一群体普遍存在的执行功能障碍有关(King et al.,2013)。良好地讲述故事,不仅要调动自身的语言能力,还涉及多个信息的提取与加工,兼顾事件本身与听者的反馈,HFA 儿童的执行功能障碍使其在叙事过程中缺乏灵活性和变通性,无法获取和调动合适的词语表达最佳的故事意义。

在整个故事讲述所涉及的能力中,微观叙事能力在叙事中不只是一个独立的语言因素,词汇和句法的运用同时也影响着宏观叙事能力和叙事观点的表达。在宏观叙事中,需要叙事者调动合适的、多样的词汇以表达故事内容情节,词汇的丰富性是产生更为丰富的故事情节与内容所必需的。本研究中 HFA 儿童较低的皮博迪图片词汇测验得分表明其接受性词汇知识水平较差,这限制了他们在宏观故事叙述中的呈现。在叙事观点表达中，有研究者提出复杂句法表达困难也是造成 HFA 儿童难以提及心理状态词语和因果陈述的原因之一（Capps et al., 2000）。在表达人物情感和思想时，特别是认知状态，通常需要以"认为""觉得"引导的宾语从句来表达，复杂句法的获取困难反过来影响着人物情感状态的表达。

（三）叙事观点的分析

从叙事观点指标分析结果来看，HFA 儿童与 TD 儿童在因果陈述、模糊限定语、负面评论、主观评论、角色语言 5 个指标上能力相当，仅在心理状态（行为）语言的表达和产出，以及强化和吸引注意力的手段方面存在显著差异。而前人研究支持 HFA 儿童倾向于产出明显更少的因果关系表述（King et al., 2013），与本研究结果不一致，究其原因，可能与汉语的特异性有关。当话题之间的因果关系可以不言自明时，汉语表达者则可能不会再次选择因果连词对因果关系进行标记，而且汉语表达者更喜欢在话语中使用不明显标记的因果陈述而不是明显标记的因果连词，这种话语倾向可能会导致本研究中两组儿童均存在因果连词稀缺的情况。

强化和吸引注意力的手段是维持听众参与的策略之一，根据 HFA 群体的障碍特点，预测其会有更差的强化和吸引注意力的手段。本研究中，HFA 儿童在叙事中产出的强化手段少于同年龄段 TD 儿童。对比语料发现，HFA 儿童虽有多次强化和吸引注意力的手段的使用，但呈现出单一性，其严重依赖吸引注意力手段和拟声词来表达，如"看""听""哗啦""扑通"（Tager-Flusberg, 1995）。

叙事交际的目的需要叙事者在叙事过程中使用相应的手段维持听众的参与度，并且对故事角色以及叙事者本身的情感、想法和行为做出阐述，这些能力与叙事者自身的心理理论能力密切相关。根据心理理论的观点，为了使话语交际有意义，话语的发出者和接受者都需要将彼此的心理状态纳入考虑之中，并用合适的情绪将这种心理状态（行为）表现出来（Baron-Cohen, 2010）。HFA 儿童在推断自己和他人的情感状态上存在特定的困难，所以在叙事过程中无法准确识别故事角色的思想、情感与动机，导致心理状态（行为）语言匮乏。前人研究也关注到心理理论能力对 HFA 儿童这一特殊群体的叙事的作用，研究指出，认知和情感状态语言的使用与心理理论能力显著相关（Siller et al., 2014）。

五、结论

本研究通过对两组儿童产出的叙事语料进行详细编码并分析，发现 5—6 岁汉语 HFA 儿童较同龄 TD 儿童在叙事能力方面存在全面损伤。宏观叙事方面，HFA 儿童产出更少的故事内容，无法根据故事主题和情节线索产出连贯的叙事，在指称衔接上，存在不恰当的指称引入和指称维持。微观叙事方面，HFA 儿童的言语产出力和句法复杂性较差，产出的总词数和句子总数较少，平均句子长度较短，复杂句比例也更低。叙事观点方面，在观点表达的丰富性尤其是心理状态（行为）语言的表达上较弱。结合其具体表现，该损伤可能是多种因素交织造成的，如内部语言系统中词汇和句法能力不足、外部认知系统中执行功能障碍、弱的中央统合能力及心理理论能力不足。

第二节　汉语高功能孤独症儿童故事讲述任务中的指称能力

上节对 HFA 儿童的故事讲述能力进行了整体探究，发现 5—6 岁汉语 HFA 儿童较同龄的 TD 儿童在故事讲述方面存在全面损伤。连贯性构建是叙事的核心部分，而指称是连贯性构建中最常用的一种手段。在故事讲述过程中，儿童要根据听者的认知状态和信息需求使用不同的指称形式，从而使故事的发展推进符合连贯性、经济性或其他修辞要求。指称能力可以更细致地揭示 HFA 儿童的语用缺陷。因此，本节从引入指称、维持指称和再次引入指称三个方面深入考察汉语 HFA 儿童指称能力的发展，为促进他们在叙事中正确使用指称，构建更具有连贯性的语篇提供参照。

一、引言

指称（reference）是指使用特定的语言形式对交际中涉及的人或事物进行指代和称呼，即说话人通过语言表达使听话人识别出某一对象，以形成交际双方均可理解的合理指称。形成合理的指称依赖于认知能力、语言能力和社会语用能力的整合（Davies et al., 2016）：考虑所指对象在听者知识表征体系中是否能被正确识别,考虑前后语境,使用能够区别所指对象和其他潜在对象的语言形式,进而形成准确、简洁的指称。指称能力与孤独症人群的核心障碍息息相关,反映了该类人群语言和认知能力的综合使用,揭示了孤独症人群动态交际互动中的语用水平,对其进行研究有助于了解该人群潜在的认知特点和语用损伤(Hickmann, 2004;张放放和周竞, 2006;Murphy et al., 2014;程燕华和马博森, 2019)。此外,相较于自然会话情景和高度结构化任务,故事讲述情景诱发的指称行为更加自然。并且,故事讲述是儿童早期语言活动的重要形式,对从宏观角度研究孤独症儿童叙事能力,了解其语用和认知能力发展有重要意义(Griffin et al., 2004;Reese et al., 2010;Fernández, 2013)。

(一)ASD 儿童指称能力发展

根据指称对象所蕴含信息的新旧程度,可将指称行为分为"引入指称"和"保留指称",其中"保留指称"又可根据对旧信息的前后变换关系分为"维持指称"(maintenance)和"再次引入指称"(reintroduction)(van der Lely, 1997)。

引入指称是当首次提及某个对象时,将其作为"新信息"进行首次引入的行为。由于听话人无法将"新信息"与语境中的某个特定事物联系起来,因此引入指称中的语言形式通常为不定指的名词形式。研究发现,ASD 儿童引入指称能力存在缺陷。Tager-Flusberg(1995)和 Banney 等(2015)分别考察了平均年龄 12 岁和 11.5 岁的 ASD 儿童在故事讲述任务中的引入指称能力,结果发现绝大部分 ASD 儿童依赖于使用定指的名词或代词形式进行指称,不定指形式的使用显著少于 TD 儿童。但以上研究仅考察了引入指称时名词形式的有定与否,本研究将在此基础上进一步分析不定指的标记分类情况以探求 ASD 儿童较少使用不定指形式的内部原因。Rezaeian 等(2018)考察了 7—11 岁的波斯语 ASD 儿童,发现他们在引入指称中容易对主要故事角色使用"完全忽略形式",而该研究所用实验材料《青蛙,你在哪里?》中有多个故事角色,本研究将统计所有角色的首次引入情况以求更全面地揭示 ASD 儿童的引入指称能力。

维持指称是指当新角色被引入之后围绕该角色进行续谈所使用的指称行为,此时所指的角色信息已被交际双方所共同建立,且基于语言使用的经济性原则,在语言形式上通常使用可及性较高的代词或零形式(Ariel, 1994)。已有研究发现 ASD 儿童无法选择恰当的指称形式,在维持指称过程中,倾向于使用定指的名词形式(Tager-Flusberg, 1995;Rezaeian et al., 2018);但是也有研究认为 ASD 儿童在维持指称能力上与 TD 儿童相同（Norbury & Bishop，2003）。这或许是因为研究对象的不同年龄和编码方式的不同造成的：Norbury 和 Bishop（2003）考察了平均年龄 8.8 岁的 ASD 儿童，在编码方面统计了对两个主要故事角色进行维持指称时的名词、代词和所有格形式；而前两项研究的被试年龄相对偏大。此外，Tager-Flusberg（1995）只对涉及故事角色"男孩"的指称进行编码统计，Rezaeian 等（2018）考察的波斯语属于屈折语，所以在编码阶段不仅有名词和代词形式，还增加了"完全忽略形式"和"动词屈折形式"的指标。这些研究结果表明，ASD 儿童的维持指称能力或许存在问题，可能的问题核心表现为难以正确使用代词或零形式进行指称，本研究将考察 ASD 儿童在对《青蛙，你在哪里？》中两名主要故事角色进行维持指称时所使用的语言形式，并且进一步分析代词内部指向，从而更深入了解 ASD 儿童的维持指称能力。

再次引入指称是指前后两小句所指称的角色不同，说话人由对一个对象的谈论转移到对另一个对象的谈论，抑或是重新提及更先前的对象的指称行为。由于指称对象发生变化或重提对象距离较远，为避免造成歧义故而在语言形式上通常使用名词/短语的定指形式。许多研究发现 ASD 儿童难以使用正确形式进行角色之间的转换，并且指向性模糊的代词使用频率高（Norbury & Bishop，2003；Novogrodsky，2013；Banney et al.，2015；Novogrodsky & Edelson，2016）。也有对平均年龄 7 岁和 9 岁荷兰语儿童的研究发现两类儿童并不存在指称能力上的显著差异（Mäkinen et al.，2014；Kuijper et al.，2017）。这一方面可能是被试年龄的离散程度较高造成的（例如 Mäkinen 的被试在 5—10 岁，Kuijper 的被试在 6—12 岁）；另一方面可能是由于编码方式的不同，例如 Mäkinen 的研究不区分引入、维持和再次引入的指称行为，Kuijper 等在维持指称中只统计代词使用，再次引入过程中只统计名词使用。此外，两项对荷兰语儿童的研究所选材料的故事角色较少、剧情简单，对该年龄段的儿童来说难度较低。

已有研究中对汉语 ASD 儿童指称能力的专门性研究相对较少。梁丹丹等（2022）在考察 5—6 岁 HFA 儿童故事讲述能力时发现 HFA 儿童在引入指称上过多使用定指形式，在维持指称上表现出名词、代词和零形式三种形式的随机使用现象。Yang（2011）、Sah（2018）、程燕华和马博森（2019）发现 ASD 儿童在引入指称时较少使用不定指形式而倾向于使用定指形式，在保留指称时倾向于使用名词形式而非代词形式。

（二）研究目的

根据对 TD 儿童指称能力的研究（Karmiloff-Smith，1985），发现儿童指称能力呈阶段性发展：4—5 岁，指称引入时倾向于使用定指形式，听话人需要借助相关图片理解其叙述；6—7 岁，指称能力发展关键期，引入角色时情景依赖型的定指形式减少，不定指形式增多，维持指称时能够使用代词进行回指，但缺乏对故事角色之间的转换指称；8—9 岁，指称能力发展相对成熟，在已有能力的基础上能够灵活使用名词和代词形式进行指称转换。由此可见，5—6 岁是儿童指称能力发展的分水岭，通过比较该年龄段 HFA 儿童与 TD 儿童在故事讲述任务中的指称表现，能够揭示孤独症儿童指称能力的早期状态，此外，5—6 岁年龄跨度小，弥补了前人研究中被试年龄跨度较大的缺陷。

以往对孤独症人群指称能力的研究值得更深入的探讨。部分研究不区分不同的指称行为（Banney et al.，2015；Mäkinen et al.，2014），这使得对语言形式的分析难以与该人群的认知过程和语用能力相结合进行讨论；也有一些研究侧重于对指称行为中所使用的代词进行研究而忽略了其他语言形式（Novogrodsky & Edelson，2016；Kuijper et al.，2017），或者并未对代词指向和不定指内部分类进行进一步分析（Tager-Flusberg，1995；Norbury & Bishop，2003；Rezaeian et al.，2018），难以全面反映孤独症儿童的指称能力。

综上所述，本研究选择故事讲述任务，以 5—6 岁汉语 HFA 儿童和 TD 儿童为对象，分别从引入、维持和再次引入三种指称行为的维度出发，通过对不同指称形式深入比较组间差异和组内差异，为全面揭示 HFA 儿童和 TD 儿童指称能力发展提供来自汉语儿童的证据。

二、研究方法

（一）被试

本研究选取青岛市某康教中心和南京市某普通小学共 60 名 5—6 岁汉语母语儿童参与研究，其中 TD 儿童组和 HFA 儿童组各 30 名。HFA 儿童组纳入标准：①具备医院开具的 ASD 诊断书；②采用韦氏儿童智力量表中国修订版（龚耀先和蔡太生，1994）进行言语、非言语以及总智商评定，总智商评定超过 110 分；③情绪相对稳定，有较好的配合能力；④无其他神经系统、器质性等疾病；

⑤家长签署知情同意书。

独立样本 t 检验结果表明，两组被试的生理年龄、言语智商、非言语智商和总智商均不存在显著差异：$t_{生理年龄}(58) = -0.250, p > 0.05$；$t_{言语智商}(58) = 1.308, p > 0.05$；$t_{非言语智商}(58) = -0.361, p > 0.05$；$t_{总智商}(58) = 0.439, p > 0.05$。被试情况如表 5-11 所示。

表 5-11　TD 儿童和 HFA 儿童的生理年龄和智商

组别	生理年龄	言语智商	非言语智商	总智商
TD 儿童（N=30）	70.10（6.93）	119.90（11.86）	119.43（7.98）	121.57（9.29）
HFA 儿童（N=30）	70.53（6.24）	115.77（12.21）	120.37（11.43）	119.77（11.33）

（二）材料

材料为无字图画书《青蛙，你在哪里？》。该图书常用于儿童语言学研究中的故事讲述任务。书中共出现 7 个有生命性特征的人和动物，且各情节之间需要对不同对象进行各类指称，适合作为实验材料考察儿童叙事任务中的指称行为。

实验在安静的房间内进行，主试与被试一对一进行叙事任务。被试逐页仔细观看每张图片后讲述故事内容。实验过程中全程录音。

（三）语料转录与编码

1. 语料转录

采用 CHILDES 对音频内容进行逐字转录，仅保留正式讲述的部分。

本研究采用人工分词分句的方法，以含有明显动词的小句作为分句基本单元，结合停顿、语调下沉等韵律线索。严格按照 CHAT 格式要求对转写文件进行规范处理。

2. 语料编码

引入指称所考察的故事角色共 7 个：小男孩、小狗、青蛙、鼹鼠、蜜蜂、猫头鹰、小鹿。维持指称所考察的故事角色共 2 个：小男孩、小狗。原因如下：①由于引入失败的现象存在，因此选择所有被试均提及且在故事中多次出现的两个角色进行维持指称的考察。②故事中原先小男孩只有一只青蛙，最后却找到了许多青蛙，原先的青蛙和后来的青蛙是否为同一对象在不同被试的理解中存在差异，较难进行客观的评价，故不将青蛙纳入维持指称考察范围。

各语言均存在定指与不定指形式，但是不同语言的表达方式存在差异。本研究结合中外已有研究的分类方法（陈平，1987；徐烈炯，1995；Hickmann & Hendriks，1999；梁丹丹和宋宜琪，2015），对定指和不定指形式进行以下分类。

1）定指形式

其一，名词形式：

（1）动词前的光杆名词，如"**男孩**躲到了一个石头下面"。（TD 儿童组 ZNK，6 岁 1 个月/女）

（2）领属性名词短语。如"小男孩和**他的小狗**把小青蛙放到玻璃瓶里面"。（TD 儿童组 WCY，6 岁 8 个月/女）

（3）指示性名词短语。由"这""那"等指示代词所引导的有较强指示性的名词性短语。如"**这个小朋友**和他的小狗睡觉了"。（TD 儿童组 LQY，5 岁 2 个月/女）

（4）赋予某个角色的专有名称词。如"**小明**的小狗和**小明**在看他们今天抓来的青蛙"。（TD 儿童组 SHR，6 岁 7 个月/男）

其二，代词形式：

（1）代词。主要以第三人称代词为主，如"**他**一把就抓住了"。（TD 儿童组 KRG，5 岁整/男）

（2）零形式。小句中有相应动词描述但未出现动作对象的潜在角色指称情况，如"（**小朋友和小狗**）突然发现个蜜蜂房"。（HFA 儿童组 WWJ，5 岁 2 个月/女）在该故事语境中，适当地使用零形式进行指称是语言经济性原则的表现。

2）不定指形式

汉语中的不定指形式主要是名词性形式，包括以下三类：

（1）局部标记不定指。动词前的"数量+名词"短语，如"**一只猫头鹰**飞出来"。（HFA 儿童组 ZJC，6 岁 7 个月/男）

（2）整体标记不定指。动词后的光杆名词，如"小狗看到了**小青蛙**"。（HFA 儿童组 CJY，6 岁 2 个月/男）

（3）双重标记不定指。动词后的"数量+名词"短语，如"（小朋友）还**养了一个狗**"。（TD 儿童组 DWR，6 岁 9 个月/男）

3）补充说明

（1）忽略形式。儿童的叙事语篇中未对某个角色形成直接或间接的指称形式,即对故事角色引入失败现象,区别于零形式。

(2)角色误认。部分儿童会把故事角色误认为其他动物,如被试将"鹿"认成了"山羊"(HFA 儿童组 WBY,5 岁 8 个月/男),此类情况纳入统计。

(3)角色名称变更。儿童在对某个出现频率较高的角色进行维持指称时,出现对该角色名称上的变化,但指称实体保持不变。如"一个**小朋友**和这只狗看着那只罐子里的青蛙……**小男孩**很生气。"(HFA 儿童组 WHK,6 岁 9 个月/男)此类情况不作为新角色的引入。

(4)动词后光杆名词的定指性。在故事讲述任务的语境之下,在对某一角色维持指称阶段,即便其在谓语动词后面以光杆名词的形式出现,表达的也是建立在共享信息基础上对旧信息的维持指称,且不影响听话人将该指称形式与所述角色建立对应关系,故将维持指称阶段的动词后光杆名词作为定指形式。如"小男孩和小狗看见了青蛙……小男孩抱着**小狗**"(HFA 儿童组 DCH,6 岁 1 个月/男),此类情况将"小狗"作为再次引入指称的定指名词形式纳入统计。

(5)"把""被"等介词后、动词前出现的光杆名词形式,记为定指。如"(小男孩)把**小狗**扶了起来"(TD 儿童组 LDN,6 岁 7 个月/女),将小狗记为定指名词形式。

最终确定如表 5-12 所示的分析框架。

表 5-12 指称能力评价指标

指称行为	语言形式	定指与否
引入指称	名词形式	定指
	代词形式	
	局部标记	不定指
	整体标记	
	双重标记	
	忽略引入	
维持指称	名词形式	定指
	代词形式(包含零形式)	
再次引入指称	名词形式	定指
	代词形式	

注:在数据预处理过程中发现维持指称和再次引入指称中不定指形式数量几乎为零,因此不纳入指称能力评价指标中。

三、结果

（一）引入指称能力

由于数据不满足正态分布，采用曼-惠特尼 U 检验，分别对引入指称过程中使用的两种指称形式和忽略引入角色的情况在 TD 儿童和 HFA 儿童两个人群间进行比较，分析对故事角色进行引入时两种人群所使用不同形式的差异。结果发现，在引入指称中，HFA 儿童组使用不定指形式的百分比显著小于 TD 儿童组（$p<0.001$）；HFA 儿童组忽略引入角色的百分比显著大于 TD 儿童组（$p<0.01$）；在使用定指形式方面两组人群无显著差异（$p>0.05$）。具体检验结果见表 5-13。

表 5-13 引入指称时三种指称形式的使用情况及平均频数组间比较的检验结果

指称过程	指称形式	TD 儿童 平均频数	占比/%	HFA 儿童 平均频数	占比/%	Z	p
引入指称	不定指形式	4.00	57.14	2.47	35.24	3.54	<0.001***
	定指形式	2.57	36.67	3.20	45.71	−1.56	0.120
	忽略引入	0.43	6.19	1.33	19.05	−2.91	0.004**

使用卡方检验对两组人群内部进行三种指称形式之间的两两比较，分析人群内部在引入指称过程中使用指称形式的偏好差异。结果发现，TD 儿童组内不定指形式使用比例显著大于定指形式（$\chi^2=9.39$，$p<0.01$），定指形式使用比例显著大于忽略引入（$\chi^2=45.51$，$p<0.001$）；HFA 儿童组内定指和不定指形式使用比例均显著大于忽略引入（$\chi^2=23.06$，$p<0.001$，$\chi^2=10.14$，$p<0.01$），但定指形式与不定指形式间并无显著差异（$\chi^2=2.85$，$p>0.05$）。

为进一步探究两组儿童引入指称能力的内部差异情况，分别对组间的不定指形式和定指形式内部构成以及组内的指称形式偏好进行统计检验。

1. 引入指称中不定指形式的内部构成比较

结果发现，两组儿童在不定指形式内部的使用方面存在差异，HFA 儿童组使用整体标记比例显著大于 TD 儿童组（$p<0.01$）；HFA 儿童组使用双重标记比例显著小于 TD 儿童组（$p<0.01$）；两组在局部标记不定指的使用上不存在显著差异（$p>0.05$）。具体结果见表 5-14。

表 5-14　引入指称中不定指形式的内部构成组间比较的检验结果

指称形式	内部构成	TD 儿童 平均频数	占比/%	HFA 儿童 平均频数	占比/%	Z	p
不定指形式	局部标记	0.67	16.67	0.30	12.16	1.06	0.29
	整体标记	0.60	15.00	1.17	47.30	−2.70	0.007**
	双重标记	2.73	68.33	1.00	40.54	3.23	0.001**

组内比较结果发现，TD 儿童组使用双重标记比例显著大于局部标记和整体标记（$\chi^2 = 37.69$，$p < 0.001$，$\chi^2 = 40.96$，$p < 0.001$），局部标记和整体标记之间无显著差异（$\chi^2 = 0.11$，$p > 0.05$）；HFA 儿童组使用整体标记和双重标记比例显著大于局部标记（$\chi^2 = 15.36$，$p < 0.001$，$\chi^2 = 11.31$，$p < 0.01$），使用整体标记与双重标记间无显著差异（$\chi^2 = 0.39$，$p > 0.05$）。

2. 引入指称中定指形式内部构成的比较

对定指形式内部构成检验结果发现，两组儿童在定指形式内部的使用方面不存在显著差异。HFA 儿童组使用名词形式与 TD 儿童组没有显著差异（$p > 0.05$）；HFA 儿童组使用代词形式与 TD 儿童组没有显著差异（$p > 0.05$）。具体结果见表 5-15。

表 5-15　引入指称中定指形式的内部构成组间比较的检验结果

指称形式	内部构成	TD 儿童 平均频数	占比/%	HFA 儿童 平均频数	占比/%	Z	p
定指形式	名词形式	2.43	94.81	3.07	95.83	−0.35	0.73
	代词形式	0.13	5.19	0.13	4.17	−0.06	0.95

组内比较发现，两组被试在定指形式中使用名词形式均显著大于代词形式（$\chi^2_{\text{TD 儿童组}} = 61.83$，$p < 0.001$；$\chi^2_{\text{HFA 儿童组}} = 80.67$，$p < 0.001$）。

（二）维持指称能力

在维持指称中，HFA 儿童组使用名词形式和代词形式的百分比与 TD 儿童组无显著差异（$p > 0.05$，$p > 0.05$）。具体检验结果见表 5-16。

表 5-16　维持指称时指称形式的使用情况及其平均频数组间比较结果

指称过程	指称形式	TD 儿童 平均频数	占比/%	HFA 儿童 平均频数	占比/%	Z	p
维持指称	名词形式	3.97	10.65	5.80	20.86	−1.77	0.077
	代词形式	17.43	46.82	10.07	36.21	1.77	0.077

注：在维持指称中，两组被试均未使用不定指形式，因此只分析定指形式中的名词和代词形式。

组内比较发现，维持指称中，两组被试的代词形式使用比例均显著大于名词形式（$\chi^2_{TD 儿童组}$ = 254.23，$p < 0.001$；$\chi^2_{HFA 儿童组}$ = 34.42，$p < 0.001$）。

对维持指称中代词内部构成进行进一步分析，结果发现，HFA 儿童组使用代词表示复数的比例显著小于 TD 儿童组（$p < 0.05$），HFA 儿童组使用代词指称小狗的比例与 TD 儿童组呈现边缘显著差异（$p = 0.06$），HFA 儿童组在使用零形式方面与 TD 儿童组呈现边缘显著差异（$p = 0.07$），HFA 儿童组与 TD 儿童组在使用代词指称小男孩时不存在显著差异（$p > 0.05$）。具体结果见表 5-17。

表 5-17　维持指称中代词形式的内部构成组间比较的检验结果

指称过程	代词内部构成	TD 儿童 频数	占比/%	HFA 儿童 频数	占比/%	Z	p
维持指称	代词指小男孩	5.17	29.64	3.33	33.11	0.22	0.83
	代词指小狗	1.13	6.50	0.37	3.64	1.88	0.06
	代词复数形式	4.30	24.66	1.63	16.23	2.28	0.02
	零形式	6.83	39.20	4.73	47.02	1.81	0.07

组内比较结果发现，TD 儿童组，零形式的比例显著大于代词指小男孩的比例（χ^2 = 6.94，$p < 0.01$），代词指小男孩的比例显著大于代词指小狗的比例（χ^2 = 77.47，$p < 0.001$），代词复数形式的比例显著大于代词指小狗的比例（χ^2 = 55.37，$p < 0.001$），代词指小男孩的比例和代词复数形式的比例无显著差异（χ^2 = 2.38，$p > 0.05$）；HFA 儿童组，零形式的比例显著大于代词指小男孩的比例（χ^2 = 7.29，$p < 0.01$），代词指小男孩的比例显著大于代词复数形式的比例（χ^2 = 17.46，$p < 0.001$），代词复数形式的比例显著大于代词指小狗的比例（χ^2 = 24.07，$p < 0.001$）。

（三）再次引入指称能力

在再次引入指称中 HFA 儿童组使用名词形式和代词形式的百分比与 TD 儿童组无显著差异（$p > 0.05$，$p > 0.05$）。具体结果见表 5-18。

表 5-18　再次引入指称时指称形式的使用情况及其平均频数组间比较结果

指称过程	指称形式	TD 儿童 平均频数	占比/%	HFA 儿童 平均频数	占比/%	Z	p
再次引入指称	名词形式	13.23	35.54	9.53	34.29	1.03	0.30
	代词形式	2.60	6.98	2.33	8.39	−0.78	0.43

注：在再次引入指称中，TD 儿童组均未使用不定指形式，HFA 儿童组使用不定指形式频数极小，仅占平均维持指称频数的 0.24%。在预分析处理后认为不定指形式在再次引入指称过程中频数过低，无法说明问题，因此在实际分析过程中剔除了对不定指形式的检验。

进一步对再次引入指称中代词指代情况的歧义与否进行分析，结果发现，HFA 儿童组产出歧义代词比例显著大于 TD 儿童组（$p < 0.01$）；HFA 儿童组产出非歧义代词比例显著小于 TD 儿童组（$p < 0.01$）。结果见表 5-19。

表 5-19　再次引入指称中代词形式的内部歧义性的组间比较检验结果

指称过程	代词歧义性	TD 儿童 平均频数	占比/%	HFA 儿童 平均频数	占比/%	Z	p
再次引入指称	歧义代词	0.27	7.69	0.74	24.29	−2.73	0.006
	非歧义代词	3.27	92.31%	2.30	75.71	2.73	0.006

组内分析结果发现，两组被试的歧义代词产出率均显著低于非歧义代词（$\chi^2_{\text{TD 儿童组}} = 55.85$，$p < 0.001$；$\chi^2_{\text{HFA 儿童组}} = 18.51$，$p < 0.001$）。

四、讨论

本研究从引入指称、维持指称和再次引入指称三种指称行为考察了 5—6 岁汉语 HFA 儿童和 TD 儿童故事讲述任务中指称能力的异同。研究结果不仅能够揭示汉语 HFA 儿童和 TD 儿童在叙事能力发展关键时期的指称能力差异，而且提供了该年龄段两组儿童在故事讲述任务中进行指称的语言形式偏好，为障碍儿童语用能力评估提供来自典型发展人群的参照。

（一）HFA 儿童引入指称能力缺陷

引入指称方面，HFA 儿童表现出与 TD 儿童不同的指称模式。HFA 儿童使用不定指形式引入新角色信息的比例显著低于 TD 儿童，该结果基本与前人研究结果一致（Tager-Flusberg，1995；Norbury & Bishop，2003；Yang，2011；Sah，2018；Banney et al.，2015；梁丹丹等，2022），这表明 HFA 儿童在 5—6 岁时已经表现出使用不定指形式引入指称的能力存在缺陷，并且这种缺陷存在跨语言的共性。此外，根据 Karmiloff-Smith（1985）的研究，TD 儿童在 4—5 岁时倾向于使用定指形式引入指称，听话人需借助相关图片信息理解其叙述对象，之后不定指形式的使用率增高并最终接近成人，结合本研究结果发现，汉语 TD 儿童在 5—6 岁时确实已经倾向于使用不定指形式，而 HFA 儿童仍处于引入指称能力发展的上一个阶段，即依赖定指形式引入指称。首次指称的对象具有"不可辨性"，并未在听话人的信息表征系统中建立起语篇实体，因此一般会使用不定指形式来进行指称，这是基于一定的心理化（mentalizing）能力所发展出的指称模式，即是否能正确预设听话人对新信息的认知状态从而进行合适的指称，反映了说话人的语用能力水平。5—6 岁 TD 儿童倾向于使用不定指形式进行首次指称，且显著高于其他两种方式，符合典型发展成年人的指称模式，而该年龄段 HFA 儿童则表现出依赖定指形式的指称模式，这意味着他们在对新角色进行引入时并不能合理地推测听话人的认知状态，这可能与该人群心理理论缺陷有关（Ariel，1990；Dahlgren & Sandberg，2008）。

本研究进一步分析了两组儿童在不定指形式内部标记类型使用上的差异。HFA 儿童在不定指形式中使用整体标记形式显著高于 TD 儿童，HFA 儿童使用双重标记形式显著低于 TD 儿童，局部标记的使用上两组无显著差异。局部标记体现在名词短语上的标记，比如不定冠词的使用；整体标记是影响整个小句的标记，比如语序；双重标记是包含了局部标记和整体标记的一种不定指形式，在故事讲述中这种形式是最适于引入一个新角色的指称形式。不同语言在引入新信息时对两种标记形式的依赖有所不同，英语中局部标记是强制的，整体标记是可选的；而汉语中局部标记是可选的，整体标记是强制的。根据汉语特征和指称能力发展来看，局部标记使用率通常是最低的，整体标记使用率较高，而双重标记是在具备了一定指称能力之后倾向于使用的方式。结合以往研究发现，TD 儿童在 4—5 岁时较多使用整体标记，但到 6—7 岁时整体标记形式的使用明显减少，双重标记使用增多（梁丹丹和宋宜琪，2015），本研究发现 5—

6岁TD儿童对这两类标记的使用符合这一发展规律，并且在5—6岁时已经表现出对双重标记的使用偏好，但该年龄段的HFA儿童仍然依赖整体标记的使用，这意味着HFA儿童落后于同龄TD儿童至少1年。此外，从信息结构的角度来看，汉语是一种"话题凸显"的语言，一般而言，旧信息出现在动词之前的位置，新信息出现在动词之后的位置（Hickmann et al., 1996；Hickmann & Liang, 1990）。换言之，新信息位于动词之后的整体标记和双重标记是符合汉语信息结构的语言形式，相关统计结果显示，无论是HFA儿童还是TD儿童，这两者的使用比例之和在整个不定指形式的使用中要远大于局部标记，因此HFA儿童的宏观信息结构表征是没有显著缺陷的。但是，HFA儿童在需要使用"数量名"结构的局部标记和双重标记中都表现出了使用比例的下降，而不需要"数量名"结构的整体标记占到接近50%，这暗示了HFA儿童在引入新信息的过程中对"数量名"结构的使用存在缺陷。

HFA儿童更容易忽略对角色的引入。这意味着HFA儿童缺乏对次要角色信息的关注，这或许与他们的注意力广度和工作记忆容量（Minshew & Goldstein, 2001）有关，使得他们在对主次角色进行注意力分配时时常忽略那些刺激较少的次要角色信息。

（二）HFA儿童维持指称能力缺陷

维持指称能力方面，HFA儿童使用代词表示复数形式的能力显著落后于TD儿童组。儿童人称代词的习得有阶段性特征，第三人称代词习得时间晚于第一、二人称代词，且人称代词的复数形式习得时间更晚（Xu & Min, 1992；孔令达和陈长辉，1999）。5—6岁HFA儿童在使用代词复数形式维持指称的能力上显著落后于TD儿童。代词复数形式的问题反映了HFA儿童对角色信息整体感知能力较弱的特点。这或许与该人群的弱中央统合能力有关。在该故事中，复数形式的代词多为"他们"，指"小狗"和"小男孩"，由于大部分时间这两个角色都在一起行动，因此使用代词复数形式是满足叙事连贯性的表现。而HFA儿童对复数形式使用比例的落后一方面表明他们整体的叙事缺乏经济性和连贯性；另一方面表明他们在使用代词进行指称时倾向集中于分离的角色或故事构成要素，而缺乏对信息的整体加工，这种整体加工困难反映了主观信息资源整合的中央系统的失能（Joseph, 1999；Joseph et al., 2005）。

关于代词和名词的使用，HFA儿童和TD儿童表现出相同的模式：代词使用比例均高于名词使用比例，且两组不存在显著差异。这意味着HFA儿童能够对处于注意力焦点位置的语篇实体使用可及性较高的代词形式进行指称，反映出该人群具备一定的叙事连贯性以及满足经济性原则的语用能力。

两组儿童使用代词指称不同对象的优先级也十分相似。除了两组儿童使用率最高的零形式以外，代词指称对象比例由高到低分别为：小男孩，复数形式（指小男孩和小狗），小狗。这一结果符合儿童叙事习惯中的"主角策略"，也与指称对象的生命性有关，在使用代词指称不同对象时两组儿童的表现均符合所指对象生命性从高到低的规律，"小男孩"作为生命性特征最高的人类角色，被代词指称比例最高，其次是包含其在内的"他们"，最后是非人生命角色的"小狗"。

（三）HFA 儿童再次引入指称能力缺陷

再次引入指称方面，HFA 儿童组产出歧义代词比例显著高于 TD 儿童组。从一个角色到另一个角色指称形式的转换，与说话人的工作记忆（Minshew & Goldstein，2001）和抑制控制能力有关（Elisabeth，2004）。然而，在对再次引入指称中所使用代词进行指称歧义性的分析时，发现 TD 儿童组和 HFA 儿童组产出非歧义代词比例均显著高于歧义代词，这表明 5—6 岁的两组儿童在故事讲述任务中都具备一定的区分代词歧义的能力，但是 HFA 儿童却存在缺陷。再次引入指称时两角色信息相距较远，在叙事衔接时容易出现歧义，对言语工作记忆的要求较高，HFA 儿童在再次引入指称方面的困难或许暗示了其言语工作记忆的问题。再次引入指称还涉及角色与角色之间的注意力切换，而 HFA 儿童较弱的抑制控制能力即便能够支撑他们尽量使用名词形式完成歧义消解的任务，但在使用代词时难以克服认知定式带来的消极影响，使得歧义代词数量增多。此外，孤独症人群的心理理论缺陷（Dahlgren & Sandberg，2008）也可能使他们在再次引入指称时难以注意到听话人可能对其所使用的代词产生理解困难的事实。

HFA 儿童和 TD 儿童使用相同指称模式：名词>代词。两组儿童均以定指的名词形式为主，几乎不产出不定指形式，并且两组儿童在名词和代词的使用率上依然没有显著差异。这表明，HFA 儿童能够在进行角色信息转换时使用与同龄 TD 儿童相同的语言形式，说明他们在再次引入指称过程中具备相对完好的语用能力。尽管 HFA 儿童所产出的代词和名词形式与 TD 儿童均无显著差异，但是歧义代词的数量却显著增加，这表明他们并没有完全掌握面对信息转换时两种语言形式该如何选择。

五、结论

本研究发现 5—6 岁 HFA 儿童相比于 TD 儿童在指称能力上存在损伤。主要表现在：引入指称过程中，HFA 儿童更倾向于使用定指形式而非不定指形式；更容易忽略对次要故事角色的引入；在使用不定指形式的能力上相对落后，相比于 TD 儿童倾向于使用双重标记形式，HFA 儿童更依赖于整体标记，并且表现出对使用"数量名"结构的能力损伤。维持指称过程中，HFA 儿童与 TD 儿童使用相似的指称策略，但使用复数形式代词的能力明显落后。在保留指称过程中，HFA 儿童使用歧义代词的比例高于 TD 儿童。由上可见，汉语 5—6 岁 HFA 儿童的引入指称能力、维持指称能力和再次引入指称能力均存在缺陷。

第三节　汉语高功能孤独症儿童的叙事能力干预

较多研究发现，相比于无明显损伤的句法和词汇能力，孤独症谱系障碍人群通常在语用层面，尤其是叙事上存在显著困难（Colle et al., 2008）。本章前两节通过与典型发展儿童的叙事比较，探讨了汉语 HFA 儿童在整体叙事能力和指称表达上的损伤。叙事在日常生活中极为重要，而 HFA 儿童认知能力较高，句法和语义能力相对完好，所以对这一群体进行叙事干预，既有必要，也有可操作性。本节检验了故事冠军（Story Champs）干预方案对汉语 HFA 儿童叙事能力提升的有效性。

一、引言

孤独症人群普遍存在心理理论能力、中央统合能力、执行功能等方面的障碍（Jolliffe & Baron-Cohen, 1999）。孤独症儿童的社交能力一般有缺陷（Fein et al., 1986），尤其是存在特定语用障碍（Baron-Cohen, 1989; Frith, 1989; Thurber & Tager-Flusberg, 1993），上述缺陷通常在叙事层面表现出来。

孤独症儿童的叙事缺陷具体表现为宏观结构上故事组织和联结能力差，微观结构上叙事内容匮乏等。对孤独症儿童进行的研究显示，孤独症个体很难通过叙事来建立对事件和经历的理解（Bruner & Feldman, 1993）。具体来说，孤独症儿童在角色对话互动中的叙事频率要低于心理年龄匹配的对照组儿童（Capps et al., 1998），会产出相对贫乏的叙事，缺乏复杂性、连贯性，缺乏对叙事作为组织和交流经验的机制的认识（Bruner & Feldman, 1993; Loveland et al., 1990; Loveland & Tunali, 1993）。多年来对孤独症儿童的研究表明，这些儿童所经历的叙事困难是持续存在的（Fey et al., 2004）。如果没有高质量的、系统的、个性化的叙事语言干预，孤独症儿童的语言困难可能会持续到小学（Hugh et al., 2000），并导致成年后的阅读和学业问题（Scarborough, 1998）。对孤独症儿童的叙事提供干预，将有利于该群体获得更好的叙事表达能力，缩小与典型发展儿童在叙事能力上的差异，以更好地融入社会。

  目前，研究者们已经广泛开展了对宏观叙事结构的干预，大多数干预研究采用故事语法元素的显性教学。Favot 等（2018）的研究采用了一项跨参与者的多基线设计，调查口头叙事干预对患有孤独症谱系障碍和严重沟通障碍的儿童的宏观叙事结构的影响。4 名年龄在 6 岁至 9 岁之间的儿童参加了一对一干预，干预的目标是人物（谁）、背景（哪里+什么）、问题、情绪感受、解决尝试（做）、后果（下一步）和结果等叙事宏观结构要素。结果表明，在 4 名被试中，有 3 名被试的干预是有效的。迄今为止，叙事干预领域对宏观结构上的故事语法元素已经充分关注，但对微观结构元素较少有研究。Gillam 等（2015）探讨了针对心理状态和因果语言使用的叙事干预计划是否能为孤独症谱系障碍儿童带来叙事产出的积极成效。该研究有 5 名 8—12 岁的孤独症儿童参与，每周收集儿童自发故事进行整体故事复杂性、故事结构以及心理状态和因果语言使用的分析。结果显示，所有儿童在叙事的三个方面都有所进步，5 名儿童的叙事水平有明显变化，干预停止后，成效得以维持。Petersen 等（2014）调查了个体化、系统化的语言干预对孤独症儿童个人叙事的影响。3 名 6—8 岁的孤独症男孩参加了 12 次个人干预，干预目标是从每个参与者的基线期表现中选出 2—3 个故事语法元素和 3—4 个语言复杂性元素（如因果关系、副词）。记录儿童在每个基线期、干预期和维持期结束时产出的独立个人叙事。结果显示，目标语言特征得到改善。干预后第 2 周和第 7 周有不同的维持证据。上述两项研究虽提出对微观结构元素的关注，但仅提供了口头提示和重铸线索，在干预过程中，被试面临"显性"故事语法元素目标和"隐性"复杂句法目标，儿童容易只关注故事语法元素，语言复杂性元素没有图形或图标表示。如果同时为叙事中的微观结构元素提供显性视觉支持，叙事干预是否能改善儿童的叙事宏观结构和微观结构，从而提高讲故事的完整性和丰富性，该问题还未解决。此外，国内尚无针对汉语孤独症儿童的叙事评估和干预研究。国外研究中提出的叙事干预方法是否适合汉语孤独症儿童，且能否有效提高汉语孤独症儿童的宏观叙事能力和微观叙事能力，这些问题同样有待解决。

因此，本研究结合汉语孤独症儿童叙事能力的发展特点，综合借鉴 Spencer 等（2012）的故事冠军干预方案，对汉语孤独症儿童的叙事能力进行干预，考察故事冠军干预方案是否能有效改善汉语孤独症儿童的宏观叙事结构和微观叙事结构元素，同时探讨这种叙事干预带来的成效是否能在撤销后得以维持。

二、研究方法

（一）工具与材料

实验材料包括评估材料和干预材料。评估材料用来对前期筛选的汉语孤独症儿童进行评估，包括韦氏儿童智力量表中国修订版、皮博迪图片词汇测验修订版和叙事能力测量（narrative language measurement，NLM）量表，这些工具分别测量儿童的智力水平、接受性词汇知识水平和叙事能力。干预材料是介入过程中使用的材料。本研究实验设计参考故事冠军的课程计划，编选适合汉语语言风格和文化特点的本土化材料。

1. 序列图片

干预实验所采用的材料共 16 个故事，均包含 5 幅序列图片，构成一个逻辑完整的故事。每个故事要求涵盖基本的故事语法元素（即故事角色、背景、问题、情绪感受、尝试、结果、最终情绪感受）等，且所选故事均描绘消极的主题。

2. 彩色故事语法图标

彩色故事语法图标可以描述儿童在叙事过程中应该注意的故事结构，包括人物、事件、地点和解决方案等，保持故事情节的完整性，直观地描述故事语法元素之间的相关性（Thorndyke，1977）。以往的干预研究仅口头提示宏观故事语法元素，本研究还使用彩色图标代表每个故事的宏观和微观语法元素，尤其是加入了汉语中的因果连词"因为"和"所以"，以及表示故事角色语言的角色对话图标。具体对应含义如表 5-20 所示。

表 5-20 干预图标材料及其代表含义

故事元素	图标	代表含义
宏观故事语法元素		故事角色（character）
		背景（setting）
		问题（problem）
		情绪感受（emotion）
		尝试（action）
		结果（ending）
		最终情绪感受（ending emotion）
微观故事语法元素	因为 所以	因果连词（causal conjunctions）
故事角色语言		角色对话（dialogue）

（二）实验对象

通过网络平台发布干预教学招募令招募被试，选取有意向参与且符合招募条件的 9 名孤独症儿童，按照以下标准进行筛选：第一，生理年龄为 6—8 岁；第二，言语智商和总智商不低于 70 分；第三，接受性词汇知识水平处于正常区间；第四，填写孤独症行为量表，若得分≥31，可筛查出为孤独症；若得分≥67，可辅助诊断为孤独症；第五，儿童叙事表现出缺乏故事语法元素、没有故事框架、故事内容简短。

对被试进行评估后，最终选取 4 名 6—8 岁的孤独症儿童作为干预实验的被试。4 名被试均具备权威医院出示的孤独症谱系障碍的确诊证明，被试的基本情况如表 5-21 所示。

表 5-21 被试各项测试得分及情况统计

被试名称	生理年龄/月	言语智商/分	操作智商/分	总智商/分	PPVT 得分/分	ABC 量表/分
被试一 DYC	89	100	84	92	72	43
被试二 WZY	90	73	76	74	80	82
被试三 HXY	98	82	69	73	120	55
被试四 TQR	82	90	94	91	111	86

被试一：DYC（为了保护被试的隐私，以及便于记录，没有将他们的全名直接统计，而是使用了被试名字的缩写，下同），男，生理年龄 7 岁 5 个月，视力、听力正常，右利手。参与干预实验时即将就读小学一年级。该被试足月出生，剖宫产，出生时遇缺氧、难产，3 岁时经南京脑科医院诊断为孤独症谱系障碍，确诊后在相关康复机构接受过个人训练、感统训练等。被试在韦氏儿童智力量表中的得分属于中等水平，词汇量在一般水平，能够了解干预材料中的大多数概念。看图说话时能够使用简单的句子描述单幅图片，但缺乏因果逻辑和条理，停顿时间较长，不能准确描述故事中角色的心理状况。

被试一语料示例如下（INV 指主试，CHI 指被试，下同）：

INV：开始吧！
CHI：有两个小男孩在踢球，
CHI：他弄得高高的。
CHI：老奶奶一看，
CHI："我的植物被弄倒了"。
CHI：到了最后，
CHI：把植物赔给了奶奶。

被试二：WZY，男，生理年龄 7 岁 6 个月，视力、听力正常，右利手。参与干预实验时即将就读小学一年级。该被试足月出生，剖宫产，2 岁 4 个月时经南京脑科医院诊断为孤独症谱系障碍，确诊后在相关康复机构接受过个人训练、感统训练等。被试在韦氏儿童智力量表中的得分属于临界状态，词汇量在一般水平，能够了解干预材料中的大多数概念。看图说话时能够使用简单的句子描述单幅图片，但无法描述故事中角色的内心想法，只是描述图画上有的事物。

被试二语料示例如下：

INV：开始吧！

CHI：他在扫地。他就闭上眼睛了。

CHI：然后他就坐好了。

CHI：他就跟人手拉手。

CHI：然后，他就扫完了地，

CHI：他就闭上眼睛了。

被试三：HXY，女，生理年龄 8 岁 2 个月，视力正常，左耳失聪，右利手。参与干预实验时就读于南京市某普通小学一年级。该被试足月出生，顺产，7 岁时经南京脑科医院诊断为孤独症谱系障碍，确诊后在相关康复机构接受过游戏治疗、听觉统合训练等，未接受过语言干预。被试在韦氏儿童智力量表中的得分属于临界状态，词汇量在一般水平，能够了解干预材料中的大多数概念。可以说较长、较复杂的句子。故事简单，只有三两句话，丰富性较差，看图说话时能够使用简单的句子描述单幅图片，故事不够生动，很呆板。

被试三语料示例如下：

INV：开始吧！

CHI：小明和小高在踢足球。

CHI：一不小心把奶奶家的树踢破了。

CHI：小明和小华都看见地上怎么碎了。

CHI：小刚和小明就送了老奶奶一个新花盆。

被试四：TQR，男，生理年龄 6 岁 10 个月，视力、听力正常，右利手。就读于泰州市某小学一年级，参加干预实验时已休学。该被试足月出生，剖宫产，3 岁时经南京脑科医院诊断为孤独症谱系障碍，确诊后在相关康复机构接受过感统训练，未接受过语言干预。被试在韦氏儿童智力量表中的得分属于中等水平，词汇量在一般水平，能够了解干预材料中的大多数概念。可以使用简单而又完整的句子，故事简单，只有三两句话，丰富性较差。

被试四语料示例如下：

INV：开始吧！

CHI：他捡了一个吃，

CHI：他吃了。

CHI：他就跟老奶奶说再见。

（三）实验方法

由于 ASD 儿童个体差异大，无法进行大规模的大样本实验，因此单一个案实验设计更适合个体的干预，既能达到高内部效度，又能改善研究过程的外在效度（杜正治，2006：11）。因此，本研究对汉语孤独症儿童进行了叙事干预训练，并对其进行了多基线调查，探讨孤独症儿童接受干预训练后的教学效果。

（四）干预方案

本研究采用视觉支持法，通过彩色故事语法图标提示故事宏观和微观结构元素，并要求儿童使用它们来复述故事。主要包括两个阶段：第一阶段，基于序列图片教授宏观故事语法元素。每个元素都有一个对应的图标（例如，用向下的大拇指表示故事中的问题），并同时展示在故事板上。第二阶段，主试向被试介绍如何使用角色对话和因果复句来阐述和扩展他们的故事。下面以"磊磊被蚊子咬了"故事材料为例，展示叙事干预方案的具体步骤。

研究人员提前在桌面上摆放故事白板，实物图如图 5-1 所示。

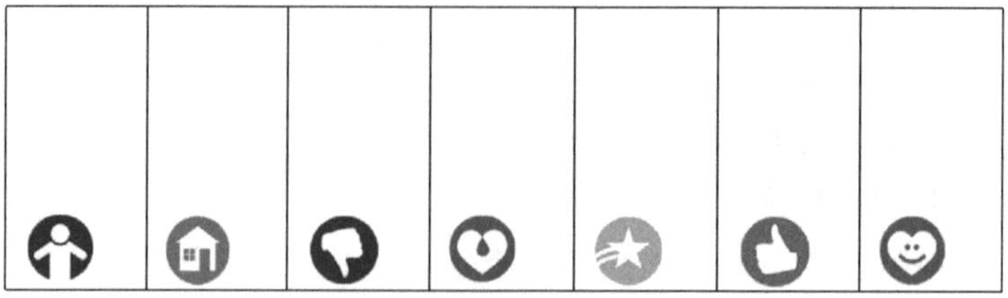

图 5-1　故事板展示图

（1）干预者依次拿出故事语法图标，使用故事材料引导儿童命名图标。干预者需要首先命名故事语法元素，为儿童介绍每个元素。之后干预者基于故事图片进行提问，由儿童命名故事语法图标。干预者引出角色信息（例如，"故事的主人公是谁？"），同时指向角色图标。如果儿童给出了正确的回答，干预者会重复其回答，然后点明儿童已经说出了角色这个元素，角色图标被移动到故事板的底部。如果儿童对角色这个元素没有回答或回答不正确，干预者进行纠正，确保儿童能熟练完成图标和故事语法元素的识别和对应。

（2）儿童通过回答干预者的特殊疑问句，建立对图片序列中故事元素的识别和对应。干预者指向图标的位置，并要求被试逐步说出整个故事。如当干预者提问："这个故事是关于谁的？"儿童能够回答本故事的主人公是磊磊（主要角色）和爸爸（次要角色）。如果儿童提供了适当的回答（例如给出了故事角色的名字），干预者重复该被试的回答，并表扬被试给出了关于故事中角色的信息；如果儿童没有回答或提供了不恰当的回答，干预者会模拟一个合适的答案（例如，"让我们给这个角色起名为磊磊吧。"），再次询问故事中的角色是谁，让被试有时间做出回应，然后重铸正确回应。

（3）干预者为特定的故事建模。干预者引导儿童"我要顺着这些图片给你讲一个故事。仔细听，因为待会儿我要请你给这个玩偶讲同样的故事。准备好了吗？"，然后用适度的节奏和正常的语调变化读故事。之后帮助儿童借助图标和图片复述故事的所有部分。儿童讲述时，干预者仅使用中性解释，没有提示、建模或重述，只询问儿童最后是否完成。

（4）撤销序列图片，保留图标，儿童复述故事的所有部分。儿童讲述时，干预者仅使用中性解释，没有提示、建模或重述，只询问儿童最后是否完成。

（5）继续撤销图标，儿童在无任何视觉提示的情况下复述故事的所有部分。儿童讲述时，干预者仅使用中性解释，没有提示、建模或重述，然后询问儿童最后是否完成。

（6）加入因果连词，要求产出2个因果从句。干预者通过提问引导明确因果关系："这里磊磊为什么觉得很生气呢？"（强调1）"因为有很多蚊子在咬他。"（强调2）之后通过完整的提示，让儿童明确并产出完整的因果复句。"因为磊磊被很多蚊子咬了，所以怎么样？"（强调3）儿童回答："所以磊磊很生气。"干预者重铸："很好。因为磊磊被很多蚊子咬了，所以磊磊很生气。"（强调4）干预者重复带有因果关系的句子，找出因果词（如因为、所以），将连接图标放在相应的序列图片附近。接着重复与之前类似的撤销步骤，鼓励儿童最终能在无视觉支持的情况下讲述一个包含因果复句的故事。

（7）加入角色对话，要求至少有一问一答。干预者引导儿童："故事中有两个人，他们在一起时会说一些话，他们心里可能在想什么呢？"（强调1）接着干预者强调"角色对话"的含义，如"爸爸，我被很多蚊子咬了，身上很痒，你知道怎么才能不难受吗？"（强调2）之后，干预者强调遇到问题时要表明自己的需求，他人要求自己帮忙时也要回应。如"磊磊说：'爸爸，我被很多蚊子咬了，身上很痒，你知道怎么才能不难受吗？'爸爸回答说：'我来帮你喷些驱虫剂。'"（强调3）干预者将思维泡泡图标放在相应的序列图片上方。接着重复与之前类似的撤销步骤，鼓励儿童最终能在无视觉支持的情况下讲述一个包含因果复句和角色对话的故事。干预材料摆放情况见图5-2。

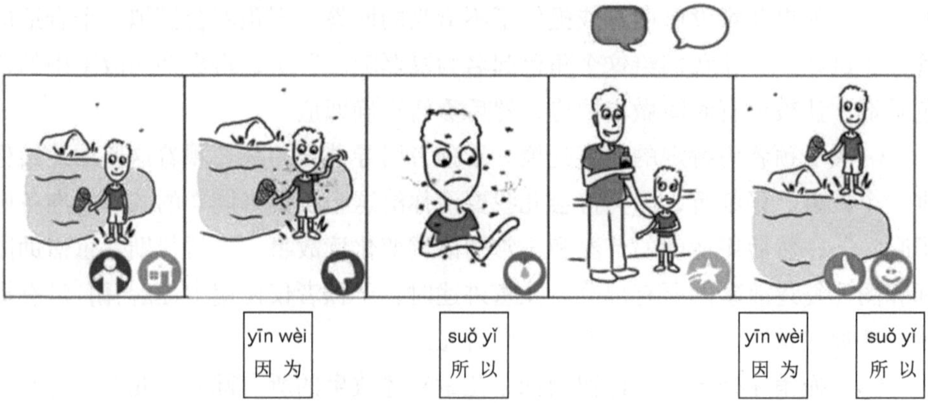

图 5-2 宏观故事语法元素和微观故事语法元素干预材料示例

（五）资料处理与分析

4 名被试在基线期、干预期和维持期的口语语料都采用了国际标准 CHILDES 的 CHAT 转录方法进行转写。转写之后对儿童复述的故事从宏观结构和微观结构进行逐一评分。宏观结构上，根据儿童在 7 个故事语法元素方面的表现，用 0-1-2 分制评分，具体评分细则见表 5-22。微观结构上根据因果连词和角色对话的使用次数进行评分。因果连词上只需寻找因果连词，而不需识别因果关系分句，本部分最高分为 3 分。角色对话上只要包含一位发言者的对话就获得 1 分，若包含两个不同发言者之间的对话就可获得 2 分。如果没有使用直接引语，则不将话语算作对话，本部分最高分为 2 分。评分者记录儿童的复述分数，最终结果是宏观结构分数和微观结构分数的总和。

表 5-22 宏观结构评分细则

故事语法元素	2 分	1 分	0 分
故事角色	能说出主要角色的名字/用于识别主要角色的任何专有名称，如妮妮、小明	通用的人物描述（男孩、女孩、哥哥、妹妹）	只有代词（他、她）或一般次要人物，或者没有说
背景	包括时间和地点两个	仅包括时间和地点中的一个	没有任何关于背景的信息
问题/引发事件	包含完整清晰的问题（说出故事是由什么事情引起的）	包含不完整或不清楚的问题	没有出现问题
情绪感受	与问题相关的内在情绪词，如高兴、生气、难过、伤心等词语	与问题相关的外在情绪或行为（例如，不喜欢、哭了、手舞足蹈）	没有情感或情感行为

续表

故事语法元素	2 分	1 分	0 分
尝试	主角通过角色对话或简短描述他们的行动（如向某人寻求帮助）来解决问题的具体尝试	不通过角色对话或行动描述来解决问题的一般尝试	没有试图解决问题
结果	完整清晰地描述尝试的直接结果/次要角色如何帮助主要角色	对尝试的直接结果的不完整或不清楚的描述	没有描述尝试的结果
最终情绪感受	与问题解决相关的特定情绪（一般都是积极的）	与结局或后果相关的行为（例如，哭了）	没有情感或情感行为

故事语法总分：

抽取 50%的叙事样本请两位经过培训的研究人员进行评分，计算评分者之间的一致性。如果两位研究者的评分结果差异过大，则重新评分，就有分歧的地方达成一致，直到两位评分人员的评分一致性达到 85%以上。4 名被试的所有故事测试得分均取两名评分人员的平均分，以此作为叙事表现的最终得分。

三、个案叙事干预的成效分析

（一）干预介入前后整体叙事能力成效分析

本研究的 4 名被试在经过叙事干预方案的教学后，跨参与者的多基线研究记录了干预开始后 4 名被试叙事能力得分的明显变化（图 5-3—图 5-6）。介入阶段共进行了 16 次干预，4 名被试的数据均表明，介入期被试的叙事产出能力发展迅速，大多数被试呈现稳定进步的趋势。在维持期间，共收集 4 个数据点，3 名被试在此期间的平均分数均低于介入阶段的表现，但有 1 名被试表现出了较好的维持效果。这 3 名被试在维持期的分数的稳定度有所下降，表明维持期间叙事能力的作用不明显。下面将分别展示被试在基线期（A）、介入期（B）、维持期（C）各阶段的表现。

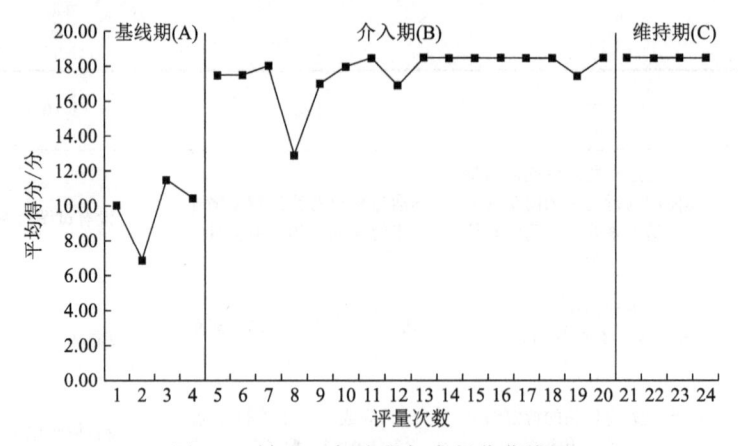

图 5-3　被试一各阶段叙事得分曲线图

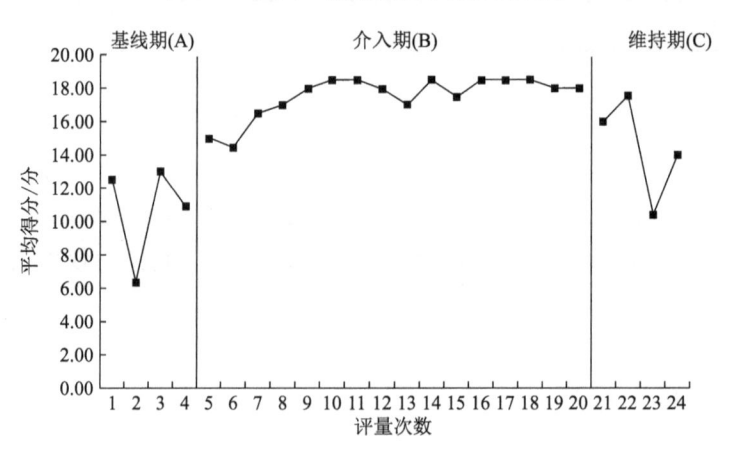

图 5-4　被试二各阶段叙事得分曲线图

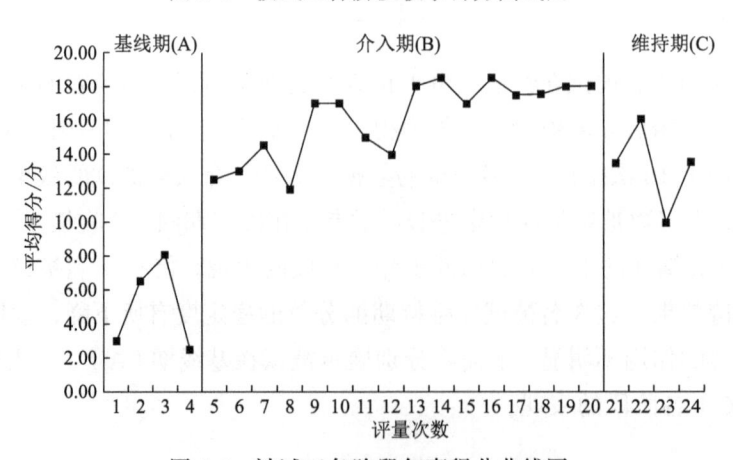

图 5-5　被试三各阶段叙事得分曲线图

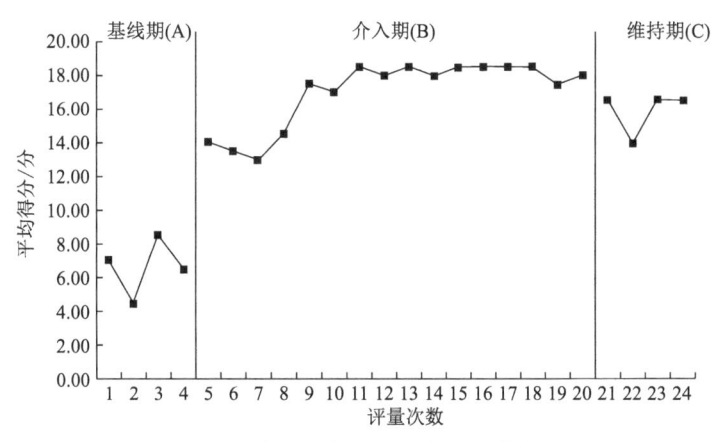

图 5-6 被试四各阶段叙事得分曲线图

被试一 DYC 语言表达和理解能力略高，学习能力较强，在 4 名被试中表现最佳。数据显示，被试一在基线期的测试平均得分为 9.75 分，在介入期，叙事能力与基线期相比有显著改善，第一次测试得分为 17.5 分。随着干预训练的逐渐深入，被试一逐渐熟悉干预流程和思路，逐步熟悉主试演示的方法，因此介入期的叙事能力得分得到提升与维持，平均水准为 17.72 分。这表明被试一能够借助干预方案提供的支架，逐步建立故事框架，并提升故事的丰富度。随后进入维持期，被试一在维持期的表现与介入期持平。从这一阶段的曲线可以看出，整体趋势路径是趋于稳定的，说明撤回干预介入后，被试一的表现保持稳定，在干预教学中学习状态良好，投入程度很高，能很快学会并运用本研究的干预方法叙述故事，收到了较好的维持效果。

被试二 WZY 语言表达和理解能力略高，学习能力较强，但表现不稳定，基线期、介入期和维持期数据都有浮动。被试二接受干预课程后，其叙事测试平均得分由原来的 10.75 分提升到 17.53 分，而且，在干预后的首次测试中，被试二的平均得分就高于基线期的平均水平，达到 14.75 分。此后到第七次干预时出现下降，之后渐趋平缓，并保持在较高水平上。故这一阶段的数据出现了轻微的波动。干预结束后进入维持期，介入干预被撤销后，与干预期比较，被试二在维持期的分数有降低的趋势，第一次后测时被试二的得分从 18.00 分降到 16.00 分，第三次后测时更是下降到 10.5 分，说明被试二在基线期未能保持良好的维持效果，主要体现在被试二只能讲述基本的故事框架，且在无视觉支持的条件下，难以运用因果连词和角色对话来充实故事的丰富度。总的来说，被试二在维持期表现不理想，还需更合理的训练。

被试三 HXY 与其他三位实验对象相比，语言表达和理解能力较差，智力测验分数更低，因此基线期的表现不佳，平均水准仅为 5.00 分。在介入期对被试三实施干预教学后，被试三的叙事测试平均得分立即由原来的 5.00 分提升到 16.13 分，且接受干预后第一次测试达到 12.75 分。这说明被试三能够较快掌握本研究的叙事方法，介入期的表现较好，总体呈现明显的进步趋势。被试三在接受第 4 次干预后得分略有所下降，之后得分逐渐上升，趋于稳定，平均得分稳定在 17.5—18.25 分。该被试的数据表现之所以出现波动，可能与该次干预课程临时变更场所，造成被试不适应有关，变更场所后被试三注意力不稳定，出现焦躁情绪，导致无法借助一定的记忆力和注意力进行语言的组织。后期的干预课程中，由于建立了稳固的强化机制，被试三对干预课程形成了良好的适应能力，因此平均得分保持稳定。进入维持期后，被试三的平均测试得分为 13.25 分，略低于介入期表现，且数据呈向下发展的趋势，但表现出不稳定状态，经 C 统计检验，未达到统计学意义上的显著差异。

被试四 TQR 智力测验分数在 4 名被试中较高，但语言表达和理解能力较差，在基线期的平均水准为 6.63 分。在未接受干预教学前，被试四的叙事完全缺乏故事结构，对故事图片的内容往往缺乏社会性意义的理解，只能描述所看到的事物。进入介入期后，被试四的叙事测试平均水平提升到 17.03 分，且接受干预后第一次测试便由原来的 6.5 分提升到 13.75 分，说明干预介入有明显的即时效果，其叙事能力有了显著提高。完成干预后，对被试四做了 4 次随访，发现干预介入的影响略有下降，但并未出现严重消退，表现出稳定的发展趋势。实验对象在干预结束后能基本掌握叙事方法，但受限于干预次数，该被试还需持续的训练。

（二）干预介入前后叙事宏观结构成效分析

本部分通过计算各宏观结构故事语法元素在基线期（A）、介入期（B）和维持期（C）的平均得分，考察被试干预前后各宏观结构故事语法元素的具体变化，不同阶段得分见表 5-23。

表 5-23　四名被试不同阶段宏观结构故事语法元素得分变化

故事语法元素	阶段	被试一	被试二	被试三	被试四
	基线期（A）	1.13（0.22）	1.00（0.00）	1.88（0.22）	1.00（0.00）
故事角色	介入期（B）	2.00（0.00）	2.00（0.00）	2.00（0.00）	1.97（0.12）
	维持期（C）	2.00（0.00）	1.25（0.43）	2.00（0.00）	2.00（0.00）

续表

故事语法元素	阶段	被试一	被试二	被试三	被试四
背景	基线期（A）	1.00（0.26）	0.75（0.43）	0.75（0.43）	0.00（0.00）
	介入期（B）	1.91（0.26）	1.53（0.60）	1.69（0.39）	1.97（0.73）
	维持期（C）	1.50（0.26）	1.00（0.70）	1.75（0.43）	1.00（0.71）
问题/引发事件	基线期（A）	1.63（0.41）	1.38（0.65）	1.63（0.41）	1.50（0.61）
	介入期（B）	1.94（0.24）	1.54（0.28）	1.88（0.28）	1.88（0.28）
	维持期（C）	2.00（0.00）	1.00（0.22）	1.75（0.43）	2.00（0.71）
情绪感受	基线期（A）	1.25（0.83）	0.25（0.43）	1.50（0.87）	1.25（0.83）
	介入期（B）	1.81（0.50）	1.66（0.68）	1.94（0.17）	2.00（0.00）
	维持期（C）	2.00（0.00）	2.00（0.00）	1.50（0.87）	2.00（0.00）
尝试	基线期（A）	1.25（0.56）	0.50（0.87）	0.88（0.54）	0.38（0.41）
	介入期（B）	1.91（0.36）	1.88（0.22）	1.97（0.12）	1.69（0.53）
	维持期（C）	2.00（0.00）	1.25（0.56）	1.50（0.87）	1.75（0.25）
结果	基线期（A）	1.88（0.22）	0.63（0.65）	1.75（0.25）	1.13（0.74）
	介入期（B）	1.94（0.17）	1.84（0.29）	1.91（0.22）	1.84（0.29）
	维持期（C）	2.00（0.00）	1.63（0.22）	1.88（0.22）	1.38（0.82）
最终情绪感受	基线期（A）	1.00（1.00）	0.50（0.87）	1.50（0.87）	0.50（0.87）
	介入期（B）	2.00（0.00）	1.78（0.59）	1.94（0.24）	1.75（0.66）
	维持期（C）	2.00（0.00）	2.00（0.00）	2.00（0.00）	1.50（0.87）

1. 本叙事干预方法对汉语 HFA 儿童叙事中的故事角色、问题/引发事件、结果等元素成效较好

在故事角色上，4 名被试在基线期均能意识到描述故事角色，但缺乏明确指称的意识，通常只能用定指形式如"小男孩"来不恰当地引入角色。进入介入期后，4 名被试均能完整描述故事角色元素，能使用专有名称赋予故事角色名字，表现出对听者心理的关注，几乎都能得到 2 分。进入维持期后，有 3 名被试得以完整保留该项元素，另外一名被试的平均得分虽然低于介入期，但仍高于基线期的得分，说明干预收到了较好的效果。

在问题/引发事件上，4 名被试在基线期均有描述故事中的问题/引发事件的意识。进入介入期后，4 名被试可以使用更清晰完整的语言描述该项元素，能

力有了进一步提升。进入维持期后，有 2 名被试得以完整保留该项元素，另外 1 名被试的平均得分虽然低于介入期，但仍高于基线期的得分，说明干预收到了较好的效果。

在结果得分上，4 名被试在基线期均能描述故事中的结果。进入介入期后，4 名被试可以使用更清晰完整的语言描述该项元素，能力有了进一步提升。进入维持期后，有 1 名被试得以完整保留该项元素，另外 3 名被试的平均得分虽然低于介入期，但仍高于基线期的得分，说明干预收到了较好的效果。

2. 本叙事干预方法能够有效提升汉语 HFA 儿童叙事中对情绪感受的描述能力

在情绪感受上，4 名被试在基线期均有描述故事中角色的情绪感受的意识，但局限于描述外部表现，很难产出人物的内心反应。进入介入期后，有 1 名被试可以使用清晰完整的语言描述人物的内部情感，情绪识别能力有了进一步提升。进入维持期后，大部分被试得以完整保留该项元素，均高于基线期的平均得分，说明干预收到了较好的效果。

在最终情绪感受上，4 名被试在基线期均有描述故事中角色的最终情绪感受的意识，但通常容易遗漏该项元素，或难以关注人物的内心反应。进入介入期后，4 名被试可以使用更清晰完整的语言描述该项元素，能力有了进一步提升。进入维持期后，有 3 名被试得以完整保留该项元素，另外一名被试的平均得分虽然低于介入期，但仍高于基线期的得分，说明干预收到了较好的效果。

3. 背景、尝试等叙事元素对汉语 HFA 儿童更有难度

在背景得分上，1 名被试在基线期完全不使用时间和地点的介绍，另外 3 名被试较少出现该叙事元素，缺乏描述故事中的背景的意识。进入介入期后，4 名被试立即表现出进步，能够使用时间或地点来丰富对故事背景信息的介绍，但仍不够丰富。进入维持期后，4 名被试中有 3 名被试的维持效果均较差，可见该项元素是汉语 HFA 儿童叙事中存在困难的一项。

在尝试上，4 名被试在基线期均有描述故事中人物的尝试的意识，但难以组织语言，很难阐述人物的尝试意图或动机。进入介入期后，4 名被试均立即表现出干预效果，但仍缺乏清晰度。进入维持期后，2 名被试的得分较介入期有所下降，但仍略高于基线期的表现，说明干预收到了良好的效果，但仍需加强干预，并考虑其他干预方法。

(三) 干预介入前后叙事微观结构成效分析

本部分首先通过计算两项微观结构元素在基线期（A）、介入期（B）和维持期（C）的平均得分，考察叙事干预对孤独症儿童各微观结构元素的具体影响，得分见表 5-24。此外，本部分还计算了被试在叙事中的 MLU5、NDW、TNW 等其他微观结构特征，以此衡量叙事干预前后被试的言语产出力和句法能力。

表 5-24　四名被试不同阶段微观结构元素得分变化

微观结构元素	阶段	被试一	被试二	被试三	被试四
因果连词	基线期（A）	0.00（0.00）	0.00（0.00）	0.00（0.00）	0.00（0.00）
	介入期（B）	2.41（0.20）	1.81（0.86）	2.28（0.47）	2.31（0.24）
	维持期（C）	2.50（0.00）	1.88（0.82）	1.38（0.65）	2.38（0.22）
角色对话	基线期（A）	0.75（0.83）	0.38（0.65）	0.63（0.41）	0.88（0.54）
	介入期（B）	1.81（0.35）	1.81（0.70）	1.94（0.24）	1.84（0.34）
	维持期（C）	2.00（0.00）	1.50（0.87）	2.00（0.00）	2.00（0.00）

1. 叙事干预对被试叙事中因果连词和角色对话等微观结构元素有积极影响

在因果连词上，4 名被试在基线期的叙事中完全不能使用因果连词，得分均为 0.00 分，均缺乏对因果关系的识别，叙事内容零散，缺乏连贯性和衔接性。进入介入期后，4 名被试均立即表现出干预效果，可以使用因果连词，能用因果复句表述故事情节。进入维持期后，有 2 名被试表现出较好的维持效果。

在角色对话上，4 名被试在基线期的叙事中均缺乏使用角色对话的意识，叙事内容贫乏，难以识别故事人物内心的想法和观点。进入介入期后，4 名被试均立即表现出干预效果，可以使用角色对话来丰富故事内容。进入维持期后，有 3 名被试得以完整保留该项元素，说明经过本干预方案的训练，HFA 儿童掌握该项元素不存在较大困难。

2. 本叙事干预方法可以促进汉语 HFA 儿童叙事中的词汇和句法水平

对比所有 4 名被试基线期和干预期的 NDW、TNW 数据，可以明显看出其叙事的词汇量和词汇多样性都有所提高。干预介入后，所有被试的词汇丰富性均有提高，表明即使本干预没有对这些微观结构元素实施密集的、针对性的干预，被试也能获得明显的进步，再次证实了本干预方案的有效性。同样，叙事能力的增长也反映在句法水平的变化上。由于平均句子长度指标仅对 4 岁之前的儿童句法发展情况有一定的评量价值，因此本研究选取 5 个最长语句的平均句子长度来衡量被试的句法水平。四名被试的 MLU5 指标取得了显著成效，原因也可能与因果连词的干预有关，孤独症儿童能使用因果复句来取代之前的描述性片段，有助于增加平均句子长度。

四、结论和建议

（一）结论

本研究发现，故事冠军叙事干预方法对汉语孤独症儿童的整体叙事能力有显著的干预效果。在宏观结构层面，叙事干预有效地提高了孤独症儿童故事结构的完整性，背景、尝试等元素对汉语孤独症儿童更有难度，可能与其心理理论缺陷、弱中央统合能力有关；在微观结构层面，叙事干预不仅能改善汉语孤独症儿童使用因果连词和角色对话丰富叙事的能力，还能有效提升叙事中的词汇量和句法水平。未来可通过叙事进行词汇或句法的干预教学。但叙事能力还需不断泛化才能得以保留和发展。

（二）干预建议

1. 提供视觉支持材料

孤独症儿童经常表现出较弱的言语工作记忆能力，在组织语言方面存在缺陷（Phelan et al., 2011）。故事的内容以图表的形式呈现给孤独症儿童，这种外显的图示能为孤独症儿童提供视觉支持，帮助他们厘清故事的内容并抓住故事的重点。随着时间的推移，根据孤独症儿童的掌握程度，视觉支持会逐渐地减少。值得注意的是，虽然视觉材料可以用于帮助复述故事，但可能会导致对孤独症儿童能力的低估。孤独症儿童未来面临的学业任务并非都涉及视觉材料（如听力和阅读理解），并且这些图片和图标在社交环境中通常不可用。因此，应该战略性地使用视觉效果，防止对视觉效果的依赖，以及应致力于将讲故事的技巧推广到更自然和更复杂的环境中。

2. 以宏观故事结构为基础

在训练微观层面的词汇和复杂语言之前，应先建立宏观故事结构。通过逐步增加认知和语言需求,确保孤独症儿童尽早形成与故事语法相关的认知图式,有助于减少语言技能极其有限的孤独症儿童的挫折感。待孤独症儿童能够产出基本的故事结构,再教授其他技能。对大龄孤独症儿童的干预可能不需要从故事语法构建层面开始,那么目标可以是给孤独症儿童提供额外的、附带的练习,同时建模,提示和鼓励孤独症儿童使用复杂的语言形式。同样的原则也适用于词汇。在课堂叙事干预中嵌入词汇目标,可以帮助孤独症儿童从故事背景中理解新奇的、未知的词语的含义。

3. 进行多样本泛化训练

多样本泛化训练是促进叙事能力泛化的系统过程。对叙事能力干预而言,干预者应该使用多个具有相同故事语法元素的不同故事来教授。如果干预的目标是让一个孤独症儿童讲述或复述一个特定的故事,那么孤独症儿童可能没有学会如何讲故事,也可能不太了解故事语法,因为故事语法是一个更高层次的概念,可以迁移到其他故事或语境中。为了避免孤独症儿童对特定故事的记忆,应该在连续的干预中使用多个样本进行泛化,从而促进孤独症儿童对抽象叙事模式的习得。

参考文献

图书

杜正治. 2006. 单一受试研究法. 台北: 心理出版社.
何兆熊. 2000 新编语用学概要. 上海: 上海外语教育出版社.
林宝贵. 2004. 沟通障碍——理论与实务. 台北: 心理出版社.
吕叔湘, 丁声树. 2002. 现代汉语词典. 4版. 北京: 商务印书馆.
吕叔湘, 朱德熙. 1952. 语法修辞讲话. 北京: 中国青年出版社.
孟琮, 郑怀德, 孟庆海, 等. 1999. 汉语动词用法词典. 北京: 商务印书馆.
邵敬敏. 2007. 现代汉语通论. 2版. 上海: 上海教育出版社.
王孝玲, 陶保平. 1996. 小学生识字量测试题库及评价量表. 上海: 上海教育出版社.
徐烈炯. 1995. 语义学(修订本). 北京: 语文出版社.
张辉, 卢卫中. 2010. 认知转喻. 上海: 上海外语教育出版社.
赵艳芳. 2001. 认知语言学概论. 上海: 上海外语教育出版社.
周国光, 王葆华. 2001. 儿童句式发展研究和语言习得理论. 北京: 北京语言文化大学出版社.
American Psychiatric Association. 1994. *Diagnostic and Statistical Manual of Mental Disorders*. 4th edn. Washington: American Psychiatric Publishing.
American Psychiatric Association. 2013. *Diagnostic and Statistical Manual of Mental Disorders*. 5th edn. Washington: American Psychiatric Publishing.
Ariel, M. 1990. *Accessing Noun-phrase Antecedents*. London: Routledge, Cascadilla Press.
Baron-Cohen, S. 1995. *Mindblindness: An Essay on Autism and Theory of Mind*. Cambridge: The MIT Press.
Bartsch, K. & Wellman, H. M. 1995. *Children Talk about the Mind*. Oxford: Oxford University Press.
Bloom, P. 2000. *How Children Learn the Meanings of Words*. Cambridge: The MIT Press.
Coulson, S. 2001. *Semantic Leaps: Frame-shifting and Conceptual Blending in Meaning Construction*. Cambridge: Cambridge University Press.
Frith, U. 2003. *Autism: Explaining the Enigma*. 2nd edn. London: Blackwell.

Gibson, E. J. 1969. *Principles of Perceptual Learning and Development*. New York: Prentice Hall Inc.

Grandin, T. 2006. *Thinking in Picture*. New York: Vintage.

Grimshaw, J. 1990. *Argument Structure*. Cambridge: The MIT Press.

Gundel, J. K. & Hedberg, N. A. 2008. *Reference: Interdisciplinary Perspectives*. Oxford: Oxford University Press.

Horn, L. R. 1972. *On the Semantic Properties of the Logical Operators in English*. Los Angeles: Illinois Press.

Kita, S. 2003. *Pointing: Where Language, Culture, and Cognition Meet*. New York: Psychology Press.

Krug, D. A., Arick, J. R., et al. 1980. *Autism Screening Instrument for Educational Planning: Examiner's Manual*. Seattle: ASIEP Education Company.

Ladd, D. R. 2008. *Intonational Phonology*. Cambridge: Cambridge University Press.

Lakoff, G. & Johnson, M. 1980. *Metaphors We Live by*. Chicago: University of Chicago Press.

Lakoff, G. & Johnson, M. 1999. *Philosophy in the Flesh: The Embodied Mind and Its Challenge to Western Thought*. New York: Basic Books.

Lakoff, G. & Turner, M. 1989. *More than Cool Reason: A Field Guide to Poetic Metaphor*. Chicago: University of Chicago Press.

Leech, G. & Rayson, P. 2014. *Word Frequencies in Written and Spoken English: Based on the British National Corpus*. London: Routledge.

Levinson, S. C. 1983. *Pragmatics*. New York: Cambridge University Press.

Levinson, S. C. 2000. *Presumptive Meanings*. Cambridge: The MIT Press.

Mayer, M. 1969. *Frog, Where are You?* New York: Dial Books.

Mehrabian, A. & Russell, J. A. 1974. *An Approach to Environmental Psychology*. Cambridge: The MIT Press.

Ortony, A. (Ed.). 1993. *Metaphor and Thought*. Cambridge: Cambridge University Press.

Osgood, C. E., Suci, G. J. & Tannenbaum, P. H. 1957. *The Measurement of Meaning*. Urbana: University of Illinois Press.

Schank, R. C. & Abelson, R. P. 1977. *Scripts, Plans, Goals, and Understanding: An Inquiry into Human Knowledge Structures*. Mahwah: Lawrence Erlbaum Associates.

Spencer, T. D. & Petersen, D. B. 2012. *Story Champs: A Multi-tiered Language Intervention Program*. Laramie: Language Dynamics Group.

Tager-Flusberg, H. 1994. *Constraints on Language Acquisition: Studies of Atypical Children*. Mahwah: Lawrence Erlbaum Associates.

Tanz, C. 1980. *Studies in the Acquisition of Deictic Terms*. Cambridge: Cambridge University Press.

Wechsler, D. 1974. *WISC-R, Wechsler Intelligence Scale for Children, Revised*. New York: Psychological Corporation.

期刊

曹漱芹, 方俊明. 2010. 自闭症儿童汉语词汇语义加工和图片语义加工的实验研究. 中国特殊教育, (10): 57-62.
陈冠杏, 杨希洁. 2014. 自闭症儿童会话能力探究. 中国特殊教育, (11): 45-52.
陈平. 1987. 汉语零形回指的话语分析. 中国语文, (5): 363-378.
陈伟英, 皮姆·马克, 泰德·桑德斯. 2013. 句法角色与话题性对实体突显性的影响. 浙江大学学报(人文社会科学版), 43(1): 122-134.
陈伟英, 谢莉. 2018. 动词隐含因果性和语篇话题性对回指选择的影响. 浙江大学学报(人文社会科学版), 48(3): 133-146.
陈永明, 崔耀. 1994. 句子先提述的参与者在可提取性上的优势现象. 心理学报, 26(2): 113-120.
陈振宇, 甄成. 2017. 叙实性的本质——词汇语义还是修辞语用. 当代修辞学, (1): 9-23.
程燕华, 马博森. 2019. 汉语自闭症儿童与正常发展儿童叙事话语中的多模态指称行为分析. 外国语文研究(辑刊), 10(1): 39-56.
方梅. 1995. 汉语对比焦点的句法表现手段. 中国语文, (4): 279-288.
龚耀先, 蔡太生. 1994. 中国修订韦氏儿童智力量表. 中国临床心理学杂志, 2(1): 1-6.
贺晓玲, 陈俊. 2020. 3～5岁幼儿权力概念多重隐喻的认知发展. 心理学报, 52(2): 149-161.
胡德明. 2003. 儿童空间维度形容词发展顺序的理论解释. 世界汉语教学, (3): 61-66.
胡金生, 李骋诗, 王琦, 等. 2018. 孤独症青少年的情绪韵律注意偏向缺陷：低效率的知觉模式. 心理学报, 50(6): 637-646.
黄静, 梁丹丹. 2013. 自闭症个体语义加工障碍综述. 当代语言学, 15(3): 349-358.
江晓红. 2019. 学龄前儿童转喻能力发展实证研究. 现代外语, 42(4): 487-500.
孔令达, 陈长辉. 1999. 儿童语言中代词发展的顺序及其理论解释. 语言文字应用, (2): 43-48.
蓝纯. 1999. 从认知角度看汉语的空间隐喻. 外语教学与研究, (4): 7-15.
冷英, 莫雷. 2002. 隐含因果关系影响代词解决的研究进展. 心理科学进展, 10(1): 36-41.
李骋诗, 胡金生, 刘颖. 2017a. 孤独症谱系障碍者隐喻加工研究述评. 辽宁师范大学学报(社会科学版), 40(1): 104-109.
李骋诗, 胡金生, 刘颖, 等. 2017b. 高功能孤独症成人隐喻语义加工的弱中央统合特点. 中国心理卫生杂志, (9): 696-703.
李骋诗, 胡金生, 刘颖, 等. 2017c. 高功能孤独症者非字面语义理解缺陷：隐喻视角的 ERP 研究. 心理科学, 40(5): 1253-1259.
李军, 任永军. 2002. 空间维度词"大、小"的隐喻义认知分析. 青岛海洋大学学报(社会科学版), (4): 58-62.
李甦, 李文馥, 杨玉芳. 2006. 3～6岁儿童图画讲述能力的发展特点. 心理科学, (1): 25-29.
李佐文. 2003. 元话语：元认知的言语体现. 外语研究, (1): 26-31.
梁丹丹, 靳羽西, 冯文静. 2022. 5～6岁汉语高功能自闭症儿童故事讲述能力研究. 语言文字应用, (1): 119-133.

梁丹丹, 宋宜琪. 2015. 弱智儿童故事讲述任务中指称引入的发展研究. 中国特殊教育, (4): 9-16.

刘梅丽. 2016. 汉英空间维度词"大/big"隐喻拓展差异及成因探析. 西安外国语大学学报, 24(1): 12-16.

刘妮娜, 何苗, 李科佳, 等. 2017. 语境丰富性和生词重复暴露对儿童附带性词汇学习的影响. 心理与行为研究, 15(5): 669-674.

刘妮娜, 王霞, 刘志方, 等. 2019. 语境预测性对中文高低阅读技能儿童预视加工的影响. 心理科学, 42(4): 848-853.

刘全福. 1997. 对语义褒贬现象的语言学研究. 四川外国语学院学报(重庆), (4): 50-56.

卢偓. 2009. 现代汉语常用字中多音字的分类与识别. 南京社会科学, (12): 128-132.

鲁忠义, 贾利宁, 翟冬雪. 2017. 道德概念垂直空间隐喻理解中的映射：双向性及不平衡性. 心理学报, 49(2): 186-196.

罗建华. 1999. 试论语义褒贬现象. 景德镇高专学报, (1): 57-60.

吕军梅, 鲁忠义. 2013. 为什么快乐在"上", 悲伤在"下"？——语篇阅读中情绪的垂直空间隐喻. 心理科学, 36(2): 328-334.

缪小春. 1996. 影响代词加工的语义和语法因素研究. 心理学报, 28(4): 352-358.

彭辉, 郑荔. 2017. 5-6岁汉语自闭症儿童词汇水平的实验研究. 中国特殊教育, (1): 65-72.

邱丽景, 王穗苹, 陈烜之. 2012. 阅读理解中的代词加工：先行词的距离与性别刻板印象的作用. 心理学报, 44(10): 1279-1288.

桑标, 缪小春. 1990. 皮博迪图片词汇测验修订版(PPVT-R)上海市区试用常模的修订. 心理科学通讯, (5): 20-25, 封三, 63-64.

申敏, 杨玉芳. 2006. 动词隐含因果性和重读对代词加工的影响. 心理学报, 38(4): 497-506.

苏怡, 谢帆. 2018. 汉语孤独谱系障碍儿童早期语言及沟通发展水平研究. 语言文字应用, (2): 118-127.

陶国泰. 1982. 婴儿孤独症的诊断和归属问题. 中华神经精神科杂志, 15(2): 104-107.

王娟, 沈秋苹. 2017. 高功能自闭症儿童的叙事：特征、相关理论及干预策略. 中国特殊教育, (11): 38-43.

王婷, 吴燕, 吴念阳. 2014. 3～6岁儿童在不同叙事活动中的叙事能力. 学前教育研究, (8): 17-25.

王文斌. 2006. 再论隐喻中的相似性. 四川外语学院学报, 22(2): 125-130.

王治平, 赵力, 邹采荣. 2003. 利用模糊熵进行参数有效性分析的语音情感识别. 电路与系统学报, (3):109-112.

魏锦虹. 2005. 低龄儿童词义理解度的发展及其他. 阜阳师范学院学报(社会科学版), (1): 96-99.

吴念阳, 陈纤纤, 吴燕, 等. 2016. 5-7岁儿童绘画中社会地位的"大/小"隐喻表征. 心理与行为研究, 14(1): 50-56.

吴念阳, 李艳, 徐凝婷. 2008. 上下意象图式向抽象概念映射的心理现实性研究. 心理科学, 31(3): 605-608.

吴念阳, 刘慧敏, 徐凝婷. 2009. 褒贬义形容词的垂直方位表征. 心理科学, 32(3): 607-610.

吴念阳, 徐凝婷, 张琰. 2007a. 空间图式加工促进方向性时间表述的理解. 心理科学, 30(4): 853-856.

吴念阳, 杨艳芳, 李海荣. 2007b. 儿童书面语中空间维度词"大/小"使用的认知发展. 孝感学院学报, 27(2): 43-47.

肖晓, 杨娜, 钱乐琼, 等. 2014. 假装游戏训练对自闭症儿童心理理论的干预研究. 中国临床心理学杂志, 22(4): 742-745.

徐光兴. 1999. 自闭症儿童认知发展与语言获得理论研究综述. 华东师范大学学报(教育科学版), (3): 56-60.

徐盛恒. 1985. 语言的"有标记"和"无标记". 山东外语教学, (4): 1-10.

徐晓东, 倪传斌, 陈丽娟. 2013. 话题结构和动词语义对代词回指的影响——一项基于语言产生和语言理解任务的实证研究. 现代外语, 36(4): 331-339, 437.

尹岗寿. 2013. 汉语状态心理动词的鉴别及分类. 汉语学习, (3): 54-59.

于文勃, 王菡, 梁丹丹. 2019. 动词隐含因果语义对5～7岁汉语高功能自闭症儿童代词加工的影响. 心理科学, 42(3): 577-583.

袁毓林. 2003. 从焦点理论看句尾"的"的句法语义功能. 中国语文, (1): 3-16, 95.

翟冬雪, 鲁雅乔, 鲁忠义. 2016. 儿童道德概念垂直空间隐喻的认知发展. 心理科学, 39(5): 1171-1176.

张放放, 周兢. 2006. 儿童叙事能力发展研究综述. 幼儿教育(教育科学版), (6): 47-52.

张辉. 2018. 不同规约化的汉语转喻加工机制的ERP研究. 天津外国语大学学报, (5): 135-136.

张雅如, 邵智. 2014. 孤独症儿童语言障碍及其认知神经机制. 中国妇幼保健, (4): 647-650.

赵庆柏, 柯娓, 童彪, 等. 2017. 网络语言的创造性加工过程: 新颖N400与LPC. 心理学报, 49(2): 143-154.

郑波, 王蓓, 杨玉芳. 2002. 韵律对指代歧义的解歧作用及其机制. 心理学报, 34(6): 567-572.

周兢. 1997. 汉语儿童语言发展阶段新说. 南京师大学报(社会科学版), (1): 58-64.

周楠, 方晓义. 2011. 自闭症儿童非言语错误信念任务的实验研究. 心理科学, 34(3): 714-722.

朱莉华. 2011. 从定语位置看空间维度词"大"的隐喻拓展. 湖南社会科学, (6): 165-167.

朱曼殊, 武进之, 缪小春. 1979. 幼儿口头言语发展的调查研究 1. 幼儿简单陈述句句法结构发展的初步分析. 心理学报, (3): 281-286.

朱永生, 蒋勇. 2003. 空间映射论与常规含意的推导. 外语教学与研究, (1): 26-33.

邹启蓉, 张显达. 2007. 高功能自闭症儿童说故事能力与相关影响因素研究. 特殊教育研究学刊, 32(3): 23.

Achermann, S., Falck-Ytter, T., Bölte, S., et al. 2021. Updating expectations about unexpected object motion in infants later diagnosed with autism spectrum disorder. *Journal of Autism and Developmental Disorders*, 51(11): 4186-4198.

Adachi, T., Koeda, T., Hirabayashi, S., et al. 2004. The metaphor and sarcasm scenario test: A new instrument to help differentiate high functioning pervasive developmental disorder from attention deficit/hyperactivity disorder. *Brain & Development*, 26(5): 301-306.

Akbar, M., Loomis, R. & Paul, R. 2013. The interplay of language on executive functions in children with ASD. *Research in Autism Spectrum Disorders*, 7(3): 494-501.

Amold, J. E., Brown-Schmidt, S. & Trueswell, J. 2007. Children's use of gender and order-of-mention during pronoun comprehension. *Language and Cognitive Processes,* 22(A): 527-565.

Andrés-Roqueta, C., Adrian, J. E., Clemente, R. A., et al. 2013. Which are the best predictors of theory of mind delay in children with specific language impairment? *International Journal of Language & Communication Disorders*, 48(6): 726-737.

Arciuli, J., Stevens, K., Trembath, D., et al. 2013. The relationship between parent report of adaptive behavior and direct assessment of reading ability in children with autism spectrum disorder. *Journal of Speech, Language, and Hearing Research*, 56(6): 1837-1844.

Ariel, M. 1994. Interpreting anaphoric expressions: A cognitive versus a pragmatic approach. *Journal of Linguistics*, 30(1): 3-42.

Ariel, M. 2001. Accessibility theory: An overview. *Text Representation: Linguistic and Psycholinguistic Aspects*, (8): 29-87.

Arnold, J. E. 2001. The effect of thematic roles on pronoun use and frequency of reference continuation. *Discourse Processes*, 31(2): 137-162.

Arnold, J. E., Bennetto, L. & Diehl, J. J. 2009. Reference production in young speakers with and without autism: Effects of discourse status and processing constraints. *Cognition*, 110(2): 131-146.

Astington, J. W. & Olson, D. R. 1990. Metacognitive and metalinguistic language: Learning to talk about thought. *Applied Psychology: An International Review*, 39(1): 77-87.

Auyeung, B., Baron-Cohen, S., Wheelwright, S., et al. 2008. The autism spectrum quotient: Children's version (AQ-Child). *Journal of Autism and Developmental Disorders*, 38(7): 1230-1240.

Bader, Y. F. 2022. Some Characteristics of the language of a Jordanian autistic child. *Journal of Applied Linguistics and Language Research*, 9(1): 28-42.

Baker, K. F., Montgomery, A. A. & Abramson, R. 2010. Brief report: Perception and lateralization of spoken emotion by youths with high-functioning forms of autism. *Journal of Autism and Developmental Disorders*, 40(1): 123-129.

Baltaxe, C. A. & D'Angiola, N. 1996. Referencing skills in children with autism and specific language impairment. *European Journal of Disorders of Communication*, 31(3): 245-258.

Baltaxe, C. A. & Guthrie, D. 1987. The use of primary sentence stress by normal, aphasic, and autistic children. *Journal of Autism and Developmental Disorders,* 17(2): 255-271.

Bamberg, M. & Damrad-Frye, R. 1991. On the ability to provide evaluative comments: Further explorations of children's narrative competencies. *Journal of Child Language*, 18(3): 689-710.

Banney, R. M., Harper-Hill, K. & Arnott, W. L. 2015. The autism diagnostic observation schedule and narrative assessment: Evidence for specific narrative impairments in autism spectrum disorders. *International Journal of Speech-Language Pathology*, 17(2): 159-171.

Banse, R. & Scherer, K. R. 1996. Acoustic profiles in vocal emotion expression. *Journal of Personality and Social Psychology*, 70(3): 614-636.

Barner, D., Brooks, N. & Bale, A. 2011. Accessing the unsaid: The role of scalar alternatives in children's pragmatic inference. *Cognition*, 118(1): 84-93.

Barnes, J. L., Lombardo, M. V., Wheelwright, S., et al. 2009. Moral dilemmas film task: A study of spontaneous narratives by individuals with autism spectrum conditions. *Autism Research*, 2(3): 148-156.

Baron‐Cohen, S. 1989. Perceptual role taking and protodeclarative pointing in autism. *British Journal of Developmental Psychology*, 7(2): 113-127.

Baron-Cohen, S. 2010. Empathizing, systemizing, and the extreme male brain theory of autism. *Progress in Brain Research*, 186: 167-175.

Baron-Cohen, S., Baldwin, D. A. & Crowson, M. 1997. Do children with autism use the speaker's direction of gaze strategy to crack the code of language? *Child Development,* 68(1): 48-57.

Baron-Cohen, S., Leslie, A. M. & Frith, U. 1985. Does the autistic child have a "theory of mind"? *Cognition*, 21(1): 37-46.

Barzy, M., Black, J., Williams, D., et al. 2020. Autistic adults anticipate and integrate meaning based on the speaker's voice: Evidence from eye-tracking and event-related potentials. *Journal of Experimental Psychology: General*, 149(6): 1097-1115.

Begeer, S., Bernstein, D. M., van Wijhe, J., et al. 2012. A continuous false belief task reveals egocentric biases in children and adolescents with autism spectrum disorders. *Autism*, 16(4): 357-366.

Ben-David, B. M., Multani, N., Shakuf, V., et al. 2016. Prosody and semantics are separate but not separable channels in the perception of emotional speech: Test for rating of emotions in speech. *Journal of Speech Language and Hearing Research*, 59(1): 72-89.

Berenguer, C., Miranda, A., Colomer, C., et al. 2018. Contribution of theory of mind, executive functioning, and pragmatics to socialization behaviors of children with high-functioning autism. *Journal of Autism and Developmental Disorders*, 48: 430-441.

Berman, R. A. & Ravid, D. 2010. Interpretation and recall of proverbs in three school-age populations. *First Language*, 30(2): 155-173.

Bigozzi, L. & Vettori, G. 2016. To tell a story, to write it: Developmental patterns of narrative skills from preschool to first grade. *European Journal of Psychology of Education*, 31: 461-477.

Bochynska, A., Coventry, K. R., Vulchanov, V., et al. 2020. Tell me where it is: Selective difficulties in spatial language on the autism spectrum. *Autism*, 24(7): 1740-1757.

Bögels, S., Schriefers, H., Vonk, W., et al. 2011. Pitch accents in context: How listeners process accentuation in referential communication. *Neuropsychologia*, 49(7): 2022-2036.

Botting, N. 2002. Narrative as a tool for the assessment of linguistic and pragmatic impairments. *Child Language Teaching and Therapy*, 18(1): 1-21.

Braun, B. & Johnson, E. K. 2011. Question or tone 2? How language experience and linguistic function guide pitch processing. *Journal of Phonetics*, 39(4): 585-594.

Brehme, D. 2014. Perspectives on personal pronoun reversal in children with ASD: A critical review. *Journal of European Psychology Students*, 5(1): 31-37.

Brennand, R., Schepman, A. & Rodway, P. 2011. Vocal emotion perception in pseudo-sentences by secondary-school children with autism spectrum disorder. *Research in Autism Spectrum Disorders*, 5(4): 1567-1573.

Broderick, V. 1991. Young children's comprehension of similarities underlying metaphor. *Journal of Psycholinguistic Research*, 20(2): 65-81.

Brunsdon, V. E. & Happé, F. 2014. Exploring the 'fractionation' of autism at the cognitive level. *Autism*, 18(1): 17-30.

Capps, L., Kehres, J. & Sigman, M. 1998. Conversational abilities among children with autism and children with developmental delays. *Autism*, 2(4): 325-344.

Capps, L., Losh, M. & Thurber, C. 2000. "The frog ate the bug and made his mouth sad": Narrative competence in children with autism. *Journal of Abnormal Child Psychology*, 28(2): 193-204.

Carpenter, M., Pennington, B. F. & Rogers, S. J. 2002. Interrelations among social-cognitive skills in young children with autism. *Journal of Autism and Developmental Disorders*, 32(2): 91-106.

Carter, E. J., Williams, D. L., Minshew, N. J., et al. 2012. Is he being bad? Social and language brain networks during social judgment in children with autism. *PLoS One*, 7(10): e47241.

Casasanto, D. & Boroditsky, L. 2008. Time in the mind: Using space to think about time. *Cognition*, 106(2): 579-593.

Casasanto, D. 2009. Embodiment of abstract concepts: Good and bad in right-and left-handers. *Journal of Experimental Psychology: General*, 138(3): 351-367.

Casasanto, D., Fotakopoulou, O. & Boroditsky, L. 2010. Space and time in the child's mind: Evidence for a cross-dimensional asymmetry. *Cognitive Science*, 34(3): 387-405.

Castelli, F. 2005. Understanding emotions from standardized facial expressions in autism and normal development. *Autism*, 9(4): 428-449.

Catts H. W., Fey M. E. & Proctor-Williams, K. 2000. The relationship between language and reading: Preliminary results from a longitudinal investigation. *Logopedics, Phoniatrics, Vocology*, 25(1): 3-11.

Chan, K. K. L. & To, C. K. S. 2016. Do individuals with high-functioning autism who speak a tone language show intonation deficits? *Journal of Autism and Developmental Disorders*, 46(5): 1784-1792.

Chen, H., Szendrői, K., Crain, S., et al. 2019. Understanding prosodic focus marking in mandarin chinese: Data from children and adults. *Journal of Psycholinguistic Research*, 48(1): 19-32.

Chen, P. 1996. Pragmatic interpretations of structural topics and relativization in Chinese. *Journal of Pragmatics*, 26(3): 389-406.

Chen, S. E. 1998. Surface cues and the development of given/new interpretation. *Applied Psycholinguistics*, 19(4): 553-582.

Chen, Y. & Gussenhoven, C. 2008. Emphasis and tonal implementation in Standard Chinese. *Journal of Phonetics*, 36(4): 724-746.

Cheung, H., Chen, H. C. & Yeung, W. 2009. Relations between mental verb and false belief understanding in Cantonese-speaking children. *Journal of Experimental Child Psychology*, 104(2): 141-155.

Cheung, M. C., Chan, A. S. & Sze, S. L., et al. 2010. Verbal memory deficits in relation to organization strategy in high-and low-functioning autistic children. *Research in Autism Spectrum Disorders*, 4(4): 764-771.

Chevallier, C., Noveck, I., Happé, F., et al. 2011. What's in a voice? Prosody as a test case for the theory of mind account of autism. *Neuropsychologia*, 49(3): 507-517.

Chevallier, C., Wilson, D., Happé, F., et al. 2010. Scalar inferences in autism spectrum disorders. *Journal of Autism and Developmental Disorders*, 40: 1104-1117.

Chu, C. Y. & Minai, U. 2018. Children's demonstrative comprehension and the role of non-linguistic cognitive abilities: A cross-linguistic study. *Journal of Psycholinguistic Research*, 47(6): 1343-1368.

Clark, E. V. & Sengul, C. J. 1978. Strategies in the acquisition of deixis. *Journal of Child Language*, 5(3): 457-475.

Clark, E. V. 1972. On the child's acquisition of antonyms in two semantic fields. *Journal of Verbal Learning and Verbal Behavior*, 11(6): 750-758.

Clark, E. V. 1973. Non-linguistic strategies and the acquisition of word meanings. *Cognition*, 2(2): 161-182.

Cohn, N. 2013. Visual narrative structure. *Cognitive Science: A Multidisciplinary Journal*, 37(3): 413-452.

Cohn, N., Paczynski, M., Jackendoff, R., et al. 2012. (Pea)nuts and bolts of visual narrative:

Structure and meaning in sequential image comprehension. *Cognitive Psychology*, 65(1): 1-38.

Colle, L., Baron-Cohen, S., Wheelwright, S., et al. 2008. Narrative discourse in adults with high-functioning autism or Asperger syndrome. *Journal of Autism and Developmental Disorders*, 38: 28-40.

Collins, A. M. & Loftus, E. F. 1975. A spreading-activation theory of semantic process. Psychological Review, 82(6): 407-428.

Cozijn, R., Commandeur, E., Vonk, W., et al. 2011. The time course of the use of implicit causality information in the processing of pronouns: A visual world paradigm study. *Journal of Memory and Language*, 64(4): 381-403.

Cutler, A. & Swinney, D. A. 1987. Prosody and the development of comprehension. *Journal of Child Language*, 14(1): 145-167.

Dahlgren, S. & Sandberg, A. D. 2008. Referential communication in children with autism spectrum disorder. *Autism*, 12(4): 335-348.

Dan, S. & Wilson, D. 1995. Relevance: Communication and cognition. *Behavioral & Brain Sciences*, 10(4): 697-710.

Davies, C., Andrés-Roqueta, C. & Norbury, C. F. 2016. Referring expressions and structural language abilities in children with specific language impairment: A pragmatic tolerance account. *Journal of Experimental Child Psychology*, 144: 98-113.

de C Hamilton, A. F., Brindley, R. & Frith, U. 2009. Visual perspective taking impairment in children with autistic spectrum disorder. *Cognition*, 113(1): 37-44.

de Villiers, J. G. & Pyers, J. E. 2002. Complements to cognition: A longitudinal study of the relationship between complex syntax and false-belief-understanding. *Cognitive Development*, 17(1): 1037-1060.

Dennis, M., Lazenby, A. L. & Lockyer, L. 2001. Inferential language in high-function children with autism. *Journal of Autism and Developmental Disorders*, 31(1): 47-54.

Diamond, A. 2013. Executive functions. *Annual Review of Psychology*, 64: 135-168.

Diehl, J. J., Bennetto, L. & Young, E. C. 2006. Story recall and narrative coherence of high-functioning children with autism spectrum disorders. *Journal of Abnormal Child Psychology*, 34(1): 83-98.

Diessel, H. 2006. Demonstratives, joint attention, and the emergence of grammar. *Cognitive Linguistics*, 17(4): 463-489.

Diessel, H. 2013. Where does language come from? Some reflections on the role of deictic gesture and demonstratives in the evolution of language. *Language and Cognition*, 5(2/3): 239-249.

Diessel, H. 2014. Demonstratives, frames of reference, and semantic universals of space. *Language and Linguistics Compass*, 8(3): 116-132.

Dodell-Feder, D., Saxena, A., Rutter, L., et al. 2019. The network structure of schizotypal personality traits in a population-based sample. *Schizophrenia Research*, 208: 258-267.

Doherty, M. J. & Anderson, J. R. 1999. A new look at gaze: Preschool children's understanding of eye-direction. *Cognitive Development*, 14(4): 549-571.

Doi, H., Fujisawa, T. X., Kanai, C., et al. 2013. Recognition of facial expressions and prosodic cues with graded emotional intensities in adults with Asperger syndrome. *Journal of Autism and Developmental Disorders*, 43(9): 2099-2113.

Durrleman, S. & Franck, J. 2015. Exploring links between language and cognition in autism spectrum disorders: Complement sentences, false belief, and executive functioning. *Journal of Communication Disorders*, 54: 15-31.

Durrleman, S., Burnel, M., Thommen, E., et al. 2016. The language cognition interface in ASD: Complement sentences and false belief reasoning. *Research in Autism Spectrum Disorders*, 21: 109-120.

Eberhardt, M. & Nadig, A. 2018. Reduced sensitivity to context in language comprehension: A characteristic of autism spectrum disorders or of poor structural language ability? *Research in Developmental Disabilities*, 72: 284-296.

Eigsti, I.-M. 2013. A review of embodiment in autism spectrum disorders. *Frontiers in Psychology*, 4: 224.

Ekman, P. 1999. Basic emotions. *Handbook of Cognition and Emotion*, 98: 45-60.

Elisabeth, L. H. 2004. Evaluating the theory of executive dysfunction in autism. *Developmental Review*, 24(2): 189-233.

Eskes, G. A., Bryson, S. E. & McCormick, T. A. 1990. Comprehension of concrete and abstract words in autistic children. *Journal of Autism and Developmental Disorders*, 20(1): 61-73.

Falkum, I. L., Recasens, M. & Clark, E. V. 2017. "The moustache sits down first": On the acquisition of metonymy. *Journal of Child Language*, 44(1): 87-119.

Fang, J. L., Gu, W. T., & Hua, J. Y. 2018. The characteristics of visually-impaired students' vocal emotion recognition. *Chinese Journal of Special Education*, 3: 31-36.

Favot, K., Carter, M. & Stephenson, J. 2018. The effects of an oral narrative intervention on the fictional narrative retells of children with ASD and severe language impairment: A pilot study. *Journal of Developmental and Physical Disabilities*, 30: 615-637.

Fein, D., Pennington, B., Markowitz, P., et al. 1986. Toward a neuropsychological model of infantile autism: Are the social deficits primary? *Journal of the American Academy of Child Psychiatry*, 25(2): 198-212.

Feldman, J. M. & Lynch, J. G. 1988. Self-generated validity and other effects of measurement on belief, attitude, intention, and behavior. *Journal of Applied Psychology*, 73(3): 421-435.

Fernández, C. 2013. Mindful storytellers: Emerging pragmatics and theory of mind development. *First Language*, 33(1): 20-46.

Féry, C. & Kügler, F. 2008. Pitch accent scaling on given, new and focused constituents in German. *Journal of Phonetics*, 36(4): 680-703.

Fey, M. E., Catts, H. W., Proctor-Williams, K., et al. 2004. Oral and written story composition skills of children with language impairment. *Journal of Speech, Language and Hearing Research*, 47(6):1301-1318.

Filipe, M. G., Frota, S. & Vicente, S. G. 2018. Executive functions and prosodic abilities in children with high-functioning autism. *Frontiers in Psychology*, 9: 1-10.

Foppolo, F., Guasti, M. T. & Chierchia, G. 2012. Scalar implicatures in child language: Give children a chance. Language Learning and Development, (8): 365-394.

Forgeot d'Arc, B., Ramus, F., Lefebvre, A., et al. 2016. Atypical social judgment and sensitivity to perceptual cues in autism spectrum disorders. *Journal of Autism and Developmental Disorders*, 46(5): 1574-1581.

Friedman, L., Lorang, E. & Sterling, A. 2019. The use of demonstratives and personal pronouns in fragile X syndrome and autism spectrum disorder. *Clinical Linguistics & Phonetics*, 33(5): 420-436.

Friend, M. & Bryant, J. B. 2000. A developmental lexical bias in the interpretation of discrepant messages. Merrill-Palmer Quarterly, 46(2): 342-369.

Frisson, S. & Pickering, M. J. 2007. The processing of familiar and novel senses of a word: Why reading Dickens is easy but reading Needham can be hard. *Language and Cognitive Processes,* 22(4): 595-613.

Frith, U. & de Vignemont, F. 2005. Egocentrism, allocentrism, and Asperger syndrome. *Consciousness and Cognition*, 14(4): 719-738.

Frith, U. & Snowling, M. 1983. Reading for meaning and reading for sound in autistic and dyslexic children. *British Journal of Developmental Psychology*, 1(4): 329-342.

Frith, U. 1989. Autism: Explaining the enigma. *British Journal of Developmental Psychology*, (3): 465-468.

Ge, H., Liu, F., Yuen, H. K., et al. 2022. Comprehension of prosodically and syntactically marked focus in cantonese-speaking children with and without autism spectrum disorder. *Journal of Autism and Developmental Disorders,* 53(3): 1255-1268.

Gebauer, L., Skewes, J., Hørlyck, L., et al. 2014. Atypical perception of affective prosody in autism spectrum disorder. *Neuroimage Clinical,* 6: 370-378.

Gernsbacher, M. A. & Hargreaves, D. J. 1988. Accessing sentence participants: The advantage of first mention. *Journal of Memory and Language*, 27(6): 699-717.

GGoodwin, A., Fein, D. & Naigles, L. R. 2012. Comprehension of wh-questions precedes their production in typical development and autism spectrum disorders. *Autism Research*, 5(2): 109-123.

Gillam, S. L., Hartzheim, D., Studenka, B., et al. 2015. Narrative intervention for children with autism spectrum disorder (ASD). *Journal of Speech, Language, and Hearing Research*, 58(3): 920-933.

Gillette, J., Gleitman, H., Gleitman, L., et al. 1999. Human simulations of vocabulary learning. *Cognition*, 73(2): 135-176.

Gluckberg, S., Keysar, B. & McGlone, M. S. 1992. Metaphor understanding and accessing conceptual schema: Reply to Gibbs. *Psychological Review*, 99(3): 578-581.

Glucksberg, S., Gildea, P. & Bookin, H. B. 1982. On understanding nonliteral speech: Can people ignore metaphors? *Journal of Verbal Learning and Verbal Behavior*, 21 (1): 85-98.

Griffin, T. M., Hemphill, L., Camp L., et al. 2004. Oral discourse in the preschool years and later literacy skills. *First Language*, 24(71/Pt2): 123-147.

Gross, T. F. 2004. The perception of four basic emotions in human and nonhuman faces by children with autism and other developmental disabilities. *Journal of Abnormal Child Psychology*, 32: 469-480.

Grossman, J. B., Klin, A., Carter, A. S., et al. 2000. Verbal bias in recognition of facial emotions in children with asperger syndrome. *Journal of Child Psychology and Psychiatry, and Allied Disciplines*, 41(3): 369-379.

Grossman, R. B. & Tager-Flusberg, H. 2012. "Who said that?" Matching of low-and high-intensity emotional prosody to facial expressions by adolescents with ASD. *Journal of Autism and Developmental Disorders*, 42: 2546-2557.

Grossman, R. B., Bemis, R. H., Skwerer, D. P., et al. 2010. Lexical and affective prosody in children with high-functioning autism. *Journal of Speech, Language, and Hearing Research*, 53(3): 778-793.

Guasti, M. T., Chierchia, G., Crain, S., et al. 2005. Why children and adults sometimes (but not always) compute implicatures. *Language and Cognitive Processes*, 20(5): 667-696.

Gullberg M. 2006. Handling discourse: Gestures, reference tracking, and communication strategies in early L2. *Language Learning*, 56(1): 155-196.

Gundel, J. K., Hedberg, N. & Zacharski, R. 1993. Cognitive status and the form of referring expressions in discourse. *Language*, 69(2): 274-307.

Hadley, P. A. 1998. Language sampling protocols for eliciting text-level discourse. *Language Speech and Hearing Services in Schools*, 29(3): 132-147.

Hala, S., Pexman, P. M. & Glenwright, M. 2007. Priming the meaning of homographs in typically developing children and children with autism. *Journal of Autism and Developmental Disorders*, 37(2): 329-340.

Hale, C. M. & Tager‐Flusberg, H. 2003. The influence of language on theory of mind: A training study. *Developmental Science*, 6(3): 346-359.

Hall, G. B., Szechtman, H. & Nahmias, C. 2003. Enhanced salience and emotion recognition in autism: A PET study. *The American Journal of Psychiatry*, 160(8): 1439-1441.

Hamann, S. 2012. Mapping discrete and dimensional emotions onto the brain: Controversies and consensus. *Trends in Cognitive Sciences*, 16(9): 458-466.

Happé, F. 1999. Autism: Cognitive deficit or cognitive style? *Trends in Cognitive Sciences*, 3(6): 216-222.

Happé, F. G. 1995. The role of age and verbal ability in the theory of mind task performance of subjects with autism. *Child Development,* 66(3): 843-855.

Happé, F. G. 1997. Central coherence and theory of mind in autism: Reading homographs in context. *British Journal of Developmental Psychology*, 15(1): 1-12.

Happé, F. G. E. 1993. Communicative competence and theory of mind in autism: A test of relevance theory. *Cognition*, 48(2): 101-119.

Happé, F. G., Winner, E. & Brownell, H. 1998. The getting of wisdom: Theory of mind in old age. *Developmental Psychology*, 34(2): 358-362.

Hare, M., McRae, K. & Elman, J. L. 2003. Sense and structure: Meaning as a determinant of verb subcategorization preferences. *Journal of Memory and Language*, 48(2): 281-303.

Hartshorne, J. K., Nappa, R. & Snedeker, J. 2015. Development of the first-mention bias. *Journal of Child Language*, 42(2): 423-446.

He, X. L., Chen, J., Zhang, E. T., et al. 2015. Bidirectional associations of power and size in a priming task. *Journal of Cognitive Psychology*, 27(3): 290-300.

Heaton, P. 2003. Pitch memory, labelling and disembedding in autism. *Journal of Child Psychology and Psychiatry, and Allied Disciplines*, 44(4): 543-551.

Heaton, P., Hermelin, B. & Pring, L. 1998. Autism and pitch processing: A precursor for savant musical ability. *Music Perception: An Interdisciplinary Journal*, 15(3): 291-305.

Heaton, P., Hudry, K., Ludlow, A., et al. 2008. Superior discrimination of speech pitch and its relationship to verbal ability in autism spectrum disorders. *Cognitive Neuropsychology*, 25(6): 771-782.

Heilmann, J., Miller, J. F., Nockerts, A., et al. 2010. Properties of the narrative scoring scheme using narrative retells in young school-age children. *American Journal of Speech-Language Pathology / American Speech-Language-Hearing Association*, 19(2): 154-166.

Hermelin, B. & O'Connor, N. 1967. Remembering of words by psychotic and subnormal children. *British Journal of Psychology*, 58(3): 213-218.

Hickmann, M. & Hendriks, H. 1999. Cohesion and anaphora in children's narratives: A comparison of English, French, German, and Mandarin Chinese. *Journal of Child Language*, 26(2): 419-452.

Hickmann, M. & Liang, J. 1990. Clause-structure variation in Chinese narrative discourse: A developmental analysis. *Linguistics*, 28(6): 1167-1200.

Hickmann, M. 2004. Le développement de la cohésion dans la narration orale chez l'enfant: Perspectives inter-langues. *La cohctives inter-langues. sion*, (24): 13-31.

Hickmann, M., Hendriks H., Roland F., et al. 1996. The marking of new information in children's narratives: A comparison of English, French, German and Mandarin Chinese. *Journal of Child Language*, 23(3): 591-619.

Hobson, R. P. 2007. Communicative depth: Soundings from developmental psychopathology. *Infant Behavior and Development*, 30(2): 267-277.

Hobson, R. P., García-Pérez, R. M. & Lee, A. 2010. Person-centred (deictic) expressions and autism. *Journal of Autism and Developmental Disorders*, 40(4): 403-415.

Höhle, B., Fritzsche, T. & Müller, A. 2016. Children's comprehension of sentences with focus particles and the role of cognitive control: An eye tracking study with German-learning 4-year-olds. *PloS One*, 11(3): e0149870.

Hornby, P. A. 1971. Surface structure and the topic-comment distinction: A developmental study. *Child Development*, 42(6): 1975-1988.

Hughes, C., Russell, J. & Robbins, T. W. 1994. Evidence for executive dysfunction in autism. *Neuropsychologia,* 32(4): 477-492.

Itzhak, I. & Baum, S. R. 2015. Misleading bias-driven expectations in referential processing and the facilitative role of contrastive accent. *Journal of Psycholinguistic Research*, 44(5): 623-650.

Janke, V. & Perovic, A. 2015. Intact grammar in HFA? Evidence from control and binding. *Lingua*, 164: 68-86.

Järvinen-Pasley, A. & Heaton, P. 2007. Evidence for reduced domain-specificity in auditory processing in autism. *Developmental Science*, 10(6): 786-793.

Järvinen-Pasley, A., Peppé, S., King-Smith, G., et al. 2008b. The relationship between form and function level receptive prosodic abilities in autism. *Journal of Autism and Developmental Disorders*, 38(7): 1328-1340.

Järvinen-Pasley, A., Wallace, G. L., Ramus, F., et al. 2008a. Enhanced perceptual processing of speech in autism. *Developmental Science*, 11(1): 109-121.

Jenkins, J. M. & Astington, J. W. 1996. Cognitive factors and family structure associated with theory of mind development in young children. *Developmental Psychology*, 32(1): 70-78.

Jiang, J., Liu, F., Wan, X., et al. 2015. Perception of melodic contour and intonation in autism spectrum disorder: Evidence from Mandarin speakers. *Journal of Autism and Developmental Disorders*, 45(7): 2067-2075.

Jolliffe, T. & Baron-Cohen, S. 1999. A test of central coherence theory: Linguistic processing in high-functioning adults with autism or Asperger syndrome: Is local coherence impaired? *Cognition*, 71(2): 149-185.

Jolliffe, T. & Baron-Cohen, S. 2000. Linguistic processing in high-functioning adults with autism or Asperger's syndrome. Is global coherence impaired? *Psychological Medicine*, 30(5): 1169-1187.

Jones, C. R G., Pickles, A., Falcaro, M., et al. 2011. A multimodal approach to emotion recognition ability in autism spectrum disorders. *Journal of Child Psychology and Psychiatry, and Allied Disciplines*, 52(3): 275-285.

Joseph, R. M. 1999. Neuropsychological frameworks for understanding autism. *International Review of Psychiatry*, 11(4): 309-324.

Joseph, R. M., McGrath, L. M. & Tager-Flusberg, H. 2005. Executive dysfunction and its relation to language ability in verbal school-age children with autism. *Developmental Neuropsychology*, 27(3): 361-378.

Kalbfleisch, M. L. & Loughan, A. R. 2012. Impact of IQ discrepancy on executive function in high-functioning autism: Insight into twice exceptionality. *Journal of Autism and Developmental Disorders*, 42(3): 390-400.

Kanner, L. 1943. Autistic disturbances of affective contact. *Acta Paedopsychiatr*, 35(4): 100-136.

Karmiloff-Smith, A. 1985. Language and cognitive processes from a developmental perspective. *Language and Cognitive Processes*, 1(1): 61-85.

Kasirer, A. & Mashal, N. 2016. Comprehension and generation of metaphors by children with autism spectrum disorder. *Research in Autism Spectrum Disorders*, 32: 53-63.

Katzir, R. 2007. Structurally-defined alternatives. *Linguistics and Philosophy*, 30: 669-690.

Kehler, A. & Rohde, H. 2013. A probabilistic reconciliation of coherence-driven and centering-driven theories of pronoun interpretation. *Theoretical Linguistics*, 39(1/2): 1-37.

Keil, F. C. 1986. Conceptual domains and the acquisition of metaphor. *Cognitive Development*, 1(1): 73-96.

Kelley, E., Paul, J. J., Fein, D., et al. 2006. Residual language deficits in optimal outcome children with a history of autism. *Journal of Autism and Developmental Disorders*, 36: 807-828.

Kertoy, M. K. 1991. Listening comprehension for sentences: The accessibility of referents for pronouns as a function of age, topic continuity, and pronoun emphasis. *Journal of Experimental Child Psychology*, 52(3): 344-353.

Kim-Spoon, J., Deater-Deckard, K., Calkins, S. D., et al. 2019. Commonality between executive functioning and effortful control related to adjustment. *Journal of Applied Developmental Psychology*, 60: 47-55.

King, D., Dockrell, J. & Stuart, M. 2014. Constructing fictional stories: A study of story narratives by children with autistic spectrum disorder. *Research in Developmental Disabilities*, 35(10): 2438-2449.

King, D., Dockrell, J. E. & Stuart, M. 2013. Event narratives in 11-14 year olds with autistic spectrum disorder. *International Journal of Language & Communication Disorders*, 48(5): 522-533.

Koldewyn, K., Jiang, Y. V., Weigelt, S., et al. 2013. Global/local processing in autism: Not a disability, but a disinclination. *Journal of Autism and Developmental Disorders*, 43(10): 2329-2340.

Koolen, R., Gatt, A., Goudbeek, M., et al. 2011. Factors causing overspecification in definite descriptions. *Journal of Pragmatics*, 43(13): 3231-3250.

Kuijper, S. J. M., Hartman, C. A., Bogaerds-Hazenberg, S. T. M., et al. 2017. Narrative production in children with autism spectrum disorder (ASD) and children with attention-deficit/hyperactivity disorder (ADHD): Similarities and differences. *Journal of Abnormal Psychology*, 126(1): 63-75.

Lam, Y. G. & Yeung, S. S. 2012. Cognitive deficits and symbolic play in preschoolers with autism. *Research in Autism Spectrum Disorders*, 6(1): 560-564.

Landry, S. H. & Loveland, K. A. 1989. The effect of social context on the functional communication skills of autistic children. *Journal of Autism and Developmental Disorders*, 19(2): 283-299.

Lartseva, A., Dijkstra, T. & Buitelaar, J. K. 2015. Emotional language processing in autism spectrum disorders: A systematic review. *Frontiers in Human Neuroscience*, 8: 991.

Laukka, P., Juslin, P. & Bresin, R. 2005. A dimensional approach to vocal expression of emotion. *Cognition and Emotion*, 19(5): 633-653.

Lee, K., Olson, D. R. & Torrance, N. 1999. Chinese children's understanding of false beliefs: The role of language. *Journal of Child Language*, 26(1): 1-21.

Lee, S. W. S. & Schwarz, N. 2012. Bidirectionality, mediation, and moderation of metaphorical effects: The embodiment of social suspicion and fishy smells. *Journal of Personality and Social Psychology*, 103(5): 737-749.

Leech, G. N. 1983. Pragmatics, discourse analysis, stylistics and "The Celebrated Letter". *Prose Studies*, 6(2): 142-157.

Leslie, A. M. 1987. Pretense and representation: The origins of "theory of mind". *Psychological Review*, 94(4): 412-426.

Li, H., Jing, M. & Wong, E. C. M. 2016. Predicting the development of interrogative forms and functions in early years: A corpus-based study of Mandarin-speaking young children. *Journal of Child Language*, 44(1): 216-238.

Li, J., Huang, C. & Yu, H. 2012. Dimensional feature extraction and recognition of speech emotion. *Journal of Data Acquisition & Processing*, (27): 389-393.

Liang, J. & van Heuven, V. J. 2007. Chinese tone and intonation perceived by L1 and L2 listeners. *Tones and Tunes*, (2): 27-61.

Lind, S. E. & Bowler, D. M. 2009. Language and theory of mind in autism spectrum disorder: The relationship between complement syntax and false belief task performance. *Journal of Autism and Developmental Disorders*, 39(6): 929-937.

Lindner, J. L. & Rosén, L. A. 2006. Decoding of emotion through facial expression, prosody and verbal content in children and adolescents with asperger's syndrome. *Journal of Autism and Developmental Disorders*, 36: 769-777.

Liu, M., Chen, Y. & Schiller, N. O. 2016a. Online processing of tone and intonation in Mandarin: Evidence from ERPs. *Neuropsychologia*, 91: 307-317.

Lohmann, H. & Tomasello, M. 2003. The role of language in the development of false belief understanding: A training study. *Child Development*, 74(4): 1130-1144.

Lombardo, M. V. & Baron-Cohen, S. 2010. Unraveling the paradox of the autistic self. *Wiley Interdisciplinary Reviews Cognitive Science*, 1(3): 393-403.

López, B. & Leekam, S. R. 2003. Do children with autism fail to process information in context? *Journal of Child Psychology and Psychiatry, and Allied Disciplines*, 44(2): 285-300.

Losh, M. & Capps, L. 2006. Understanding of emotional experience in autism: Insights from the personal accounts of high-functioning children with autism. *Developmental Psychology*, 42(5): 809-818.

Loukusa, S., Leinonen, E., Kuusikko, S., et al. 2007. Use of context in pragmatic language comprehension by children with Asperger syndrome or high-functioning autism. *Journal of Autism and Developmental Disorders*, 37(6): 1049-1059.

Loveland, K. A. & Landry, S. H. 1986. Joint attention and language in autism and developmental language delay. *Journal of Autism and Developmental Disorders*, 16(3): 335-349.

Loveland, K. A., McEvoy, R. E., Tunali, B., et al. 1990. Narrative story telling in autism and Down's syndrome. *British Journal of Developmental Psychology*, 8(1): 9-23.

Loveland, K. A., Pearson, D. A., Tunali-Kotoski, B., et al. 2001. Judgments of social appropriateness by children and adolescents with autism. *Journal of Autism and Developmental Disorders*, 31(4): 367-376.

Lucas, R., Thomas, L. & Norbury, C. F. 2017. Can children with autism spectrum disorders learn new vocabulary from linguistic context? *Journal of Autism and Developmental Disorders*, 47(7): 2205-2216.

MacDonald, M. C., Pearlmutter, N. J. & Seidenberg, M. S. 1994. The lexical nature of syntactic ambiguity resolution. *Psychological Review*, 101(4): 676-703.

MacKay, G. & Shaw, A. 2004. A comparative study of figurative language in children with autistic spectrum disorders. *Child Language Teaching and Therapy*, 20(1): 13-32.

Magliano, J. P. & Zacks, J. M. 2011. The impact of continuity editing in narrative film on event segmentation. *Cognitive Science*, 35(8): 1489-1517.

Mäkinen, L., Loukusa, S., Leinonen, E., et al. 2014. Characteristics of narrative language in autism spectrum disorder: Evidence from the Finnish. *Research in Autism Spectrum Disorders*, 8 (8): 987-996.

Maratsos, M. P. 1973. The effects of stress on the understanding of pronominal co-reference in children. *Journal of Psycholinguistic Research*, 2: 1-8.

Martin, I. & McDonald, S. 2004. An exploration of causes of non-literal language problems in individuals with Asperger syndrome. *Journal of Autism and Developmental Disorders*, 34(3): 311-328.

Mashal, N. & Kasirer, A. 2011. Thinking maps enhance metaphoric competence in children with autism and learning disabilities. *Research in Developmental Disabilities*, 32(6): 2045-2054.

Mashal, N. & Kasirer, A. 2012. Principal component analysis study of visual and verbal metaphoric comprehension in children with autism and learning disabilities. *Research in Developmental Disabilities*, 33(1): 274-282.

Mazefsky, C. A. & Oswald, D. P. 2007. Emotion perception in Asperger's syndrome and high-functioning autism: The importance of diagnostic criteria and cue intensity. *Journal of Autism and Developmental Disorders*, 37(6): 1086-1095.

McCabe, A. & Rollins, P. R. 1994. Assessment of preschool narrative skills. *American Journal of Speech-Language Pathology*, 3(1): 45-56.

Mcgregor, K. K., Berns, A. J., Owen, A. J., et al. 2012. Associations between syntax and the lexicon among children with or without ASD and language impairment. *Journal of Autism and Developmental Disorders*, 42(1): 35-47.

Meier, B. P. & Robinson, M. D. 2004. Why the sunny side is up: Associations between affect and vertical position. *Psychological Science*, 15(4): 243-247.

Melogno, S., D'Ardia, C., Pinto, M. A, et al. 2012a. Explaining metaphors in high-functioning autism spectrum disorder children: A brief report. *Research in Autism Spectrum Disorders*, 6(2): 683-689.

Melogno, S., D'Ardia, C., Pinto, M. A., et al. 2012b. Metaphor comprehension in autistic spectrum disorders: Case studies of two high-functioning children. *Child Language Teaching and Therapy*, 28(2): 177-188.

Miles, S. & Chapman, R. S. 2002. Narrative content as described by individuals with down syndrome and typically developing children. *Journal of Speech Language and Hearing Research*, 45(1): 175-189.

Millis, K. K. & Just, M. A. 1994. The influence of connectives on sentence comprehension. *Journal of Memory and Language*, 33(1): 128-147.

Minshew, N. J. & Goldstein, G. 1993. Is autism an amnesic disorder? Evidence from the California Verbal Learning Test. *Neuropsychology*, 7(2): 209-216.

Minshew, N. J. & Goldstein, G. 2001. The pattern of intact and impaired memory functions in autism. *Journal of Child Psychology and Psychiatry, and Allied Disciplines*, 42(8): 1095-1101.

Minshew, N. J., Goldstein, G. & Siegel, D. J. 1995. Speech and language in high-functioning autistic individuals. *Neuropsychology*, 9(2): 255-261.

Mitchell, S., Jessica Brian, P., Zwaigenbaum, L., et al. 2006. Early language and communication development of infants later diagnosed with autism spectrum disorder. *Journal of*

Developmental and Behavioral Pediatrics, 27(2 Suppl): S69-S78.

Miyake, A., Just, M. A. & Carpenter, P. A. 1994. Working memory constraints on the resolution of lexical ambiguity: Maintaining multiple interpretations in neutral contexts. *Journal of Memory and Language*, 33(2): 175-202.

Mooney, L., Nordahl, C. W., Solomon, M., et al. 2020. Children with ASD show impaired item-space recollection, but preserved item-color recollection. *Autism Research*, 13(11): 1985-1997.

Morton, J. B. & Trehub, S. E. 2001. Children's understanding of emotion in speech. *Child Development*, 72(3): 834-843.

Murphy, S., Faulkner, D. & Farley, L. R. 2014. The behaviour of young children with social communication disorders during dyadic interaction with peers. *Journal of Abnormal Child Psychology*, 42: 277-289.

Naigles, L., Kelty, E., Jaffery, R., et al. 2011. Abstractness and continuity in the syntactic development of young children with autism. *Autism Research*, 4(6): 422-437.

Nation, K., Clarke, P., Wright, B., et al. 2006. Patterns of reading ability in children with autism spectrum disorder. *Journal of Autism and Developmental Disorders*, 36: 911-919.

Nieuwland, M. S. & van Berkum, J. J. A. 2006. Individual differences and contextual bias in pronoun resolution: Evidence from ERPs. *Brain Research*, 1118(1): 155-167.

Norbury, C. F. 2005. The relationship between theory of mind and metaphor: Evidence from children with language impairment and autistic spectrum disorder. *British Journal of Developmental Psychology*, 23(3): 383-399.

Norbury, C. F. & Bishop, D. V. M. 2002. Inferential processing and story recall in children with communication problems: A comparison of specific language impairment, pragmatic language impairment and high-functioning autism. *International Journal of Language & Communication Disorders*, 37(3): 227-251.

Norbury, C. F. & Bishop, D. V. M. 2003. Narrative skills of children with communication impairments. *International Journal of Language & Communication Disorders.*, 38(3): 287-313.

Noveck, I. A. 2001. When children are more logical than adults: Experimental investigations of scalar implicature. *Cognition*, 78(2): 165-188.

Novogrodsky, R. 2013. Subject pronoun use by children with autism spectrum disorders (ASD). *Clinical Linguistics & Phonetics*, 27(2): 85-93.

Novogrodsky, R. & Edelson, L. R. 2016. Ambiguous pronoun use in narratives of children with autism spectrum disorders. *Child Language Teaching and Therapy*, 32(2): 241-252.

Olofson, E. L., Casey, D., Oluyedun, O. A., et al. 2014. Youth with autism spectrum disorder comprehend lexicalized and novel primary conceptual metaphors. *Journal of Autism and Developmental Disorders*, 44: 2568-2583.

Ouyang, I. C. & Kaiser, E. 2015. Prosody and information structure in a tone language: An investigation of Mandarin Chinese. *Language, Cognition and Neuroscience,* 30(1/2): 57-72.

Owen, A. J. & Leonard, L. B. 2006. The production of finite and nonfinite complement clauses by children with specific language impairment and their typically developing peers. *Journal of Speech, Language, and Hearing Research,* 49(3): 548-571.

Ozonoff, S., Pennington, B. F. & Rogers, S. J. 1990. Are there emotion perception deficits in young autistic children? *Journal of Child Psychology and Psychiatry, and Allied Disciplines,* 31(3): 343-361.

Pannekamp, A., van der Meer, E.& Toepel, U. 2011. Context-and prosody-driven ERP markers for dialog focus perception in children. *Brain Topography,* 24: 229-242.

Papafragou, A. & Musolino, J. 2003. Scalar implicatures: Experiments at the semantics-pragmatics interface. *Cognition,* 86(3): 253-282.

Paul, R., Augustyn, A., Klin, A., et al. 2005. Perception and production of prosody by speakers with Autism Spectrum Disorders. *Journal of Autism and Developmental Disorders,* 35(2): 205-220.

Peppé, S. & McCann, J. 2003. Assessing intonation and prosody in children with atypical language development: The PEPS-C test and the revised version. *Clinical Linguistics & Phonetics,* 17(4/5): 345-354.

Peppé, S., McCann, J., Gibbon, F., et al. 2006a. Assessing prosodic and pragmatic ability in children with high-functioning autism. *Journal of Pragmatics,* 38(10): 1776-1791.

Peppé, S., McCann, J., Gibbon, J., et al. 2007. Receptive and expressive prosodic ability in children with high-functioning autism. *Journal of Speech Language and Hearing Research,* 50(4): 1015-1028.

Perko, S. & McLaughlin, T. F. 2002. Autism: Characteristics, causes and some educational interventions. *International Journal of Special Education,* 7(2): 59-68.

Persicke, A., Tarbox, J., Ranick, J. , et al. 2012. Establishing metaphorical reasoning in children with autism. *Research in Autism Spectrum Disorders,* 6(2): 913-920.

Peterson, C. C. & Siegal, M. 1995. Deafness, conversation and theory of mind. *Journal of child Psychology and Psychiatry, and Allied Disciplines,* 36(3): 459-474.

Petersen, D. B., Brown, C. L., Ukrainetz, T. A., et al. 2014. Systematic individualized narrative language intervention on the personal narratives of children with autism. *Language, Speech, and Hearing Services in Schools,* 45(1): 67-86.

Phelan, H. L., Filliter, J. H. & Johnson, S. A. 2011. Brief report: Memory performance on the California verbal learning test-children's version in autism spectrum disorder. *Journal of Autism and Developmental Disorders,* 41(4): 518-523.

Philip, R. C., Whalley, H. C., Stanfield, A. C., et al. 2010. Deficits in facial, body movement and vocal emotional processing in autism spectrum disorders. *Psychological Medicine,* 40(11): 1919-1929.

Pierce, K., Glad, K. S. & Schreibman, L. 1997. Social perception in children with autism: An attentional deficit? *Journal of Autism and Developmental Disorders*, 27(3): 265-282.

Pijnacker, J. P., Hagoort, P., Buitelaar, J., et al. 2009. Pragmatic inferences in high-functioning adults with autism and Asperger syndrome. *Journal of Autism and Developmental Disorders*, 39: 607-618.

Pino, M. C., Mazza, M., Mariano, M., et al. 2017. Simple mindreading abilities predict complex theory of mind: Developmental delay in autism spectrum disorders. *Journal of Autism and Developmental Disorders*, 47: 2743-2756.

Pouscoulous, N., Noveck, I., Politzer, G., et al. 2007. Processing costs and implicature development. *Language Acquisition*, (14): 347-375.

Premack, D. & Woodruff, G. 1978. Does the chimpanzee have a theory of mind? *Behavioral and Brain Sciences*, 1(4): 515-526.

Price, J. R., Roberts, J. E., Hennon, E. A., et al. 2008. Syntactic complexity during conversation of boys with fragile X syndrome and down syndrome. *Journal of Speech, Language Hearing Research*, 51(1): 3-15.

Reese, E., Suggate, S., Long, J., et al. 2010. Children's oral narrative and reading skills in the first 3 years of reading instruction. *Reading and Writing*, 23(6): 627-644.

Reilly, J., Klima, E. S. & Bellugi, U. 1990. Once more with feeling: Affect and language in atypical populations. *Development and Psychopathology*, 2(4): 367-391.

Ren, G. Q., Tang, Y. Y., Li, X. Q., et al. 2013. Pre-attentive processing of Mandarin tone and intonation: Evidence from event-related potentials. *Functional Brain Mapping and the Endeavor to Understand the Working Brain*, (6): 95-108

Rezaeian, S. M., Ahangar, A. A., Hashemian, P., et al. 2018. Character reference choice in the narratives by Persian-speaking children with autism spectrum disorder. *Journal of Modern Rehabilitation*, 12(1): 45-60.

Riby, D. M. & Hancock, P. J. B. 2009. Do faces capture the attention of individuals with Williams syndrome or autism? Evidence from tracking eye movements. *Journal of Autism and Developmental Disorders*, 39(3): 421-431.

Ricketts J, Jones C R G, Happé F, et al. 2013. Reading comprehension in autism spectrum disorders: The role of oral language and social functioning. *Journal of Autism and Developmental Disorders*, 43(4): 807-816.

Rubin, E. & Lennon, L. 2004. Challenges in social communication in Asperger syndrome and high-functioning autism. *Topics in Language Disorders*, 24(4): 271-285.

Ruffman, T., Slade, L., Rowlandson, K., et al. 2003. How language relates to belief, desire, and emotion understanding. *Cognitive Development*, 18(2): 139-158.

Rumpf, A. L., Kamp-Becker, I., Becker, K., et al. 2012. Narrative competence and internal state language of children with Asperger syndrome and ADHD. *Research in Developmental*

Disabilities, 33(5): 1395-1407.

Rundblad, G. & Annaz, D. 2010. The atypical development of metaphor and metonymy comprehension in children with autism. *Autism*, 14(1): 29-46.

Russell, J. A. & Mehrabian, A. 1977. Evidence for a three-factor theory of emotions. *Journal of Research in Personality*, 11(3): 273-294.

Rutherford, M. D & Towns, A. M. 2008. Scan path differences and similarities during emotion perception in those with and without autism spectrum disorders. *Journal of Autism and Developmental Disorders*, 38(7): 1371-1381.

Sah, W. H. 2018. Referential choice in narratives of Mandarin-speaking children with autism spectrum disorder: Form, function, and adequacy. *First Language*, 38(3): 225-242.

Sah, W. H. & Torng, P. C. 2015. Narrative coherence of Mandarin-speaking children with high-functioning autism spectrum disorder: An investigation into causal relations. *First Language*, 35(3): 189-212.

Scarborough, H. S. 1998. Predicting the future achievement of second graders with reading disabilities: Contributions of phonemic awareness, verbal memory, rapid naming, and IQ. *Annals of Dyslexia*, 48: 115-136.

Schecter, B. & Broughton, J. 1991. Developmental relationships between psychological metaphors and concepts of life and consciousness. *Metaphor & Symbol Activity*, 6(2): 119-143.

Scherer, K. R. 2003. Vocal communication of emotion: A review of research paradigms. *Speech Communication,* 40(1/2): 227-256.

Schick, B., de Villiers, P., de Villiers, J., et al. 2007. Language and theory of mind: A study of deaf children. *Child Development*, 78(2): 376-396.

Schubert, T. W. 2005. Your highness: Vertical positions as perceptual symbols of power. *Journal of Personality and Social Psychology*, 89(1): 1-21.

Schumacher, P. B. 2014. Content and context in incremental processing: "the ham sandwich" revisited. *Philosophical Studies*, 168(1): 151-165.

Segal, O., Kaplan, D., Patael, S., et al. 2014. Judging emotions in lexical-prosodic congruent and incongruent speech stimuli by adolescents in the autism spectrum. *Folia Phoniatrica et Logopaedica*, 66(1/2): 25-36.

Segal, O., Kaplan, D., Patael, S. , et al. 2017. Comprehension of "narrow focus" by adolescents in the autism spectrum. *Folia Phoniatrica et Logopaedica,* 69(1/2): 67-77.

Serratrice, L. 2013. The role of number of referents and animacy in children's use of pronouns. *Journal of Pragmatics*, 56: 31-42.

Shah, A. & Frith, U. 1983. An islet of ability in autistic children: A research note. *Journal of Child Psychology and Psychiatry, and Allied Disciplines*, 24(4): 613-620.

Siller, M., Swanson, M. R., Serlin, G., et al. 2014. Internal state language in the storybook narratives of children with and without autism spectrum disorder: Investigating relations to theory of mind abilities. *Research in Autism Spectrum Disorders*, 8(5): 589-596.

Simon, N. 1975. Echolalic speech in childhood autism: Consideration of possible underlying loci of brain damage. *Archives of General Psychiatry*, 32(11): 1439-1446.

Slaughter, V., Peterson, C. C. & MacKintosh, E. 2007. Mind what mother says: Narrative input and theory of mind in typical children and those on the autism spectrum. *Child Development*, 78(3): 839-858.

Śmiecińska, J. 2017. The perception and interpretation of contrastive focus by Polish children and adults. *Poznan Studies in Contemporary Linguistics*, 53(3): 487-510.

Smith, B. J., Gardiner, J. M. & Bowler, D. M. 2007. Deficits in free recall persist in Asperger's syndrome despite training in the use of list-appropriate learning strategies. *Journal of Autism and Developmental Disorders*, 37(3): 445-454.

Smith, C. A. & Ellsworth, P. C. 1985. Patterns of cognitive appraisal in emotion. *Journal of Personality and Social Psychology*, 48(4): 813-838.

Snedeker, J. & Trueswell, J. C. 2004. The developing constraints on parsing decisions: The role of lexical-biases and referential scenes in child and adult sentence processing. *Cognitive Psychology*, 49(3): 238-299.

Snow, C. E. 1991. The theoretical basis for relationships between language and literacy in development. *Journal of Research in Childhood Education*, 6(1): 5-10.

Snowling, M. & Frith, U. 1986. Comprehension in "hyperlexic" readers. *Journal of Experimental Child Psychology*, 42(3): 392-415.

So, W. C. 2010. Cross-cultural transfer in gesture frequency in Chinese-English bilinguals. *Language and Cognitive Processes*, 25(10): 1335-1353.

Solan, L. 1980. Contrastive stress and children's interpretation of pronouns. *Journal of Speech and Hearing Research*, 23(3): 688-698.

Song, H. J. & Fisher, C. 2005. Who's "she"? Discourse prominence influences preschoolers' comprehension of pronouns. *Journal of Memory and Language*, 52(1): 29-57.

Song, H. J. & Fisher, C. 2007. Discourse prominence effects on 2.5-year-old children's interpretation of pronouns. *Lingua*, 117(11): 1959-1987.

Song, Y. Q., Jia, Z. H., Liu, S. H., et al. 2017. Discourse production of Mandarin-speaking children with high-functioning autism: The effect of mental and action verbs' semantic-pragmatic features. *Journal of Communication Disorders*, 70: 12-24.

South, M., Ozonoff, S. & McMahon, W. M. 2005. Repetitive behavior profiles in Asperger syndrome and high-functioning autism. *Journal of Autism and Developmental Disorders*, 35(2): 145-158.

Spezio, M. L., Adolphs, R., Hurley, R. S. E., et al. 2007. Abnormal use of facial information in high-functioning autism. *Journal of Autism and Developmental Disorders*, 37(5): 929-939.

Stevenson, R. J., Crawley, R. A. & Kleinman, D. 1994. Thematic roles, focus and the representation of events. *Language and Cognitive Processes*, 9(4): 519-548.

Stewart, A. J., Pickering, M. J. & Sanford, A. J. 2000. The time course of the influence of implicit causality information: Focusing versus integration accounts. *Journal of Memory and Language*, 42(3): 423-443.

Stewart, M. E., McAdam, C., Ota, M., et al. 2013. Emotional recognition in autism spectrum conditions from voices and faces. *Autism*, 17 (1): 6-14.

Su, Y. E., Jin, Y., Wan, G. B., et al. 2014. Interpretation of wh-words in Mandarin-speaking high-functioning children with autism spectrum disorders. *Research in Autism Spectrum Disorders*, 8(10): 1364-1372.

Su, Y., Xiao, J. & Naigles, L. R. 2022. Early acquisition of Wh-questions in Mandarin-exposed children with ASD: Evidence from intermodal preferential looking. *Modern Foreign Languages (Bimonthly)*, 45(2): 183-194.

Su, Y.-E. & Su, L.-Y. 2015. Interpretation of logical words in Mandarin-speaking children with autism spectrum disorders: Uncovering knowledge of semantics and pragmatics. *Journal of Autism and Developmental Disorders*, 45: 1938-1950.

Surian, L., Baron-Cohen, S. & van der Lely H. 1996. Are children with autism deaf to Gricean maxims? *Cognitive Neuropsychiatry*, 1(1): 55-72.

Svindt, V. & Surányi, B. 2021. The comprehension of grammaticalized implicit meanings in SPCD and ASD children: A comparative study. *International Journal of Language & Communication Disorders*, 56(6): 1147-1164.

Swaab, T. Y., Camblin, C. C. & Gordon, P. C. 2004. Electrophysiological evidence for reversed lexical repetition effects in language processing. *Journal of Cognitive Neuroscience*, 16(5): 715-726.

Szendrői, K. E., Bernard, C., Berger, F., et al. 2018. Acquisition of prosodic focus marking by English, French, and German three-, four-, five- and six-year-olds. *Journal of Child Language,* 45(1): 219-241.

Tager-Flusberg, H. & Sullivan, K. 1995. Attributing mental states to story characters: A comparison of narratives produced by autistic and mentally retarded individuals. *Applied Psycholinguistics*, 16(3): 241-256.

Tager-Flusberg, H. 1981. On the nature of linguistic functioning in early infantile autism. *Journal of Autism and Developmental Disorders*, 11(1): 45-56.

Tager-Flusberg, H. 1991. Semantic processing in the free recall of autisitic children: Further evidence for a cognitive deficit. *British Journal of Developmental Psychology*, 9(3): 417-430.

Tager-Flusberg, H. 1995. 'Once upon a ribbit': Stories narrated by autistic children. *British Journal of Developmental Psychology*, 13(1): 45-59.

Tardif, T., Wellman, H. M. & Cheung, K. M. 2004. False belief understanding in Cantonese-speaking children. *Journal of Child Language*, 31(4): 779-800.

Taylor, L. J., Maybery, M. T., Grayndler, L., et al. 2015. Evidence for shared deficits in identifying emotions from faces and from voices in autism spectrum disorders and specific language impairment. *International Journal of Language & Communication Disorders*, 50(4): 452-466.

Terzi, A., Marinis, T. & Francis, K. 2016. The interface of syntax with pragmatics and prosody in children with autism spectrum disorders. *Journal of Autism and Developmental Disorders*, 46(8): 2692-2706.

Thorndyke, P. W. 1977. Cognitive structures in comprehension and memory of narrative discourse. *Cognitive Psychology*, 9(1): 77-110.

Thurber, C. & Tager-Flusberg, H. 1993. Pauses in the narratives produced by autistic, mentally retarded, and normal children as an index of cognitive demand. *Journal of Autism and Developmental Disorders*, 23(2): 309-322.

Tomasello, M., Call, J. & Gluckman, A. 1997. Comprehension of novel communicative signs by apes and human children. *Child Development*, 68(6): 1067-1080.

Trueswell, J. C., Tanenhaus, M. K. & Kello, C. 1993. Verb-specific constraints in sentence processing: Separating effects of lexical preference from garden-paths. *Journal of Experimental Psychology: Learning, Memory, and Cognition*, 19(3): 528-553.

Uzundag, B. A. & Küntay, A. C. 2018. Children's referential communication skills: The role of cognitive abilities and adult models of speech. *Journal of Experimental Child Psychology*, 172: 73-95.

van Bogaert, J. 2010. A constructional taxonomy of *I think* and related expressions: Accounting for the variability of complement-taking mental predicates. *English Language & Linguistics*, 14(3): 399-427.

van der Lely, H. K. 1997. Narrative discourse in grammatical specific language impaired children: A modular language deficit? *Journal of Child Language*, 24(1): 221-256.

van Herwegen, J., Dimitriou, D. & Rundblad, G. 2013. Development of novel metaphor and metonymy comprehension in typically developing children and Williams syndrome. *Research in Developmental Disabilities*, 34(4): 1300-1311.

van Rij, J., Hollebrandse, B. & Hendriks, P. 2016. Children's eye gaze reveals their use of discourse context in object pronoun resolution. *Empirical Perspectives on Anaphora Resolution*, (563): 267-293.

Vetter, N. C., Altgassen, M., Phillips, L., et al. 2013. Development of affective theory of mind across adolescence: Disentangling the role of executive functions. *Developmental Neuropsychology*, 38(2): 114-125.

Vigliocco, G., Ponari, M. & Norbury, C. 2018. Learning and processing abstract words and concepts: Insights from typical and atypical development. *Topics in Cognitive Science*, 10(3): 533-549.

Walenski, M., Mostofsky, S. H., Gidley-Larson, J. C., et al. 2008. Brief report: Enhanced picture naming in autism. *Journal of Autism and Developmental Disorders,* 38(7): 1395-1399.

Wang, J. E. & Tsao, F. M. 2015. Emotional prosody perception and its association with pragmatic language in school-aged children with high-function autism. *Research in Developmental Disabilities*, 37: 162-170.

Wang, L., Mottron, L., Peng, D.,et al. 2007. Local bias and local-to-global interference without global deficit: A robust finding in autism under various conditions of attention, exposure time, and visual angle. *Cognitive Neuropsychology*, 24(5): 550-574.

Wang, Y., Zhang, Y., Liu, L., et al. 2017. A meta-analysis of working memory impairments in autism spectrum disorders. *Neuropsychology Review*, 27(1): 46-61.

Wells, B., Peppé, S. & Goulandris, N. 2004. Intonation development from five to thirteen. *Journal of Child Language*, 31(4): 749-778.

Whyte, E. M., Nelson, K. E. & Khan, K. S. 2013. Learning of idiomatic language expressions in a group intervention for children with autism. *Autism*, 17(4): 449-464.

Wilson, M. 2002. Six views of embodied cognition. *Psychonomic Bulletin & Review*, 9(4): 625-636.

Wimmer, H., & Perner, J. 1983. Beliefs about beliefs: Representation and constraining function of wrong beliefs in young children's understanding of deception. *Cognition*, 13(1): 103-128.

Xu, L. J. 2004. Manifestation of informational focus. *Lingua,* 114(3): 277-299.

Xu, Z. Y. & Min, R. F. 1992. A study on the acquisition of personal pronouns by Chinese-speaking children. *Acta Psychologica Sinica*, 24(4): 3-11.

Yang, X. L. 2002. Restrictive focus in child Mandarin. *Contemporary Linguistics*, 4(3): 225-237.

Yi, L., Fan, Y. B., Zhao, J., et al. 2013. Atypical understanding of mental terms in Chinese-speaking children with autism spectrum disorder. *Research in Autism Spectrum Disorders*, 7(11): 1411-1417.

Yu, L., Fan, Y. B., Deng, Z Z., et al. 2015. Pitch processing in tonal-language-speaking children with autism: An event-related potential study. *Journal of Autism and Developmental Disorders*, 45(11): 3656-3667.

Yuan, J. H. 2011. Perception of intonation in Mandarin Chinese. *The Journal of the Acoustical Society of America,* 130(6): 4063-4069.

Zelazo, P. D., Frye, D. & Rapus, T. 1996. An age-related dissociation between knowing rules and using them. *Cognitive Development*, 11(1): 37-63.

Zheng, Q., Jia, Z. & Liang, D. D. 2015. Metaphor and metonymy comprehension in Chinese-speaking children with high-functioning autism. *Research in Autism Spectrum Disorders*, 10: 51-58.

Zhou, P. & Crain, S. 2010. Focus identification in child Mandarin. *Journal of Child Language,* 37(5): 965-1005.

Zhou, P., Crain, S. & Zhan, L. K. 2012. Sometimes children are as good as adults: The pragmatic use of prosody in children's on-line sentence processing. *Journal of Memory and Language*, 67(1): 149-164.

Ziatas, K., Durkin, K. & Pratt, C. 1998. Belief term development in children with autism, Asperger syndrome, specific language impairment, and normal development: Links to theory of mind development. *The Journal of Child Psychology and Psychiatry and Allied Disciplines*, 39(5): 755-763.

Zwickel, J., White, S. J., Coniston, D., et al. 2011. Exploring the building blocks of social cognition: Spontaneous agency perception and visual perspective taking in autism. *Social Cognitive and Affective Neuroscience*, 6(5): 564-571.

析出文献

Argaman, V. & Pearlmutter, N. J. 2002. Lexical semantics as a basis for argument structure frequency biases. In P. Merlo & S. Stevenson (Eds.), *The Lexical Basis of Sentence Processing: Formal, Computational and Experimental Issues* (pp. 303-324). Amsterdam: John Benjamins.

Baltaxe, C., Simmons, J. & Zee, E. 1984. Intonation patterns in normal, autistic and aphasic children. In A. Cohen & M. van den Broecke (Eds.), *Proceedings of the Tenth International Congress of Phonetic Sciences* (pp. 713-718). Dordrecht, Boston: De Gruyter Mouton.

Bruner, J. & Feldman, C. 1993. Theories of mind and the problem of autism. In S. Baron-Cohen, H. Tager-Flusberg & D. J. Cohen (Eds.), *Understanding Other Minds: Perspectives from Autism* (pp. 267-291). Oxford: Oxford University Press.

Chat, Y. R. 1980. Chinese tone and English stress. In L. R. Waugh & J. B. van Schooten (Eds.), *The Melody of Language* (pp. 41-44). Baltimore: University Park Press.

Crain, S., Ni, W. & Conway, L. 1994. Learning, parsing and modularity. In C. Clifton, L. Frazer & K. Rayner (Eds.), *Perspective on Sentence Processing* (pp. 443-467). Hillside: Lawrence Erlbaum.

de Villiers, J. G. & de Villiers, P. A. 2000. Linguistic determinism and the understanding of false beliefs. In P. Mitchell & K. Riggs (Eds.), *Children's Reasoning and the Mind* (pp. 191-228). London: Psychology Press.

Diessel, H. 2005. Distance contrasts in demonstratives. In M. Haspelmath, M. Dryer, D. Gil, et al. (Eds.), *World Atlas of Language Structures* (pp. 170-173). Oxford: Oxford University Press.

Filipe, M., Frota, S., Villagomez, A., et al. 2016. Prosody in Portuguese children with high-functioning autism. In M. Armstrong, N. C. Henriksen & M. M. Vanrell (Eds.), *Intonational Grammar in ibero-Romance: Approaches Across Linguistic Subfields* (pp. 277-294). Philadelphia: John Benjamins.

Grice, P. 1975. Logic and conversation. In P. Cole & J. L. Morgan (Eds.), *Studies in Syntax(Vol.*

3: Speech Acts) (pp. 41-58). New York: Academic Press.

Izard, C. E. 1977. Anger, disgust, and contempt and their relationship to hostility and aggression. In C. E. Izard, *Human Emotions* (pp. 329-354). Boston: Springer.

Katz, A. N. 1996. On interpreting statements as metaphor or irony: Contextual heuristics and cognitive consequences. In Jeffery S. Mio & Albert N. Katz (Eds.), *Metaphor* (pp. 1-22). New York: Psychology Press.

LaPolla, R. J. 2009. Chinese as a topic-comment (not topic-prominent and not SVO) language. In J. Xing (Ed.), *Studies of Chinese Linguistics: Functional Approaches* (Vol. 1, pp. 9-22). Hong Kong: Hong Kong University Press.

Loveland, K. & Tunali, B. 1993. Narrative language in autism and the theory of mind hypothesis: A wider perspective. In S. Baron-Cohen, H. Tager-Flusberg & D. Cohen (Eds.), *Understanding Other Minds* (pp. 267-291). Oxford: Oxford University Press.

MacWhinney, B. & Price, D. 1980. The development of the comprehension of topic-comment marking. In D. Ingram, F. Peng & P. Dale (Eds.), *The Proceedings of the First International Congress of the Study of Child Language*. Lanham: University Press of America.

Moore, C. & Furrow, D. 1991. The development of language of belief: The expression of relative certainty. In D. Frye & C. Moore (Eds.), *Children's Theories of Mind: Mental States and Social Understanding*(pp. 173-193). Hillsdale: Erbaum.

Nerlich, B. & Clarke, D. D. 1999. Elements for an integral theory of semantic change and semantic development. In Eckardt, R. & Heusinger, K.V. (Eds.), *Meaning Change-Meaning Variation. Workshop held at Konstanz* (Vol. 1, pp. 123-134). Berlin: De Gruyter.

Olson, D. R. 1988. On the origins of beliefs and other intentional states in children. In J. W. Astington, P. L. Harris & D. R. Olson (Eds.), *Developing Theories of Mind*(pp. 414-426). Cambridge: Cambridge University Press.

Surian, L. & Siegal, M. 2008. Language and communication in autism and Asperger syndrome. In B. Stemmer & H. A. Whitaker (Eds.), *Handbook of the Neuroscience of Language*(pp. 525-534). Amsterdam: Elsevier.

Tager-Flusberg, H. 2000. Understanding the language and communicative impairments in autism. In L. M. Glidden(Ed.), *International Review of Research in Mental Retardation* (Vol. 23, pp. 185-205). New York: Academic Press.

Tomasello, M. & Moll, H. 2013. Why don't apes understand false beliefs. In Mahzarin R. Banaji & Susan A. Gelman (Eds.), *Navigating the Social World: What Infants, Children, and Other Species Can Teach Us* (pp. 81-87). Oxford: Oxford University Press.

Zebib R., Tuller, L., Prévost, P., et al. 2013. Formal language impairment in French-speaking children with ASD: A comparative ASD/SLI study. In S. Stavrakaki, M. Lalioti & P. Konstantinopoulou (Eds.), *Advances in Language Acquisition* (pp. 472-480). Newcastle: Cambridge Scholars Publishing.

学位论文

曹漱芹. 2009. 汉语自闭症儿童视觉性语义理解机制的探索及应用研究. 上海: 华东师范大学.
龚顺梅. 2008. 幼儿社会性发展与教育研究. 苏州: 苏州大学.
劳勍. 2007. 现代汉语心理动词语义、句法研究. 上海: 上海师范大学.
李伟亚. 2009. 自闭症谱系障碍学生汉语句子理解过程的实验研究. 上海: 华东师范大学.
吕文科. 2015. 汉语转喻加工的神经机制研究. 徐州: 江苏师范大学.
倪萍萍. 2015. 语义与语调线索对自闭症儿童情绪识别影响的实验研究. 上海: 华东师范大学.
文雅丽. 2007. 现代汉语心理动词研究. 北京: 北京语言大学.
闫菲菲. 2012. 学龄前自闭症儿童与普通儿童隐喻能力比较研究. 南京: 南京师范大学.
张长英. 2012. 心理状态术语对3-5岁汉语儿童错误信念理解的影响. 上海: 华东师范大学.
Arnold, J. E. 1998. *Reference Form and Discourse Patterns* (Ph. D thesis). Stanford University.
Balogh, J. E. 2003. *Pronouns, Prosody, and the Discourse Anaphora Weighting Approach* (Ph. D thesis). University of California.
Edelson, L. R. 2011. *Cues to Pronominal Reference Resolution in Children with and Without Autism Spectrum Disorders* (Ph. D thesis). Boston University.
Imai, S. 2003. *Spatial Deixis* (Ph. D thesis). State University of New York at Buffalo.
Jing, X. C. 2007. *A Study on Recognition of Emotions in Speech* (Ph. D thesis). University of Science and Technology of China.
Law, Y. K. A. 2004. *Sentence-final Focus Particles in Cantonese* (Ph. D thesis). University College London.
McConnell, S. A. 2010. *Sentence Complexity in Children with Autism and Specific Language Impairment* (Ph. D thesis). University of Iowa.
Nuyts, J. 1993. *Intentions and Language Use, Antwerp Papers in Linguistics* (Ph. D thesis). University of Antwerp.
Song, H. J. 2004. *The Influence of Discourse Rrepresentations on Young Children's Pronoun Interpretation* (Ph. D thesis). University of Illinois at Urbana-Champaign.
Yang, S. K T. 2011. *Narrative Abilities in Bilingual Children with Autism* (Master's thesis). The University of British Columbia.

报告

周国光. 2001. 汉语儿童否定范畴习得研究(对外汉语研究的跨学科探索——汉语学习与认知国际学术研讨会). 北京.
Chaby, L., Chetouani, M., Plaza, M., et al. 2012. Exploring multimodal social-emotional behaviors in autism spectrum disorders: An Interface between Social Signal Processing and

Psychopathology. (Workshop on Wide Spectrum Social Signal Processing, ASE/IEEE International Conference on Social Computing).Amsterdam.

Hüttner, T., Drenhaus, H., van de Vijver, R., et al. 2004. The acquisition of the German focus particle auch 'too': Comprehension does not always precede production (Proceedings of the 28th Annual Boston University Conference on Language Development). Boston University, USA.

Johnstone, T. 1996. Emotional speech elicited using computer games (Proceeding of Fourth International Conference on Spoken Language Processing. ICSLP 1996). IEEE.

Liu, M., Chen, Y. & Schiller, N. O. 2016b. Context effects on tone and intonation processing in Mandarin (Proc. Speech Prosody). Boston, USA.

Navas, E., Hernáez, I., Castelruiz, A., et al. 2004. Acoustical analysis of emotional speech in standard Basque for emotions recognition (Progress in Pattern Recognition, Image Analysis and Applications). Springer Berlin Heidelberg.

Nuyts, J. 2001. On estimating the variance of smoothed MLEM images (Nuclear Science Symposium Conference Record). IEEE.

Peppé, S., Martínez-Castilla, P., Lickley, R., et al. 2006b. Functionality and perceived atypicality of expressive prosody in children with autism spectrum disorders (Proceedings of the Speech Prosody). Dresden, Germany.

Pereira, C. 2000. Dimensions of emotional meaning in speech (ISCA Tutorial and Research Workshop (ITRW) on Speech and Emotion). Belfast.

Schumacher, P. B. & Weiland, H. 2011. Reading Brecht and talking to the espresso: Electrophysiological investigations of conventional and novel metonymy (Proceedings of the Metonymy 2011 Workshop). Stuttgart, Germany.

Shyu, S. I. 2008. Mandarin cleft construction and focus structure types [Conference of Contrastive Information Structure Analysis (CISA)]. Universitat Wuppertal, Germany.

Skordos, D. & Papafragou, A. 2012. Lexical alternatives improve 5-year-olds' ability to compute scalar implicatures (Online supplement to the Proceedings from the 36th Annual Boston University Conference on Language Development). Boston, MA.

Zhao, Y. J. 2007. Children's acquisition of demonstrative pronouns in Mandarin Chinese (Proceedings of the Korean Society for Language and Information Conference). Seoul.